# Vorwort von Dr. Nicolai Worm

»Sind wir morgen alle dick?« Meine Antwort auf diese Frage von Pierre Weill ist im Moment noch sehr pessimistisch: Ja, wenn wir nicht schleunigst handeln und unsere Ernährungsgewohnheiten ändern, werden morgen ALLE dick sein!

Nach aktuellen Berechnungen, die auf Daten der Weltgesundheitsorganisation (WHO) beruhen, sind 22 Prozent aller erwachsenen Frauen und 24 Prozent aller erwachsenen Menschen auf der Welt übergewichtig. Hinzu kommen noch die Erwachsenen mit Adipositas, also der Fettsucht. Das sind zwölf Prozent aller Frauen und acht Prozent aller erwachsenen Männer. In absoluten Zahlen ausgedrückt: Im Moment gibt es 937 Millionen Übergewichtige und 396 Millionen Adipöse auf der Welt. Wenn der gegenwärtige Trend nicht gebrochen wird, müssen wir bis zum Jahr 2030 mit 3,5 Milliarden übergewichtigen und fettsüchtigen Menschen rechnen.[1]

Pierre Weill schildert diese besorgniserregende Situation für Frankreich und bezieht sich dabei auf aktuelle Zahlen aus repräsentativen Untersuchungen. Veränderungen in den Ernährungsgewohnheiten sind in Frankreich in gleicher Weise zu beobachten wie in Deutschland, Österreich und der Schweiz. Nicht direkt auf Deutschland übertragbar sind aber die Zahlen zum Übergewicht. Denn in Deutschland ist die Situation noch dramatischer: Die Nationale Verzehrstudie weist aus, dass zurzeit 66 Prozent der Männer und 51 Prozent der Frauen im Alter von 18 bis 80 Jahren übergewichtig und 20 Prozent aller Erwachsenen fettsüchtig sind.[2] Im Altersbereich über 60 Jahre zählen sogar 30 Prozent der Menschen zur höchsten Gewichtsklasse.

Besonders besorgniserregend ist die Entwicklung bei Kindern und Jugendlichen. Für Deutschland gibt es seit kurzem repräsentative Körperlängen- und Körpergewichtsdaten für 3- bis 17-jährige Kinder und Jugendliche. Sie wurden im Rahmen der Studie zur Gesundheit von Kindern und Jugendlichen in Deutschland (KiGGS) in den Jahren von 2003 bis 2006 erhoben.[3] Auf Basis dieser Daten sind bereits 15 Prozent aller Kinder und Jugendlichen in

1 Kelly T, Yang W, Chen CS, Reynolds K, He J. Global burden of obesity in 2005 and projections to 2030. Int J Obes 2008;32:1431-7
2 http://www.was-esse-ich.de/uploads/media/NVS_II_Abschlussbericht_Teil_1.pdf
3 Kurth MB und Schaffrath Rosario A. Die Verbreitung von Übergewicht und Adipositas bei Kindern und Jugendlichen in Deutschland. Ergebnisse des bundesweiten Kinder- und Jugendgesundheitssurveys (KiGGS). Bundesgesundheitsblatt 2007;5/6:736-743
http://www.kiggs.de/experten/downloads/Basispublikation/Kurth_Uebergewicht.pdf

Deutschland übergewichtig. Eine Adipositas liegt bei etwa sechs Prozent vor. Dabei findet man eine altersabhängige Entwicklung: »Nur« neun Prozent der Drei- bis Sechsjährigen sind übergewichtig, aber bei den Sieben- bis Zehnjährigen sind es schon 15 Prozent und bei den 14- bis 17-Jährigen sind es gar 17 Prozent. Hinzu kommen noch all jene mit Adipositas. Das sind drei Prozent bei den Drei- bis Sechsjährigen, sechs Prozent bei den Sieben- bis Zehnjährigen und neun Prozent bei den 14- bis 17-Jährigen. Damit ist die Häufigkeit von Übergewicht bei Kindern und Jugendlichen im Vergleich zu den Jahren 1985 bis 1999 um 50 Prozent gestiegen, die Häufigkeit von Adipositas hat sich sogar verdoppelt.

Begonnen hat dieser massive Trend der Übergewichtsentwicklung in den Industriestaaten Ende der 70er- beziehungsweise Anfang der 80er-Jahre. Es ist ein wahrer Teufelskreis: Dicke Eltern bekommen dicke Kinder. Dicke Babys werden dicke Kinder, und dicke Jugendliche werden mit hoher Wahrscheinlichkeit auch dicke Erwachsene. Wenn diese wiederum Kinder bekommen ...

Übergewicht ist nicht nur ein kosmetisches oder psychologisches Problem. Gepaart mit dem herrschenden Bewegungsmangel ist es ein enormes Gesundheitsrisiko. Bei rund der Hälfte der adipösen Kinder und Jugendlichen liegt bereits mindestens eine übergewichtsbedingte Störung der Gesundheit vor. Denn Übergewicht und Bewegungsmangel fördern die Insulinresistenz. Diese wiederum bedingt Folgeerkrankungen. Erhöhte Blutzucker- und Insulinwerte, erhöhter diastolischer und systolischer Blutdruck, erhöhte Triglyzeride, erhöhte Anteile von kleinem dichten LDL-Cholesterin und vermindertes HDL-Cholesterin sind heute in steigendem Maße bereits bei Menschen in jungen Jahren zu finden. Die Folgen reichen bis ins Erwachsenenalter: frühes und vermehrtes Auftreten des Typ-2-Diabetes, erhöhtes Herz-Kreislauf-Risiko, nicht alkoholische Fettleber, das polyzystische Ovarsyndrom, verschiedene Krebsformen, Gelenkprobleme, Alzheimer, Demenz und viele weitere »Zivilisationserkrankungen«.

Was tun, um diese Entwicklung zu stoppen oder wenigstens zu bremsen? Um wirksame Gegenmaßnahmen einführen zu können, muss man die Ursachen kennen. Doch das zu klären ist schwieriger als man gedacht hatte. Lange Zeit hieß es einfach, es läge am Fett. Doch in den letzten Jahren haben wissenschaftliche Untersuchungen belegt, dass die Höhe der Fettzufuhr kein unabhängiges Risiko für die Übergewichtsentwicklung ist. Tatsächlich nimmt der Anteil von Fett an der täglichen Kalorienzufuhr über die letzten Jahrzehnte in praktisch allen industrialisierten Ländern kontinuierlich ab. Das hatte aber nicht die gewünschte Wirkung. Im Gegenteil: Je »lighter« die Menschen aßen, desto schwerer wurden sie. Weniger Fett wird mit mehr Kohlenhydraten ausgeglichen und bewirkt im Endeffekt eine noch kalorienreichere Ernährung.

Übergewicht ist immer das Ergebnis eines komplexen Geschehens, in das einerseits die Genetik, also die familiäre Belastung durch übergewichtige Eltern und Großeltern, und andererseits Umweltfaktoren hinein wirken. Die direkte Ursache von Übergewicht ist grundsätzlich immer eine positive Energiebilanz: mehr Energie zuführen als verbrauchen. Diese Situation wird durch unsere »adipogene Umwelt« mit ihren technischen Errungenschaften leider noch kontinuierlich gefördert. Hinzu kommt aber noch, dass der Mensch kein geschlossenes System mit Fixgrößen ist. Vielmehr kann sich der Energiebedarf und damit der Kalorienverbrauch unter verschiedenen Bedingungen ändern. Am bekanntesten ist der Sparmodus des Körpers, wenn man eine Zeit lang mühsam vielleicht mit einer Diät die Kalorienzufuhr gesenkt hat.

Auch einzelne Nährstoffe können darauf Einfluss nehmen, ob der Körper mehr oder weniger Energie zum Erhalt seiner Masse benötigt oder der Energieverbrauch unabhängig von der Kalorienzufuhr gesteigert wird. So weiß man sehr genau, dass ein Mehr an Eiweiß eine negative Energiebilanz fördert. Immer mehr ins Zentrum des Interesses gelangt auch die Frage des Einflusses von einzelnen Fettsäuren. Eine Reihe von Studien weist deutlich darauf hin, dass Omega-6-Fettsäuren eher die Einlagerung von Fett fördern und Omega-3-Fettsäuren andererseits die Fettverbrennung fördern. Man kann davon ausgehen, dass diese Steuerung über eine Genaktivierung geschieht. Die unterschiedlichen mehrfach ungesättigten Fettsäuren aktivieren unterschiedliche Gene. Das führt zu einer Veränderung des Energiegleichgewichts.

In unserer heutigen Ernährung herrscht eine Dominanz an Omega-6-Fettsäuren. Das erklärt sich über den hohen Anteil an Getreide und Ölsaaten in tierischer und menschlicher Ernährung. Jahrzehntelang sind diese »wertvollen Pflanzenfette« als überaus gesundheitsförderlich angesehen worden. Heute nehmen die Zweifel zu. Seit langem werden Tiere wie Menschen in hohem Maße mit dieser so »besonders gesunden« Omega-6-haltigen Nahrung versorgt. Erreicht hat man damit ein massives Ungleichgewicht gegenüber den funktionell ebenso wichtigen Omega-3-Fettsäuren. Die Folgen sind einerseits eine zu geringe absolute Zufuhr von Omega-3, wie auch eine zu geringe relative Zufuhr, das heißt ein unphysiologisch verschobenes Verhältnis von Omega-6- zu Omega-3-Fettsäuren. Das hat erhebliche gesundheitliche Konsequenzen und mit hoher Wahrscheinlichkeit auch Einfluss auf die Übergewichtsentwicklung.

Diese Diskrepanz zwischen den essenziellen Fettsäuren in unserer Nahrungskette steht im Mittelpunkt von Pierre Weills Buch. Er schildert Ursachen und Konsequenzen dieses Ernährungsirrtums. Im ersten Teil seines Buches geht er dabei auf die Zusammenhänge zwischen Ernährung, Umwelt und Genetik ein. Dabei stellt er sehr anschaulich die bekannte These dar, dass der Mensch in seiner Entwicklungsgeschichte einen Überlebensvorteil hatte, wenn er in

Zeiten von Überfluss effektiv Fett einlagern konnte und in Zeiten der Nahrungsknappheit die Fettverbrennung und den Energieverbrauch einschränken konnte. Seine Botschaft: Diese genetische Disposition hätte sich schließlich durchgesetzt und würde uns heute in Zeiten des Nahrungsüberschusses zum Nachteil gereichen. Weiterhin argumentiert Weill, dass der Mensch sich während seiner Millionen Jahre dauernden Entwicklungsgeschichte genetisch an die damalige Umwelt angepasst habe und er daher an die verschiedenen neuzeitlichen Änderungen in Nahrung und Ernährungsgewohnheiten nicht genetisch angepasst sei. Diese populäre Betrachtungsweise polarisiert. Denn Kritiker halten den Verfechtern dieser These entgegen, dass sie erstens nicht überprüfbar ist und dass zweitens viele Hinweise dafür existierten, dass die letzten 10.000 Jahre der Entwicklungsgeschichte doch auch biotisch relevant seien.

Da diese Antworten auf Fragen zur genetischen Adaptation an unsere prähistorischen Umweltbedingungen zwar plausibel erscheinen, aber letztlich nicht belegbar sind, ist der zweite Teil von Pierre Weills Buch umso wichtiger: Hier dreht sich die Argumentation um Erkenntnisse, die wissenschaftlich überprüfbar sind und zum Teil auch schon überzeugend belegt sind. Weill geht dabei zentral auf die heute vorherrschende Nahrungskette ein. Zusammenhänge zwischen Pflanzenbau, Tierernährung und menschlicher Gesundheit werden anschaulich dargestellt. Die Probleme, die aus dem Missverhältnis zwischen der Erzeugung von Nahrungsmitteln und dem menschlichen Bedarf entstehen, werden lebensnah diskutiert. Aus seiner Sicht kann das Ausmaß an Ernährungsirrtümern oder Ernährungssünden an der Entwicklung neuer ernährungsabhängigen Krankheiten direkt abgelesen werden. Schließlich entwirft Weill eine weitsichtige Präventionspolitik, die über die physiologische Ernährung für eine bessere Gesundheit sorgen könnte.

Dieses bemerkenswert lehrreiche Buch von Pierre Weill, das in Frankreich zum Bestseller wurde, schildert die beschriebenen Zusammenhänge laiengerecht und unterhaltsam, in kleine, oft amüsante Geschichten verpackt. Dennoch oder gerade deshalb ist diese hoch informative Lektüre packend und allen gesundheitsbewussten Lesern ans Herz zu legen. Ich wünsche ihm auch in seiner deutschsprachigen Ausgabe viel Erfolg.

München im August 2009

Dr. Nicolai Worm

# 1. Fettleibigkeit und Übergewicht: Status quo

## Zwei Kilo pro Quadratmeter

Fettleibigkeit ist ein ernstes Problem – aber die Einheit, mit der sie gemessen wird, lässt uns schmunzeln. Tatsächlich werden Fettleibigkeit und Übergewicht in »kg pro m²« gemessen.

Der Body-Mass-Index (BMI) ist das Verhältnis von Körpergewicht in Kilogramm und dem Quadrat der Größe in Metern. Wenn ich 80 Kilogramm wiege und 1,70 Meter groß bin, ist mein BMI $80:1{,}70^2 = 27{,}7$ ... Puh! Ich bin nicht fettleibig. Fettleibigkeit beginnt bei einem BMI von 30 – Übergewicht hingegen schon bei einem BMI von 25.

## Eine Epidemie im Anmarsch

Heute lächeln noch viele über den BMI. Jeder achtet (mehr oder weniger) auf sein Gewicht, seine Ernährung und seine tägliche Bewegung. Wenn wir die Statistiken jedoch etwas näher ansehen, vergeht uns das Lachen.

Bis 1980 gab es noch keine Fettleibigkeit in Frankreich, jedenfalls nicht als kollektives Phänomen. Natürlich gab es dicke oder auch sehr dicke Menschen. Aber noch galt es als ein individuelles, atypisches Merkmal. Die Stimmung bei den ersten Ernährungskongressen war sehr maskulin geprägt, vielleicht schwang sogar ein wenig Männlichkeitswahn mit. In merkwürdigen Diskussionen unterschieden die renommierten Ernährungsspezialisten der 70er-Jahre die männlichen übergewichtigen »etwas exzessiven Lebemänner«, Opfer von zu viel Geselligkeit und gutem Essen, von den weiblichen Übergewichtigen, den »depressiven Bulimikerinnen«, die einen Mangel an sozialen Bindungen durch Essen kompensierten.

Auf dieser Seite des Atlantiks war damals aber noch nicht die Stunde gekommen, sich wirklich mit diesem gesellschaftlichen Phänomen zu beschäftigen. Zur gleichen Zeit zählte man in den USA bereits zehn Prozent fettleibige Erwachsene mit einem BMI von über 30. In Australien sind es schon fünf Prozent. In Europa, in England, den Niederlanden und Finnland überschreiten in den 80ern bereits mehr als fünf Prozent der Erwachsenen diese Grenze.

2006 zählt man in Frankreich 5,9 Millionen fettleibige (BMI > 30) und 14 Millionen übergewichtige Erwachsene (BMI zwischen 25 und 30). Das ist beeindruckend: Mehr als 40 Prozent der erwachsenen Bevölkerung ist fettleibig oder übergewichtig.

Zu unserer Beruhigung könnten wir einwenden, dass es doppelt so schlimm um die USA steht. Dort sind bereits mehr als 30 Prozent der Erwachsenen fettleibig. In Frankreich sind die Verhältnisse ebenfalls noch besser als in Neuseeland, Australien und England, wo die 20-Prozent-Marke inzwischen auch überschritten worden ist. Aber ist das wirklich beruhigend? Unsere Entwicklung folgt exakt dem Trend in diesen Ländern, wenn auch mit einer gewissen zeitlichen Verzögerung und einer anderen Entwicklung der Kurven. Wir werden ein bisschen langsamer dicker als auf der anderen Seite des Atlantiks oder des Ärmelkanals – aber dennoch werden wir immer dicker und dicker ..., unerbittlich.

Die Bekleidungsindustrie hat die Konfektionsgrößen geändert. So tragen wir vielleicht immer noch Größe 36 oder 38, doch fallen eine »36« oder »38« heute größer aus als gestern – und zwar aus gutem Grund. In neun Jahren hat der durchschnittliche Franzose seinen Taillenumfang um 2,4 Zentimeter, die durchschnittliche Französin gar um 4,5 Zentimeter vergrößert, bei einer Gewichtszunahme von zwei Kilogramm ... Seid auf der Hut Ihr Texaner im fernen Amerika, die Franzosen holen schnell auf. Der »französische« Bauchumfang wird alle drei Jahre um ein Prozent wachsen. Zweifellos eine absurde Berechnung, aber dennoch wahr. 1998 hat die Weltgesundheitsorganisation (WHO) Fettleibigkeit als Epidemie bezeichnet. Was hätte sie sonst tun sollen, denn weltweit erfassen die Statistiken eine Milliarde übergewichtige und nahezu 400 Millionen fettleibige Menschen. Die Epidemie greift auch in den sogenannten Schwellenländern sehr schnell um sich, namentlich in Asien, besonders in China, wo die Zahl fettleibiger Erwachsener ein beeindruckendes Ausmaß angenommen hat. Zwischen 1997 und 2006 ist die Fettleibigkeit in Frankreich bei Frauen um 64 Prozent und bei Männern um 40 Prozent gestiegen. Eine im September 2006 veröffentlichte Untersuchung[4] zeigt, dass in den vergangenen zehn Jahren im Durchschnitt jährlich 230.000 neue Fettleibige erfasst werden, wobei in jüngster Zeit ein leichter Rückgang zu beobachten ist – »nur« 525.000 neue Fälle in den letzten drei Jahren.

## Immer dicker, immer früher

Die Entwicklungen zu Übergewicht und Fettleibigkeit ziehen sich durch alle Bevölkerungsschichten, aber mit deutlichen sozialen Unterschieden. Zu früheren Zeiten und in anderen Kulturen konnte Korpulenz in überlieferter Tradition als Zeichen des Reichtums angesehen werden. Heutzutage ist das

---

4  Studie »OBEPI« durchgeführt von INSERM (Institut National de la Santé et de la Recherche Médicale/Staatliches Institut für gesundheitliche und medizinische Forschung) zusammen mit dem Pharmakonzern Roche

Gegenteil der Fall: Je reicher man ist, desto schlanker ist man – und umgekehrt, je ärmer, desto dicker.

Die soziale Komponente der Fettleibigkeit ist offensichtlich und praktisch auf dem gesamten Planeten sichtbar. Es gibt übrigens zurzeit mehr übergewichtige Erwachsene auf der Welt als Unterernährte. Erstaunlicherweise kommen beide Phänomene nebeneinander vor, oftmals sogar in der gleichen Familie in den Armenvierteln von Großstädten der Dritten Welt. Auf diese soziale Komponente der Fettleibigkeit kommen wir später noch einmal zurück, da sie mehr Beachtung und Erläuterung verdient.

Die Statistiken zeigen eine weitere besorgniserregende Entwicklung auf: Immer mehr junge Menschen neigen zur Fettleibigkeit. Laut der erwähnten »OBEPI«-Studie sind zehn Prozent einer bestimmten Altersgruppe fettleibig:

— Im Durchschnitt mit 49 Jahren bei Menschen, die vor 1951 geboren wurden,

— mit 45 Jahren für 50er-Jahrgänge,

— schon mit 41 Jahren für die Generation der 60er-Jahre und

— mit 34 Jahren für diejenigen, welche zwischen 1966 und 1972 geboren wurden.

Das sind recht beunruhigende Daten. Sie belegen klar und deutlich die Beschleunigung dieser Phänomene und das Versagen der Präventionspolitik. Ende 2006 zeigten sich Politiker am Rande einer Konferenz über Fettleibigkeit betroffen und engagierten sich würdevoll, aber zu vorsichtig, um die Entwicklung umkehren zu können ... bis 2015.

Ohne selbst als Krankheiten im engeren Sinne diagnostiziert zu werden, erhöhen Fettleibigkeit und Übergewicht erheblich das Risiko ernsthafter Krankheiten wie Diabetes, Arteriosklerose oder Schlaganfall. Fettleibigkeit ist ein Faktor, der zu vielen weiteren gesundheitlichen Komplikationen beiträgt: Verdauung, Atmung, verschiedene Krebsarten, Durchblutungsstörungen, venösen Problemen und, nicht zu vergessen, die unvermeidlichen psychischen Probleme. Und weil Fettleibigkeit nur in den seltensten Fällen umkehrbar ist, sind wir angesichts der Tatsache, dass die Betroffenen immer jünger sind, zu Recht beunruhigt.

Wenn wir die Statistiken über Fettleibigkeit und Übergewicht bei Kindern betrachten, vergeht uns das Lächeln ganz gehörig. Die Epidemie der Fettleibigkeit bei Kindern schreitet schneller voran als bei den Erwachsenen. Pausbäckige Gören werden zwar nicht zwangsläufig, aber immer häufiger zu dicken Erwachsenen. Zwei Drittel der fettleibigen Kinder zwischen 10 und 13 Jahren bleiben auch als Erwachsene fett. 1965 deuteten einige Fakten darauf hin, dass drei Prozent der Fünf- bis Zwölf-Jährigen fett waren, wohingegen Fettleibigkeit bei Erwachsenen praktisch nicht vorhanden war. Verschiedene Untersuchungen ergaben, dass 1975 bereits fünf bis sechs Prozent der Kinder betroffen waren. In den 90er-Jahren wurde die Zehn-Prozent-Hürde von den Kindern dieser Altersgruppe überschritten, um nach 2000 bereits 15 Prozent zu erreichen. Heute soll es in Frankreich eine Million fetter Kinder geben: also eins von sechs! Die schlimmsten Erwartungen scheinen schon lange übertroffen worden zu sein. Die Zahlen aus dem Jahr 2000 über fettleibige Kinder in der Republik sind auf dem gleichen Niveau wie die der amerikanischen Kinder 1990. Der Blick auf unsere Zukunft verfinstert sich zusehends. Wir erreichen schon heute in Frankreich eine Spitze von 19 Prozent fettleibiger Kinder im Alter von acht Jahren. Das Staatliche Ernährungsamt[5] strebt an, der Vorbeugung von Fettleibigkeit bei Kindern höchste nationale Priorität zu verschaffen.

## Selbst Babys sind betroffen!

**Die Epidemie macht selbst vor Säuglingen unter einem Jahr nicht Halt**

Natürlich spricht man nicht von fettleibigen Babys, man misst nicht ihren BMI, aber man misst das Verhältnis zwischen Gewicht und Körpergröße, um ihren Körperfettanteil zu bestimmen. Dieses Verhältnis zwischen Gewicht und Körpergröße entwickelt sich sehr regelmäßig. Die amerikanische Studie NHANES[6] ermittelt den Körperfettanteil bei Babys zwischen sechs und elf Monaten: Seit 1978 steigt dieser Wert unaufhörlich. Die Anzahl der Babys, die außerhalb der Norm liegen, ist bei Jungen von vier Prozent im Jahre 1978 auf 7,5 Prozent im Jahre 1991 gestiegen und von 6,2 Prozent auf 10,8 Prozent bei Mädchen – beinahe eine Verdopplung in 13 Jahren. Das ist aus zwei wichtigen Gründen ebenso überraschend wie beunruhigend: Einerseits, weil sich die übliche Gleichung zwischen »viel essen« und »wenig Bewegung« auf Babys, die nur Milch trinken und noch kaum Laufen können, nur schlecht anwenden lässt. Andererseits, weil jüngste Studien (die die Entwicklung von Kindern von zehn Monaten bis zum 18. Lebensjahr verfolgt haben) einmal mehr einen engen Zusammenhang zwischen Körperfettanteil der einjährigen Babys und der Körpermasse der Erwachsenen, die sie 17 Jahre später geworden sind, belegen. Dies ist, als wäre die Fettleibigkeit des Erwachsenen sehr früh, oder besser, viel zu früh »vorprogrammiert« worden, in einem Alter, in dem man kaum Einfluss auf die Nahrungsgewohnheiten und auf die Bewegung nehmen konnte.

---

5  Conseil National de l'Alimentation, CNA
6  National Health and Nutrition Examination Survey

## Das erstaunliche Versagen der Präventionspolitik

Als weltumspannende Epidemie oder große nationale Aufgabe bleibt das Problem nicht unbemerkt. Auf der ganzen Welt macht man sich daran, mit gutem Willen und weiser Voraussicht gegen diese »Plage« zu kämpfen. Zug um Zug werden individuelle Verhaltensweisen, die Haltung der Industrie, des Handels oder der Werbung hinterfragt.

**Und immer ohne nennenswerte Ergebnisse**

— Wo liegt der wahre Grund?

— Warum breitet sich diese Epidemie dennoch aus?

— Warum kann ihr scheinbar nichts Einhalt gebieten?

— Warum werden wir immer dicker und das immer früher?

— Warum versagen die politischen Präventionsmaßnahmen weltweit?

Die Geschichte der Fettleibigkeit, mit ihrer Entwicklung, der Beschäftigung mit dem Phänomen und dessen Behandlung ist eine junge Geschichte, in der kollektive Ursachen und individuelles Verhalten vermischt werden. Vielleicht ist es auch eine alte Geschichte, deren Wurzeln tiefer und solider sind, als es auf den ersten Blick den Anschein haben mag. Daher haben wir uns entschlossen, uns mit diesen tief liegenden Ursachen zu beschäftigen. Natürlich ohne Wunderlösungen vorschlagen zu wollen, sondern vielmehr, um ein ernstes Phänomen zu hinterfragen, bei dem einiges auf dem Kopf zu stehen scheint. Wir hoffen, solche Überlegungen können langfristig zu dauerhaften Lösungen führen.

Ich lade Sie also ein, uns auf dieser Reise zu begleiten. Außerhalb ausgetretener Pfade dringen wir in neue Gebiete vor, wo nur wenige erwarten, auf die Wurzeln dieser »Epidemie« zu stoßen und um herauszufinden, ob wir morgen alle dick sind. Um gemeinsam über diese Frage nachzudenken, werden wir die Wege bekannter und unbekannter Forscher kreuzen, werden wir Landwirten begegnen, die ihren Beruf lieben, Verbraucher, Ärzte und Industrielle treffen. Ich habe in den vergangenen 20 Jahren meines Berufslebens das Glück gehabt, viele davon kennenzulernen. Sie werden uns auf der Suche nach einer erstaunlichen Wahrheit auf schwierige Wege führen. Es ist mir eine Freude, Ihnen diese Menschen vorzustellen. Mit meinem Freund Lucien, Milchviehzüchter und Hobbyimker, möchte ich beginnen.

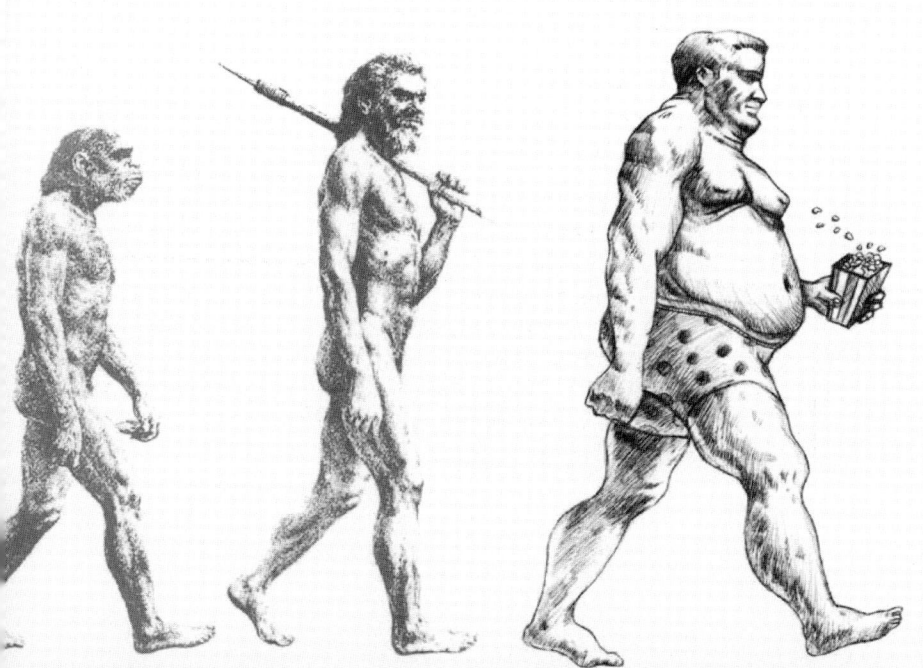

13

# 2. Sag mir, was du isst, und ich sage dir, wer du bist

## Vorahnung einer Beziehung zwischen Umwelt und Gesundheit

### Luciens Kühe und Bienen

Lucien ist seit mehr als 20 Jahren mein Freund. Als Milchproduzent, nicht weit von Rennes in der Bretagne verwurzelt, ist er einer der Besten seines Fachs, verliebt in die Arbeit mit der Erde und getragen von der Sorge um seine Tiere. Er lebt vom Verkauf der Milch seiner 50 Kühe, aber es ist eine andere Flüssigkeit, die ihn begeistert: der Honig. In seiner Freizeit ist er Imker, und wenn ich ihn besuche, verbringen wir die meiste Zeit in der Nähe seiner Bienenstöcke. Da er Milchviehzüchter und Imker, aber auch ein wenig Philosoph ist, höre ich ihm gerne zu, wenn er mir seine verschiedenen Berufe erklärt, mit seiner ruhigen Stimme, die dann und wann auch enthusiastisch wird.

Wenn dieses Buch mit ihm beginnt, liegt das daran, dass er mir eines Tages eine Geschichte über den Gelée royale erzählt hat; eine Geschichte, die so erstaunlich ist, dass sie am Anfang jeder Abhandlung über Nahrungsmittel erscheinen müsste.

Im Bienenstock überragt die Bienenkönigin ihre Artgenossen um Längen. Laut Lucien lebt sie mehr als vier Jahre, während die durchschnittliche Lebenserwartung im Bienenstock nur 45 Tage beträgt. Und sie verbringt ihr langes, ihr sehr langes Leben damit, sich fortzupflanzen, während die anderen Bienen ihre kurze und monotone Existenz einer stumpfsinnigen, sich immer wiederholenden Arbeit widmen. Wenn Lucien nun Gelée royale haben möchte, entfernt er die Königin aus dem Bienenstock. Und der Stock »fabriziert« eine neue Königin ...

Fabriziert? Ja, das ist genau das richtige Wort. Die Bienen fabrizieren tatsächlich eine neue Königin. Wie? Ganz einfach, indem sie eine bestimmte Nahrung herstellen: Gelée royale. Es ist diese spezielle, und nur diese Nahrung, die die Königin anders werden lässt als die anderen Bienen. Die Bienenlarven verbringen acht Tage in ihrer kleinen Wabe am Grunde des Bienenstockes. Sie sind alle gleich, und sie werden alle auf die gleiche Weise von den Pflegebienen ernährt. Die Ernährung ist einheitlich: zwei Tage Gelée royale, sechs Tage Honig, dann schlüpft die Biene und, ausgestattet mit einer kurzen Ausbildung, macht sich für eineinhalb Monate an ihre stumpfsinnige Arbeit. Dann ist Schluss!

Aber in einer Ecke des Bienenstocks, in bestimmten Waben, werden die gleichen Larven während ihrer gesamten Wachstumsperiode mit Gelée royale gefüttert: acht Tage anstatt zwei. Schließlich schlüpfen hier die zukünftigen Königinnen. Und für diese Bienen öffnet sich eine königliche Zukunft statt eines kurzes und tristen Lebens als Arbeiterin!

Allein die Nahrung hat sie zur Königin gemacht. Sie wird sich während ihres langen, 1.500 Tage dauernden Lebens, nur von Gelée royale ernähren ...

Die Bienen haben alle die gleichen genetischen Anlagen, nichts prädestiniert eine Larve dazu, sich eines Tages in eine Königin zu verwandeln. Es sind vielmehr die Komponenten, aus denen sich die Nahrung zusammensetzt, die über das Schicksal einer Biene und ihrer Verwandlung zur zukünftigen Königin bestimmen. Während der Honig praktisch nur aus Zucker und Wasser besteht, enthält der Gelée royale auch Proteine, Fette, Mineralstoffe und Vitamine, die eine besondere Rolle spielen.

Es sind diese Komponenten, die den Nahrungsreichtum des Gelée royale ausmachen. Man nennt diese Komponenten Nährstoffe, und wir werden ihnen praktisch auf allen Seiten dieses Buches begegnen. Diese wertvollen Nährstoffe erwecken die schlafenden Gene der gewöhnlichen Arbeiterbiene und verwandeln sie in die zukünftige Königin.

In diesem Zusammenwirken von Genen, Nahrungsmittelqualität und Vielfältigkeit der Umwelt sieht Lucien ein Symbol für die Kraft, aber zugleich auch für die Zerbrechlichkeit der Nahrungskette.

Die Herstellung der Königin beginnt also bei der Zusammensetzung ihrer Nahrung. Luciens Bienen suchen in der Umgebung die Komponenten, die ihr eigener Organismus nicht produzieren kann. Indem sie dann diese Zutaten zum Gelée royale vermischen, bereiten sie das Elixier vor, das die Biene zur Königin machen wird.

Die verschiedenen Nährstoffe im Gelée royale wirken über sogenannte »Rezeptoren«, eine Art Schalter, der anschließend die Gene »aktiviert«. Alle Bienen haben das genetische Potenzial zur Königin. Jeder Mensch hat ein mehr oder weniger ausgeprägtes Potenzial, dick oder dünn, gesund oder krank zu sein. Wenn aber die Nährstoffe nicht mit den Rezeptoren in Kontakt treten, wird sich das Potenzial nicht entfalten.

Lucien sagt, dass die Arbeitsbienen unvollständige Königinnen sind. Das ist sehr poetisch, aber auch ein Stück Wahrheit. Mein Freund sagt hingegen auch, dass er sehr auf die Umwelt achtet, damit die Bienen die Komponenten für den Gelée royale finden können, damit es immer wieder Königinnen, Bienenstöcke und Honig gibt.

Falls wir nicht auf unsere Umwelt und unsere Ernährung achten, fährt Lucien fort, wird es ohne Zweifel zu einer Diskrepanz zwischen unseren Genen und unserer Nahrung kommen. Er hat zweifelsfrei Recht. Das Gleichgewicht des Lebens ist zerbrechlich, es hängt an unserer Ernährung.

Unsere Gene sind »alt«. Sie verändern sich nicht von Generation zu Generation. Die Häufigkeit spontaner Mutationen von Erbgut ist gering und geschieht nur alle paar Tausend Jahre einmal. Aber unsere Essgewohnheiten wandeln sich rasch, sicherlich sogar zu rasch, und es ist gut möglich, dass ein Konflikt zwischen unseren alten Genen und unserer »neuen Ernährung« entsteht. Die Evolution des Menschen hat mehrere Millionen Jahre gedauert. Lucy, der berühmte Australopithecus, ist drei Millionen Jahre alt. Wir haben wahrscheinlich Verwandte, die sechs Millionen Jahre alt sind. Es gibt uns also schon seit einigen Zehntausend Jahren. Nehmen wir einen »normalen« Cro-Magnon Menschen von vor 20.000 Jahren, rasieren ihn gründlich, stecken ihn in einen schicken Anzug – und niemand würde ihn noch auf der Straße erkennen. Sein Genmaterial ist das gleiche wie meines oder Ihres. Unsere Umwelt hat uns in den vergangenen 10.000 Jahren allmählich zu dem gemacht, was wir heute sind. Nahrungssuche und Ernährung bestimmen unseren Organismus, der ganz auf unser Umfeld angepasst ist. Die phänomenalen Veränderungen unserer Umwelt und unserer Ernährungsweise innerhalb der letzten Jahrzehnte können nicht ohne Konsequenzen bleiben. Bevor wir uns mit den Einzelheiten befassen, schlage ich Ihnen einen Zeitsprung vor, sagen wir 20.000 bis 50.000 Jahre zurück. Lucy, unsere entfernte Urahne, wird uns jetzt als Führerin dienen. Außer ihrem Namen hat sie aber nichts mit ihren australopithekischen Ahnen zu tun. Sie gleicht eher uns und den heutigen Lucys.

# Wenn alles passt, um uns dick zu machen
## Lucy und ihre Schwestern

### Lucy erfindet den Energiespeicher unter der Haut

Lucy ist 15 Jahre alt und lebt irgendwo an der Grenze zwischen Europa und Asien vor ungefähr 30.000 Jahren. Lucy friert. Die Tage werden immer kürzer, und die Sonne wärmt immer weniger, aber das Wetter ist schön, und man hat gute Fernsicht. Lucy ist mit ihren Schwestern losgezogen, um Körner und Früchte zu sammeln. Vielleicht ist dies das letzte Mal, bevor der Winter anbricht und der Schnee alles zudeckt. Lucy ist mit ihren Schwestern auf einen Hügel nahe dem Lager gestiegen und sieht die Männer von der Jagd zurückkommen. Sie lächelt und breitet ihre Ernte vor sich auf dem Boden aus. Mit beiden Händen wirft sie ihr dünnes Haar nach hinten, blinzelt ein bisschen mit ihren klaren Augen und beobachtet ein Weilchen die heimkehrenden Jäger. Sie erkennt schnell die Silhouetten ihres Vaters und ihres Bruders: Sie sind nicht größer als die anderen Jäger, aber wesentlich kräftiger. Sie legen den Hirsch ab, den Lucy und ihre Schwestern bald zerlegen werden. Nun kann die Kälte kommen. Die ganze Sippe wird genug zu essen haben, und heute Abend wird es im Lager nach fein gebratenem Fleisch und Fett duften.

Als es Nacht geworden ist, schlafen Lucy und ihre Schwestern satt ein, ein Gefühl, das sie in den kommenden Monaten nicht oft haben werden. Kalte Tage und lange Nächte werden einander folgen. Der Schnee, der bald alles bedeckt, macht das Sammeln von Pflanzen und Körnern unmöglich. Nichts wächst mehr. Es gibt weder Obst, noch Getreide und auch keine Möglichkeit, Wurzeln aus dem gefrorenen Boden zu reißen. Die Männer gehen zwar noch häufig zur Jagd, kommen aber immer öfter ohne Jagdbeute zurück. Die Tiere sind verschwunden oder haben sich irgendwo eingegraben. Und die Fische im See sind unter dem Eis gefangen. Die mageren Getreidevorräte sind rasch aufgebraucht.

Und eines Tages verkündete der Schamane die Rückkehr der Sonne; die Nächte würden kürzer werden. Aber es wird noch viele kurze und kalte Tage geben. Tage, an denen sich die ganze Sippe eng um das Feuer drängt und auf die Rückkehr der Sonne wartet, die die Kräuter wachsen lässt und das Wild anlocken wird, von dem sich die Sippe ernähren wird.

Nach langer Wartezeit kommt endlich die Sonne. Lucy liebt die langen warmen Tage, an denen sie ihren Schwestern erklärt, welche Pflanzen sie aussuchen müssen, welche Getreidesorten als Nahrung dienen können, welche heilen und welche tödlich sind. Lucy ist sicher eine alte Vorfahrin meines Imkerfreundes Lucien. Sie beobachtet, nimmt sich Zeit, versteht. Heute sieht sie ihren Schwestern zu: Auch ihr Körper wird wieder runder, nachdem sie nach der kalten Winterzeit wieder richtig schlemmen konnte. Wie sie haben auch ihr Vater und ihr Bruder und die Schwestern einen ordentlichen Appetit. Sie alle haben den fürchterlichen Winter überlebt, der nahezu die Hälfte der Sippe getötet hat.

Lucy träumt ein bisschen und sieht ein Samenkorn fallen. Sie weiß, dass dieser Samen später einer neuen Pflanze das Leben schenken wird. Sie weiß, dass dieses runde, kraftvolle Samenkorn die zarte junge Pflanze in den ersten Momenten ihres Lebens ernähren wird. Beim Betrachten ihrer Schwestern, mit ihren Rundungen ähnlich denen des kleinen Samenkorns, versteht sie, dass auch sie viel Energie brauchen, um den Winter zu überdauern. Sie speichern diese Energie unter ihrer Haut, gerade da, wo sich die Hüften runden.

Als Lucy das wachsende Gras beobachtet, die Rückkehr des Wildes, die Nahrungskette – vom unverdaulichen Gras bis zum leckeren Fleisch des Mammuts – versteht sie, dass die im Korn gespeicherte Energie dem Überleben der Pflanzen dient und manchmal auch die Tiere ihren Nutzen aus diesem Zucker- und Fettspeicher ziehen. Sie folgert, dass diese pflanzliche Energie im Fleisch der Tiere konzentriert ist, die ihr Vater und ihr Bruder von der Jagd heimbringen.

Zu Lucys Zeiten war die Nahrung knapp. Der Organismus speicherte Energie, wo und wann immer er es konnte. Die, die das geschafft haben, sind unsere Ahnen. Und die anderen? Nun, die sind tot ... und ihre Gene mit ihnen.

Um möglichst viel Energie zu speichern und so den Winter zu überstehen, hat Lucy einen Mechanismus in Gang gesetzt, der aus mehreren Phasen besteht:

— Zunächst so viel wie möglich essen, wenn Nahrung zur Verfügung steht.

— Dann gilt es, Fett zu produzieren, unsere eigentliche Form des Energiespeichers.

— Schließlich müssen unter der Haut Speicher eingerichtet werden, wo diese Fette gelagert werden können.

Wenn Lucy im Herbst sieht, wie sich ihre Hüften runden, hat sich ihr Fettgewebe entwickelt. Das ist absolut notwendig, um das Überleben der Art zu sichern. Die Zellen, die das Fettgewebe bilden, dürfen nicht verschwinden. Im Gegensatz zur großen Mehrheit unserer Körperzellen stirbt Fettgewebe niemals ab. Einmal erschaffen und funktionsfähig werden diese Zellen, deren Hauptaufgabe es ist, Fette zu produzieren und einzulagern, uns immer als solche erhalten bleiben. Lucys effiziente Physiologie erklärt zumindest zum Teil, warum Tausende Jahre später zahllose Diäten versagen. Denn nach der

Diät beginnen die Fettzellen, sich wieder zu füllen, und es kommt zum bestens bekannten Jo-Jo-Effekt. Der Zucker aus Früchten, Körnern und Wurzeln und die Fette von Samen und Fleisch, mit denen Lucy sich ernährt, stimulieren gleichzeitig ihren Appetit, ihre Fähigkeit zur Fetteinlagerung und die Entwicklung neuer Fettzellen.

In guten Zeiten viel zu essen ist gut, aber die Erzeugung und Einlagerung von Fett ist noch besser, um die harten Winter der Steinzeit zu überstehen. Nach dem Essen steigt der Zuckergehalt auch in Lucys Blut an. Wenn eine bestimmte Konzentration erreicht ist, wird ein Signal an die Bauchspeicheldrüse gesendet, die daraufhin eine wichtige Substanz absondert: Insulin. Dieses Hormon wird die Pforten der Zellen öffnen, um den Zucker und andere Nährstoffe, die nach der Mahlzeit im Blut zirkulieren, einzulassen.

Dieser Zucker ist für die Zellen sehr wichtig. Er ist die Hauptenergiequelle, die all unsere Organe antreibt, angefangen bei unserem Gehirn, das einen großen Teil des Zuckers verbraucht, aber auch dem Herzen, das pausenlos schlägt. Sobald diese primären Bedürfnisse gestillt sind, wird der Rest des Zuckers im Wesentlichen zur Bildung von Fett verwendet. Diese so gebildeten und in unterschiedlicher Form angelegten Fettreserven werden bei entsprechendem Bedarf später wieder mobilisiert.

Der Zucker regelt die Produktion des Insulins. Er selbst öffnet also die Pforten der Zellen und ermöglicht die Herstellung von Fett. Er sorgt aber auch dafür, dass sich das Hungergefühl einstellt und weitere Fettzellen aufgebaut werden. Einige Fette haben die besondere Fähigkeit, das Hungergefühl zu steigern und die Anzahl der Fettzellen zu erhöhen, andere Fette in der Nahrung sorgen dafür, dass das Volumen der Fettzellen vergrößert wird.

Alle Prozesse in unserem Körper scheinen also darauf hinzuzielen, die Produktion und Einlagerung von Energie in Form von Fett zu fördern.

### Lucys Energiequellen: Zucker, Eiweiß und Fett

*In Lucys Mahlzeiten ist Zucker nicht gerade im Überfluss vorhanden. Folglich hat ihr Körper gelernt, diesen Zucker aus Proteinen herzustellen. In der Nacht, während des tiefsten Schlummers, sorgen ausgeklügelte Mechanismen dafür, die von unserem Körper benötigte Energie zur Verfügung zu stellen. Die zur Deckung unseres Energiebedarfs »mobilisierten« Proteine verlassen unsere Muskeln. Sie verwandeln sich, ohne uns dabei aufzuwecken, in Zucker, um das Gehirn gut zu versorgen, das mehr oder weniger schöne Träume erzeugt. Selbst in der tiefsten Nacht, während der Stunden, die am weitesten von der nächsten Mahlzeit entfernt sind, wird unser Gehirn, unser*

*Herz, unsere Leber und andere Bereiche mit der notwendigen Energie versorgt, um die Funktion dieser Organe und unseres restlichen Organismus zu sichern.*

*Der für das Funktionieren von Lucys Gehirn benötigte Zucker kommt aus den im Sommer gesammelten Samen, Wurzeln, Wildgetreiden und Früchten. Das sind die in den Pflanzen gespeicherten Reserven, die deren kommenden Wachstum dienen sollten. Nun hat Lucy sie für ihren eigenen Energiebedarf »abgezogen«. So wie die Fettreserven in den Samen während der Steinzeit nur in kurzen Perioden des Jahres im Überfluss zu finden waren, so waren auch die Kohlenhydrate eher selten in den Mahlzeiten der damaligen Epoche.*

*Heute entdecken viele Wissenschaftler, dass diese Zucker und die pflanzlichen Fette appetitanregend sind. Eigentlich nicht erstaunlich, wenn man Folgendes bedenkt: Wenn Lucy die Gelegenheit hatte, solche Samen zu ernten, die reich an Zucker und Öl waren, galt es, schnell zu handeln – möglichst viel davon zu essen und sich dann unter der Haut einen Vorrat anzulegen.*

*Aber Zucker und pflanzliche Fette waren in Lucys Ernährung nicht nur Mangelware, sondern auch anders beschaffen als im Speiseplan des 21. Jahrhunderts.*

Das Leben ist einfach. Lucy hat gar keine Alternativen, sonst hätte sie nicht überlebt. Die Energie, bestehend aus Zucker sowie pflanzlichen und tierischen Fetten, erlaubt Lucy und ihren Schwestern, wirksame Reserven anzulegen. Diese Depots waren in bestimmten Lebenssituationen völlig unabdingbar: schon als Baby bei der Umstellung auf feste Nahrung, aber auch für das Wachstum der Jugend, wenn man sich ganz allein und ohne große Erfahrung beim Jagen oder Sammeln auf die Suche nach Nahrung machen musste und nicht zuletzt in den Wechseljahren.

Lucy war acht Jahre alt, als ihre Mutter starb. Die anderen Frauen im Lager kümmerten sich nun um das Mädchen, um ihren Bruder und ihre Schwestern. Man hob ihnen immer ein Stück Fleisch auf, eine Ration Obst, Körner und Wurzeln. Und dann, einige Jahre später, gab es plötzlich keine milden Gaben mehr für Lucy und ihren Bruder. Eines Abends im Frühling hielt der Schamane einen Initiationsritus ab, der den Geschwistern den Zugang zur Welt der Erwachsenen öffnete. Lucy war die Bedeutung dieses Rituals bekannt: Sie musste ihre Nahrung ab sofort selbst finden. Sie hatte sich lange vor diesem Augenblick gefürchtet. Ihr Körper hatte sich verändert, und die Monate, die folgten, waren fürchterlich. Sie musste schnell eine abgehärtete Jägerin und Sammlerin werden.

Die guten Mahlzeiten waren selten in diesen Zeiten, und viele Erwachsene überlebten nicht. Man musste ein geschickter Jäger sein, gewandt beim Sammeln. Zu Zeiten des Überflusses musste man über einen gesunden Appetit verfügen und mit guten Fettreserven ausgestattet sein, wenn es Hungersnöte zu überleben galt.

Lucy hat die Höhen und Tiefen der Pubertät ohne große Probleme gemeistert und ihren Schwestern beigebracht, wie man nach Nahrung sucht. Sie hat ihnen gezeigt, Getreide zu finden und es im rechten Moment zu ernten, die nahrhaftesten Angebote auszusuchen und andere, sicherlich verlockende, zu vermeiden, von denen sie wusste, dass sie gefährlich oder nur dem Schamanen vorenthalten waren. Man musste unter jeden Busch schauen, auf die Äste der Bäume steigen und manchmal auch den Boden umgraben, um an Wurzeln zu kommen. Die Zeit des einfachen Einkaufens waren noch weit entfernt, aufbereitetes Gemüse aus dem Kühlregal, abgepackte Fleischportionen ... Und später hat Lucy vielen Nachkommen das Leben geschenkt. Ihre graziösen Rundungen zogen ganze Scharen von Männern aus ihrem Lager an, die ihr alle gerne eine weitere kleine Rundung schenken wollten. Alle ihre Kinder haben überlebt, was wirklich außergewöhnlich ist. Und alle sehen ihr ähnlich. Besonders die Mädchen mit den gleichen Haaren, dem gleichen Blick, der sich von Zeit zu Zeit in der Ferne verliert, der gleichen vernünftigen Lebenseinstellung und den gleichen runden Hüften.

Durch die vielen Schwangerschaften ausgelaugt ist aus Lucy eine alte Frau geworden. Sie kann keine Kinder mehr bekommen, und erneut verspürt sie, wie sich ihr Körper verändert. Sie weiß, dass sie von nun an für den Stamm eine unnütze Last darstellt. Wie zu Jugendzeiten muss sie ihre Nahrung wieder alleine finden. Fleischmahlzeiten werden für sie eine Ausnahme sein. Ihr werden nur die Reste bleiben, die die jungen Leute, deren Kraft für den Fortbestand der Sippe unabdingbar ist, für sie übrig lassen. Lucy wird noch einige Jahre leben. Erneut wird ihr ihre Begabung beim Speichern von Energie in Form von Fett das Leben retten und die harten Winter überstehen lassen.

Eines Tages ist der Stamm in das Jagdrevier zurückgekehrt, wo Lucy ihre Jugend verbracht hatte. Noch einmal klettert Lucy auf den Hügel, von wo aus sie immer die Rückkehr ihres Bruders und ihres Vaters von der Jagd beobachtet hatte. Lucy kneift die Augen zusammen und lächelt, sie wird ihre Söhne und Enkelkinder von der Jagd zurückkehren sehen. Sie haben die gleich gedrungene Gestalt, den gleichen schleppenden Gang wie ihr Bruder und ihr Vater. Aber jetzt fallen sie in der Gruppe nicht mehr auf; die Nachkommen Lucys, ihres Bruders und ihrer Schwestern sind zahlreich im Stamm vertreten, lauter pummelige Frauen und Männer – die Sippe der Wohlbeleibten. Schließlich werden die ersten Künstler der Altsteinzeit zum Andenken an Frauen wie Lucy erstaunliche Venusstatuen meißeln.

Lucy ist unsere Urahnin. Aber wenn ihre Physiologie ihr auch erlaubt, Perioden großen Mangels zu überleben, so scheinen diese Anlagen doch weniger für unsere Überflussgesellschaft zu passen. Jede Nahrungsaufnahme, die Zucker enthält, erzeugt eine entsprechende Menge Insulin. Da der Zucker heute allgegenwärtig in raffinierter Form vorliegt, steigt das Insulin häufig, schnell und stark an. Jeder gezuckerte Kaffee, jedes Stückchen Kuchen, jedes gezuckerte oder alkoholisierte Getränk lösen einen kleinen Insulinschub aus. Auch die Öle, die wir heute bevorzugt verwenden, fördern ganz besonders die Entwicklung des Fettgewebes. Sie bewirken die Bildung von spezifischen Botenstoffen, sogenannten Zellmediatoren. Diese harmlos klingenden Moleküle fördern das Wachstum des Fettgewebes und erhöhen die Zahl der Zellen, die den Überschuss unserer Mahlzeiten einlagern. Somit ist es nicht erstaunlich, dass heutzutage die Zahl der Fettleibigen explodiert und dies insbesondere in der Pubertät und den Wechseljahren. Diese Lebensphase war bereits vor unserer Zeit des Überflusses kritisch.

Schließlich haben unsere veränderten Ernährungsgewohnheiten wie häufiges Naschen, Zucker im Überfluss und die falsche Auswahl von Ölen einen doppelten Nachteil: Sie fördern die Erzeugung und Einlagerung von Fett, aber, wie wir noch sehen werden, sie verringern auch ihren Abbau. Etwa so, als würden wir zu schnell mit einem Auto mit schlechten Bremsen fahren.

## Lucy erfindet den Fettabbau

Unsere Lucy mit den wohlgeformten Hüften hat die Einlagerung von Zucker und Fett »erfunden«. Aber, wenn die Notwendigkeit sich bemerkbar machte, wusste sie auch, wie man diese Reserven effektiv abbauen konnte. Jedes Mal, wenn sich bei Lucy ein Energieengpass einstellte, setzte sich in ihrem Körper ein Mechanismus in Gang: das genaue Gegenteil der Fetteinlagerung. Auch bei diesem Vorgang hat der Blutzuckerspiegel eine wichtige Steuerungsfunktion.

Wir haben gesehen, dass der Blutzuckerspiegel nach einer Mahlzeit ansteigt. Es wird Insulin ausgeschüttet, sodass Zucker in die einzelnen Körperzellen gelangt und die Speicherung von Energie auf zwei Arten ermöglicht: Zum einen die »schnelle« Energie, die rasch verbraucht wird, bestehend aus komplexen Zuckern: Glykogen genannt, welches in der Leber und in den Muskeln eingelagert wird, um sofortige Bedürfnisse zu befriedigen, und zum anderen die »Vorratsenergie« in Form von Fetten (Fettgewebe). Zwischen zwei Mahlzeiten sinkt der Blutzuckerspiegel. Dabei wird ein gegenteiliges Signal an die Zellen übermittelt. Daraufhin öffnen diese ihre Pforten nach außen. So verlässt die schnelle Energie Leber und Muskeln, um alle anderen Organe mit Energie zu versorgen.

Wenn das nicht genügt, mobilisiert der Körper noch Fett. Und weil unser Körper perfekt aufgebaut ist, gibt es einen Gegenspieler zum Insulin, der die Freisetzung der kurzfristig eingelagerten Zuckerstoffe reguliert: das Glucagon.

### *Wie Lucy ihre Fettreserven schmelzen lässt*

*Der Abbau der Fettreserven ist komplizierter als der Aufbau, aber nicht weniger wirkungsvoll. Heute ist Lucy sehr zerstreut. Weshalb sollte sie nicht ein wenig träumen in der herrlichen Abenddämmerung dieses langen Tages im Spätfrühling der Altsteinzeit, an dem die Sonne ein wunderbares Lichtspiel durch die Zweige zaubert? Lucy liebt es, herumzuschlendern und dabei die sich ständig verändernde Landschaft zu bewundern.*

*Es wird langsam Nacht und Lucy kehrt ohne große Jagdbeute in ihre Höhle zurück. Ganz in ihrem Wachtraum gefangen, bemerkt Lucy nicht, dass sie in die falsche Höhle zurückgekehrt ist ...*

*Es dauert nicht lange, bis sie einen starken Geruch wahrnimmt. In der Dunkelheit der Höhle sieht sie zunächst nur die funkelnden Augen des Bären, der ganz nahe bei ihr steht. Bevor sie noch das erste Brummen des Bären hören kann, ist sie aus ihrem Traum gerissen und rennt auf den Lichtfleck zu, der den Höhlenausgang markiert. Sie spürt den Atem des Tieres und hört seine schweren Schritte direkt hinter sich. Zu dieser abendlichen Stunde ist Lucys Blutzuckerspiegel sehr niedrig. In ihrem Blut ist nur noch wenig Zucker, aber dennoch muss sie schnell und weit laufen. Sie weiß um die Ausdauer der Bären und deren unbändigen Hunger. Lucys erste großen Schritte haben in ihren Beinmuskeln bereits alle Energie verbraucht. Nun tritt Lucys Bauchspeicheldrüse in Aktion: dieses Organ hat das Absinken des Blutzuckerspiegels festgestellt und sondert folglich Glucagon ab, welches sofort in Lucys Beinmuskeln gelangt, die schneller und schneller laufen müssen. Das Glucagon gelangt auch in die Leber der verträumten Lucy, um dort große Mengen Zucker freizusetzen, die von der Flüchtenden dringend benötigt werden. Der vom Blut transportierte Zucker gerät rasch ins Gehirn ... Glücklicherweise, da der Bär normalerweise schneller und stärker als Lucy ist, kann sie von ihrem aufrechten Gang und ihrer Intelligenz profitieren: Der Bär läuft auf vier Beinen, was oft ein Vorteil, aber im dichten Unterholz des Waldes auch hinderlich ist. Lucy muss im Zickzack zwischen den Bäumen hindurch laufen und sich nach den besten Umwegen umschauen.*

Ihr Gehirn muss dringend mit genügend Blutzucker versorgt werden, damit sie diese lebensrettenden Überlegungen anstellen kann. Der durch das Glucagon freigesetzte Zucker wird schnell vom hohen Bedarf der Muskeln und des rasend arbeitenden Gehirns unserer dem Untergang Geweihten verbraucht ... Jetzt ist es fast Nacht, und als Lucy sich umdreht, kann sie das Leuchten der Bärenaugen sehen. Sie hat Angst, sie ist müde, es ist dunkel, es ist kalt, ihr Herz schlägt schnell, es rast.

Nun gut, ich werde dieser unerträglichen Spannung ein Ende machen. Ich verspreche, dass Lucy nicht sterben wird, weil ich einen Horror vor Geschichten habe, die schlecht ausgehen. Aber warum hat der Bär unsere Lucy nicht gefressen? Unsere gedankenlose Sammlerin hat eine Vielzahl von Mechanismen in Gang gesetzt, die ebenso komplex, erstaunlich und variabel sind wie eine Frühlingslandschaft in der Abenddämmerung. Lucy hat Angst, Lucy hat Hunger, es ist kalt. Ihr Gehirn hat Stresshormone abgesondert (zum Beispiel Adrenalin). Weitere Substanzen werden freigesetzt, ihr schnell schlagendes Herz und ihre Angst haben andere Moleküle mit lipolytischer Wirkung ins Spiel gebracht (zur Mobilisierung der Fettreserven). Es ist völlig normal, dass auch ihr Herz viel Energie während dieser wilden Verfolgungsjagd verbraucht hat, und das Herz – im Gegensatz zum Gehirn – braucht unbedingt Fett als Energiequelle.

Ein ganz komplexes Regelsystem kommt in Gang. Drüsen sondern »lipolytische« Moleküle ab, sogenannte Katecholamine, die dafür sorgen, dass die Fettreserven aus dem Fettgewebe freigesetzt werden. Lucy läuft immer noch, allerdings schon »auf Reserve«. Es ist kein Zucker mehr da, oder vielleicht gerade noch so viel, wie ihr Gehirn zum Funktionieren benötigt. Sie weiß, sie wird schwächer, ist aber immer noch schlauer als der große Meister Petz, der sie verfolgt. Wenn der Zucker aufgebraucht ist, werden die freigesetzten Fette die zum Überleben nötige Energie zur Verfügung stellen. Es ist das Ende des Frühlings, und Lucy hatte glücklicherweise reichlich Fett an Hüften, Hintern und Bauch angesetzt. Sie wird den Bären schließlich abhängen: dank ihrer Intelligenz, ernährt von dem in der Leber eingelagerten Zucker, dank ihrer Muskeln, zunächst vom Zucker ernährt, dann vom Fett, dank ihres Herzens, das hauptsächlich von Fetten mit Energie versorgt wird.

Tausende Jahre später finden wir Lucys physiologische Mechanismen noch immer vor. Es ist nicht so einfach, die Fettreserven aus dem Fettgewebe abzurufen. Das Fettgewebe dient als Fettspeicher für schwierige Zeiten. Um diese Energie frei zu setzen, müssen ernsthafte Gründe vorliegen: Stress, hervorgerufen durch Kälte, Hunger, Angst und/oder Herzrasen ... Einige Tausend Jahre später spielt eine Urahnin von Lucy jedes Wochenende Basketball. Keine dunklen Wälder, keine wilden, haarige Raubtiere ... Man ist unter Freundinnen. Aber die schnellen Sprints am Anfang des Spiels verbrauchen schnell die Energiereserven aus Muskeln und Leber. Der weitere Spielverlauf, der Stress der drohenden Niederlage und die Angst vor der Enttäuschung sorgen für den Rest. Am Ende des Spiels haben jedes Mal einige Gramm Fett Hüften oder Hintern verlassen, um für den entscheidenden Wurf bereit zu stehen, der den Sieg bedeutet – ja, ich mag Geschichten, die ein gutes Ende nehmen –, ein Sieg, der einen wachen Verstand erfordert, eine Dosis Zucker und ein gleichmäßig schlagendes Herz, etwas Fett. Kurz, Muskeln, die ihre Aufgabe erfüllen, getrieben von einer Dosis Zucker und Fett. Am Ende des Spiels sind die Reserven von Lucys Ahnin ein wenig geschmolzen. Drei Spielerinnen hatten gefehlt, und sie musste das gesamte Spiel durchhalten ... Anschließend muss der Sieg ja nicht unbedingt in der nächsten Kneipe, gleich neben der Sporthalle, mit den Mitspielerinnen begossen werden. Natürlich, man kann nicht immer auf die Linie achten, und wenn man nicht mit Freunden nach dem Sport bei einem Glas gelacht hat, würde man doch weniger glücklich in seine moderne »Höhle« heimkehren. Es ist klar, wenn man früher lange Zeit hinter einem Mammut her gerannt oder vor einem Bären davongelaufen ist, waren die Blutzuckerreserven oft tief. Folglich musste man die Fettreserven schnell anzapfen können.

Heutzutage wird die Fettablagerung durch die Eigenschaften unserer Nahrung und ihrer Reichhaltigkeit begünstigt. Der Abbau hingegen wird immer schwieriger. Jede kleine, leicht gezuckerte Leckerei, jedes kleine Glas süße Limonade, jedes Stückchen Kuchen, mit Freunden geteilt, unterbricht den Abbau: Der Blutzuckerspiegel steigt wieder an, und das Signal zur Freisetzung von Energie wird unterbrochen. Das macht nicht dick ... das verhindert nur das Abnehmen.

Wie wir wissen, sind Mammuts ganz, ganz selten geworden, und auch Bären findet man kaum mehr in unseren Breitengraden. Wir laufen folglich weniger, und es gibt seltener Gelegenheiten, den Blutzuckerspiegel überhaupt zu senken. So ist innerhalb von 10.000 Jahren eine Überlebensstrategie, die in Zeiten von Nahrungsknappheit entwickelt wurde, für die heutige Zeit des Überflusses völlig ungeeignet geworden. Die Fähigkeit, Fettgewebe aufzubauen, war ein Glücksfall für unsere Ahnen angesichts der widrigen Umstände in der Altsteinzeit. Wenn wir aber heute unsere Fähigkeit zur Produktion und Lagerung von Fett ausschöpfen, werden wir alle Kandidaten für die sogenannten Zivilisationskrankheiten (Diabetes, Fettleibigkeit und andere), die seit einem halben Jahrhundert in Erscheinung treten und deren explosionsartige Ausbreitung Grund zur Sorge gibt.

### Was wir heute über Lucys Fettgewebe wissen

Zunächst einmal handelt es sich bei dem Fettgewebe, in dem sich die Fette einlagern, um ein Organ; es ist keineswegs unförmig, sondern vielmehr ein Ort, an dem zahlreiche Synthesen stattfinden und Hormone produziert werden. Es hat im Laufe der letzten Jahrtausende unserer Evolution sicherlich an physiologischer Bedeutung verloren, besonders während der letzten Jahrzehnte. Aber ohne dieses Organ hätten Lucy und ihre Schwestern die harten Winter der Steinzeit nicht überleben können.

Dieses Gewebe ist so wichtig, dass seine Zellen, wenn sie erst einmal entstanden sind und funktionieren, praktisch niemals absterben.

Dieses Organ entwickelt sich sehr schnell. Es beginnt bereits im zweiten Drittel des Embryonalstadiums und wächst noch stärker innerhalb der letzten drei Monate der Schwangerschaft und in den ersten Monaten nach der Geburt. Es war kalt in den Höhlen der Steinzeit, und die Babys taten gut daran, schon gut entwickelt und mit einer »Heizdecke« unter der Haut auf die Welt zu kommen.

Diese »Heizdecke« unter der Haut entwickelt sich in den ersten Lebensmonaten zu einem besonderen Fettgewebe: der braune Anteil erlaubt dem Säugling nicht nur, von seiner eingelagerten Energie zu profitieren, sondern hält auch die Wärme, die es braucht, um den Schock der Geburt zu überstehen. Die Entwicklung des Fettgewebes vollzieht sich in zwei Etappen: Zuerst bilden sich die Zellen, dann reifen sie heran und wachsen. In allen Phasen des Lebens kann das Fettgewebe neue Zellen »rekrutieren« und diese entwickeln.

Das Anlegen von Fettzellen ist ein irreversibles Phänomen, das sich gleichsam in »Gewichtsstille« abspielt. Das bedeutet, dass wir schon sehr früh die Anlagen zur Fettleibigkeit oder zumindest zum Übergewicht entwickeln, ohne dass sich das sofort auf der Waage niederschlägt. Wir können also schon während der Entwicklung im Mutterleib eine übermäßige Zahl an Fettzellen entwickeln.

Die Phasen der Bildung und anschließenden Entwicklung des Fettgewebes werden gänzlich von äußeren Stimuli kontrolliert. Drei davon sind besonders wichtig: Zwei von ihnen hängen von der Ernährung ab. Zucker lässt den Insulinspiegel ansteigen, gewisse pflanzliche Öle dienen zur Herstellung von »Zellmediatoren«.

Der dritte Stimulus sind die Sexualhormone, die in bestimmten Lebensabschnitten besonders aktiv sind: während des Abstillens, der Pubertät und der Wechseljahre.

*Diese Ausführungen sind zwar kurz und knapp, aber zeigen die Grundtendenz: Man entwickelt ein ganzes Leben – besonders aber während bestimmter Schlüsselphasen – Fettzellen, die auf nichts anderes warten, als sich bei der kleinsten Maßlosigkeit mit Fett zu füllen.*

Als erste Grundregel für uns als ferne Nachfahren von Lucy gilt also prinzipiell Folgendes: Vermeide das Naschen zwischendurch, bewege dich so oft wie möglich, gehe statt fahre ... und schränke dich beim Konsum von Zucker und bestimmten Fetten ein. Außerdem gelang es Lucy nur deshalb, Fettdepots aufzubauen, weil sie in günstigen Zeiten mehr essen konnte, als sie unmittelbar brauchte ... Das sollten wir uns vor Augen halten, auch wenn es manchmal hart ist, Nein zu sagen zu Gastfreundschaft und Vergnügen. Dennoch sollten wir versuchen, unsere Mahlzeiten unserem Verbrauch anzupassen ... wenn dies möglich ist. Lucy hat ihren Traum weitergeträumt, oben auf dem Hügel sitzend, von dem sie ihren Vater, ihren Bruder und später ihre Söhne und Enkelkinder beobachtete. Sie wird nicht wieder aufwachen. Der Atem des Lebens hat sie ganz sanft verlassen, und die Steinzeit wird zu Ende gehen. Sie ist noch immer in unseren Genen, aber eine neue Ära liegt vor uns ... eine Ära, die unsere Ernährungsgewohnheiten neu gestalten wird.

## Erste Abweichungen von Genen und Ernährung

### Lülü erfindet den Ackerbau

Lülü ähnelt ihrer Ahnin Lucy. Sie ist ein bisschen größer und schlanker, aber sie hat den gleichen klaren Blick bewahrt, der sich von Zeit zu Zeit in der Ferne verliert. Ein Blick, mit dem sie alles um sich herum aufmerksam betrachtet, ganz so, wie ihre Ahnen es getan haben, manchmal mit Staunen, manchmal mit Entzücken, aber immer mit dem Willen, ihre Umgebung zu verstehen. Wenn dieser Wille zum Verstehen, zum Erklären übermächtig wird, wird Lülüs Blick stechend, beinahe hart. Einige Tausend Jahre sind inzwischen ins Land gegangen. Das Klima ist seitdem milder geworden, Wild gibt es im Überfluss, Samen und Früchte gedeihen über eine längere Phase des Jahres. Aber die Sippen und Stämme sind größer geworden, die Jagdreviere jedoch kleiner. Gelegentlich brechen Streitigkeiten zwischen den Stämmen aus. Die Waffen, die zur Jagd dienten, werden nun zu Waffen des Krieges zwischen den Menschen. Das Gras wächst üppig, unzählige fruchttragende Pflanzen reifen heran, und die Wildtiere gedeihen prächtig. Manchmal sind die Mahlzeiten dennoch recht karg, weil es auf einem immer kleiner werdenden Gebiet immer mehr Mäuler zu stopfen gibt.

Im Stamm, der aus vielen Familien besteht, erzählen die Ältesten Geschichten von früher, als es noch nicht so viele Menschen gab. In diesen gesegneten Zeiten ernährten Wurzeln, Samen und Früchte ein Wildbret, dessen Fleisch sehr nahr- und schmackhaft gewesen sei. Glaubt man diesen Legenden, dann war das Leben in jener Epoche recht einfach.

Der Stamm lebt im selben Gebiet, wo auch Lülüs Vorfahren gelebt haben, an der Grenze zwischen Europa und Asien. Lülü besteigt einen Hügel, auf dem schon Lucy nach der Rückkehr der Männer von der Jagd Ausschau hielt. Aber sie würde die Landschaft, die sich vor Lülüs Blick auftut, nicht mehr wiedererkennen. Heute, während eines der heißesten Tage des Jahres, ist die Ebene von hohen Pflanzen bedeckt, die die unterschiedlichsten Samen tragen. Mit der Zeit haben die hohen Halme den Hügel erobert und sich zwischen den Steinen ausgebreitet. Lülü hat beobachtet, wie sich die Samen oben von den Ähren lösen, die manchmal fast so groß sind wie sie selbst. Lülü hat die Entwicklung der Pflanzen am Fuße des Berges verfolgt. Jedes Korn hat die Geburt einer neuen Pflanze eingeleitet. Wenn es regnet, vermischt sich das Korn mit dem feuchten Boden. Die Frau der Jungsteinzeit liebt den Herbstregen, das Gefühl, wenn das Wasser über ihre Haut fließt und den Geruch der Erde. Ihr Blick verliert sich in der Ferne, und sie stellt sich den Zyklus des Lebens vor, der wieder von vorn beginnt. Einige Tage später wird ein kleines grünes Blatt aus der Erde hervorbrechen. Das ausgekeimte Korn wird sich in einen neuen Halm verwandeln, der bis zur nächsten Kälteperiode wachsen wird. Wenn die Tage wieder länger werden, wird Lülü auf den Hügel zurückkehren, und der Halm wird zu neuem Leben erwachen. Lülü mag diese Tage, die schon so warm sind, dass das Leben wieder erwacht. Weiter unten in der Ebene ist es, als herrsche geschäftiges Treiben. Beinahe kann man das Gras wachsen hören, zuschauen, wie es grün und saftig wird. In Kürze werden auch die wild lebenden kleinen Wiederkäuer eintreffen und sich von diesem Gras ernähren.

Eines schönen Tages las Lülü eine Handvoll Körner vom Boden auf, die von den Ähren abgefallen waren. Und anstatt sie mit in ihre Behausung zu nehmen und sie zu nahrhaftem Mehl zu mahlen, warf Lülü sie auf die feuchte Erde hinter der Hütte ihrer Familie. Dann wartete Lülü auf den Regen, der die Körner mit der feuchten Erde vermischen sollte. Da es aber nicht regnete, begoss sie die Körner mit Wasser. Mit einem Zweig grub sie dann die Samen in die Erde ein. Einige Tage später durchbrachen die Pflänzchen die Erde und bildeten Halme. Und einige Monate später bildeten sich aus den Halmen Ähren, die eine kleine Ernte nahrhafter Körner erbrachten.

Durch die Aussaat der ersten Körner während der Jungsteinzeit hat Lülü sozusagen den Ackerbau erfunden. Dennoch, in der Entwicklungsgeschichte aller fünf Kontinente wird der Jungsteinzeitfrau nur eine bescheidene Rolle zuteil. Anstatt ihre Geschichte zu glorifizieren, ihr ein Denkmal zu errichten, bekommt sie nicht die Rolle der Guten. Das liegt wohl daran, dass die erste Zeit des Ackerbaus recht schwierig gewesen sein dürfte. Man hatte im heutigen, agronomischen Sinn noch kein Getreide herangezüchtet, noch keine Kühe, Kichererbsen, Feigen, Schafe, Schweine, Rüben, Endivien, Apfelbäume, Perlhühner oder Zucchini … Gewiss machten Sammeln und Jagen noch einen beträchtlichen Anteil der Nahrungsmittelbeschaffung aus (wie auch heute noch in bestimmten Regionen), aber es trat zweifelsohne eine Verschiebung der Verhältnisse ein: Ein größeres Angebot an Nahrungsmitteln stand einer Verringerung der Angebotsvielfalt gegenüber. So tragen die ersten Schritte, die Lülü zur Kontrolle ihrer Ernährung gemeistert hat, bereits den Keim für spätere Entgleisungen in sich.

Der Mensch verlässt die Zeit des Jagens und Sammelns, um in eine Epoche einzutreten, in der er seine Nahrung selbst produziert. Lülü pflückt die Früchte vom Baum der Erkenntnis: Indem sie die Handvoll Körner, die vom wilden Weizen abstammen, aussät, steht sie am Anfang einer neuen Ära. Das Zeitalter von Getreideauswahl, organisierter Landwirtschaft und Forschung zur Ertragssteigerung hat begonnen. Ihre Saat lenkt einen raschen Wandel ein: vom steten Bevölkerungswachstum bis hin zur Genmanipulation. So wird unsere Lülü zur Eva, die das Paradies unter den Blitzen der unzufriedenen Götter verlässt, in deren Arbeit sie sich eingemischt hat.

Später werden Lülüs Kinder Techniken zur Lagerung und Konservierung von Getreide entwickeln. Sie werden Ziegen und Hunde zähmen, andere Tiere werden folgen. Hungersnöte werden immer seltener sein. Die von Lucy unter vielen Entbehrungen entwickelten physiologischen Eigenschaften sind sogar schon in jener Welt des Ackerbaus und der Viehzucht beinahe überholt.

Mit der Möglichkeit, Getreide, Früchte und Ölsaaten zu ernten, änderte sich der Speiseplan von Lülüs Nachkommen drastisch. Ein ebenso erstaunlicher wie seriöser Zweig der Ernährungswissenschaft ist die Erforschung der Ernährung der Steinzeit (Steinzeitdiät). Sie beschäftigt sich mit der Ernährung in einer Zeit vor der Erfindung des Ackerbaus, in der unsere Stoffwechselfunktionen entstanden. Diese Steinzeitforscher studieren die fossilen Reste von Mahlzeiten, die vor 20.000 und mehr Jahren gegessen wurden. Sie erforschen auch, wie sich die letzten Jäger und Sammler ernähren, die heute noch in den Wäldern des Amazonas und in den pazifischen Urwäldern leben. Die Berichte dieser Steinzeiternährungswissenschaftler ist reich an Hinweisen auf die Diskrepanz zwischen unserem Erbgut (dasjenige von Lucy) und unserer heutigen Ernährung.

Unsere biologischen Voraussetzungen decken sich nämlich immer noch mit denen dieser Fischer, Sammler und Jäger. So wie Luciens Bienen zum Honigsammeln und seine Kühe zum Grasfressen bestimmt zu sein scheinen, so sind unsere Gene auf eine abwechslungsreiche Ernährung mit vielen pflanzlichen Ballaststoffen und tierischen Produkten ausgerichtet. Eiweiß und Fette von Tieren aus der freien Wildbahn versorgten uns mit zahlreichen lebenswichtigen Nährstoffen. Die reichhaltige Palette an Samen, Früchten, Beeren und Wurzeln, die die Frauen ins Lager schafften, lieferten unseren Urahnen Spurenelemente, Vitamine und Mikronährstoffe, die bei einer einseitigen, getreidebetonten Ernährung einfach fehlen. Die farbenprächtige Frühlingslandschaft, die Lülü von ihrem Hügel herab bewunderte, entspricht genau dem, was wir heute biologische Vielfalt oder Biodiversität nennen.

Nach und nach hat sich diese bunte Frühlingslandschaft verschiedenster Kulturen jedoch verändert und wurde zusehends eintöniger. Viele Arten von Körnern, Gemüse und Früchten sind innerhalb weniger Generationen von unseren Tellern verschwunden. Die Hühner- und Viehställe verarmten ebenso wie unsere Felder und Gärten. Der Verzehr von Gänsen, Pferden und Hasen ist in den letzten Jahrzehnten enorm zurückgegangen. Ebenso wurde das Futter für unser Zuchtvieh im Laufe der Zeit zugunsten von Mais, Weizen und Soja vereinheitlicht. Die Landschaften sind im Frühling noch immer schön. Es gibt noch immer den Geruch der feuchten Erde und die Hitze, die Lülü erfreuten und die Rückkehr des Lebens verkündeten, aber ihre Farben sind nicht mehr so vielfältig.

Als wir das Leben von Lucy betrachteten, unterstrichen wir die Bedeutung regelmäßiger Mahlzeiten und wiesen auf die verheerenden Folgen ständiger Nascherei hin. Mit dem Auftreten von Lülü und dem Umbruch unserer Ernährung durch die Erfindung des Ackerbaus rücken zwei weitere grundlegende Prinzipien unserer Ernährung in den Vordergrund: die Vielfalt. Unsere Kost sollte möglichst vielfältig sein. Dabei sind sicher geringere Mengen nötig als in der Steinzeit, weil wir nicht mehr so hohen physischen Belastungen ausgesetzt sind. Jedes Stück Fleisch, jedes Korn, jede Frucht, jedes Stück Käse, jedes tierische oder pflanzliche Fett birgt spezielle Nährstoffe in sich, die früher überall in der Natur zu finden waren (heute würde man von Ökosystem sprechen).

Die Ausgewogenheit: Wir dürfen nie das Verhältnis zwischen Bedarf und Überangebot aus den Augen verlieren, wenn es sich um Energie in Form von Zucker oder Fett handelt. Unser Körper ist dafür eingerichtet, diese Energie zu speichern. Sowohl die quantitative als auch die qualitative (davon später mehr) Bedeutung von Zucker und Fetten ist gewaltig. Diese beiden Stoffgruppen sind es nämlich, die die Lagerung und Verbrennung/Abbau von Fett regulieren.

Also sollten wir von allem in vernünftigen Portionen essen, die Mahlzeiten den Bedürfnissen anpassen, Knabbereien vermeiden und uns regelmäßig bewegen. Damit ist alles gesagt. Aber da ich mich entschlossen habe, ein ganzes Buch zu schreiben, höre ich bestimmt noch nicht nach den ersten Seiten auf. Vor allem gibt es noch viele subtile und weniger offensichtliche Dinge aufzuzeigen und zu entdecken. Die wichtigsten Grundlagen unseres Ernährungsverhaltens, ob gut oder schlecht, sind auf jeden Fall augenfällig: Wir essen heutzutage ein bisschen zu viel, ein bisschen zu oft und ohne Zweifel auch nicht besonders abwechslungsreich. Aber um Ernährungsregeln aufzustellen, gibt es qualifiziertere Personen als mich. Gestatten Sie mir deshalb, Ihnen Lulu, den Guru vorstellen.

## Die ersten Ernährungsregeln

### Lulu der Guru

Viele Jahrhunderte sind vergangen, seit Lülü den Ackerbau entdeckt hat. Ihre Enkelkinder haben gelernt, die Urformen von Weizen, Gerste, Erbsen und Lein anzubauen. Sie haben durch Veredelung und Selektion Obstbäume gezogen und mit dem Anbau von Weintrauben begonnen. Sie haben Ziegen und Schafe gezähmt und entdeckt, dass man diese Tiere melken kann. Sie haben Hunde abgerichtet, Schweine und Kaninchen gezüchtet. Außerdem haben sie gelernt, wie man Lebensmittel haltbar machen kann. Sie haben die Kunst des Weinmachens gelernt, Lager für Weizen und Mehl errichtet, die Herstellung von Käse, Butter und Olivenöl erfunden.

In guten Jahren, wenn die Natur sich großzügig zeigte, waren die Speicher in ihren Erdhäusern gut gefüllt. Fröhliche Gelage wurden im Schatten der Feigenbäume abgehalten. Aber der Grat zwischen Überfluss und Mangel ist schmal. Ohne Zweifel hatte der Mensch seinen ersten Kater schon kurze Zeit nach der Entdeckung des Weins ... Ohne andere Grenzen zu kennen als die von der Natur vorgegebenen, betranken und überfraßen sich manche in guten Jahren, um im Jahr darauf zu verhungern.

Lange Zeit regierten die Schamanen über die geistlichen Belange der menschlichen Gemeinschaft, aber sie legten auch ein gutes Wort bei den Göttern ein. Meistens baten sie die Allmächtigen darum, die Mechanismen der Natur ordentlich zu schmieren, damit die Tage nach der Wintersonnenwende wieder länger würden, Wild im Überfluss vorhanden sei und dass der Sommer nicht zu heiß und der Winter nicht zu kalt werde. Wegen Lülüs Erfindung riefen die Schamanen nach Sonne oder Regen und erflehten die Unveränderlichkeit der klimatischen Zyklen.

Lulu der Guru ist kein Schamane wie jeder andere. Er setzt sich mit viel Erfolg bei den Göttern des Regens, des Windes und der Sonne ein, aber seine Dorfbewohner nerven ihn. Er beschimpft sie oft und wirft ihnen exzessives Essen und Trinken vor. Doch es ist nichts zu machen. Seine Mitmenschen bleiben unbelehrbar. Lulu wendet sich an die unsichtbaren Götter und nicht mehr an die Menschen. Er wird häufig von den Dorfbewohnern zum Essen eingeladen und feiert mit ihnen zu Ehren der Ernte, der Weinlese, siegreicher Schlachten und Hochzeiten. So wird er ein privilegierter Zeuge der ersten verhängnisvollen Folgen der Völlerei.

Lulu ist auch ein Heiler. Er ist gesegnet mit dem Wissen, das über Generationen hinweg von einem Schamanen an den nächsten weitergegeben worden ist. Er kennt die Wirkung jeder Pflanze und wilden Beere. Er kennt die, die heilen, jene, die Schmerzen lindern aber auch solche, die gar töten. Er weiß, wie viel er von einer Pflanze braucht, um Krankheiten zu heilen und wie viel, damit sie krank macht. Er weiß besser als jeder andere Bescheid über den engen Zusammenhang zwischen Ernährung und Gesundheit.

Lulu der Guru verdient einen Ehrenplatz in meiner Abhandlung, denn er ist der erste, der der göttlichen Kraft einen Platz auf dem Teller zuweist – indem er Regeln zur Ernährung aufstellt, die ihm von oben eingegeben wurden. Und das funktioniert! Wenn Lulu nicht mehr als Heiler zu den Menschen spricht, sondern als Sprecher einer obskuren Gottheit auftritt, hört man ihm zu und respektiert seine Worte. Lulu der Guru wird den Konsum bestimmter Produkte begrenzen, er wird die Prinzipien der Mäßigung darlegen und Fastentage erfinden ... Die ersten Ernährungsregeln waren geboren.

Auch alle später entstandenen Religionen fordern einen vernünftigen Umgang mit der Nahrung. Allesamt kennen sie gewisse Verbote, alle entwickeln Riten, die sich um die Nahrungsfrage drehen. Die Ernährung aus Sicht der Religionen ist höchst interessant. Man wechselt von der Genügsamkeit zum totalen Verbot, um sich dann wieder in Mäßigung zu üben. Die Religionen stellen genaue Vorschriften auf: Sie verehren gewisse Lebensmittel, während sie andere als unrein bezeichnen. Deren Interesse liegt auch bei der Zusammensetzung der Mahlzeiten, in der Art, diese einzunehmen, beim Essverhalten. Es gibt genügsame Tage, Fastentage, Ramadan, Tage, an denen gar nichts gegessen wird, wie den Jom Kippur und auch bestimmte Formen von Vegetarismus. Man kennt Regeln zum Schlachten der Tiere und zur Zubereitung der Lebensmittel.

Diese Regeln, die alle von Menschen mit göttlicher Inspiration aufgestellt wurden, sind nicht zufällig so entstanden, sondern zeugen von viel Beobachtungsgabe und Sinn für Rituale, die Lulu der Guru und all seine auserwählten Nachfolger bewiesen haben. Erscheinen solche Regeln auch äußerst sinnvoll, so ist die Umsetzung durch die Gläubigen oft deutlich weniger (so wird zum Beispiel das Festmahl am Ende der Fastenzeit wesentlich enthusiastischer begangen als die Fastenzeit selbst). Die von den Religionen vorgeschriebene Ernährungsweise ist ein weites Feld, das es verdient, genau untersucht zu werden – sowohl in historischer als auch in ernährungswissenschaftlicher Hinsicht.

Die Ernährungsregeln haben alle ein gemeinsames Ziel: Sie wollen ein konsequentes Ernährungsverhalten definieren und festigen. Jahrhundertelang haben enthaltsame Tage, Fastenzeiten und religiöse Feste das Ernährungsverhalten geprägt.

Heutzutage, mit dem Verfall der Religionen, bestehen diese Regeln nur noch in Fragmenten. Daraus ergeben sich mindestens zwei negative Konsequenzen: Einerseits das Fehlen eines gut etablierten Ernährungsverhaltens und einer vorgeschriebenen Genügsamkeit und manchmal sogar die Entsagung andererseits. Wir erleben das Auftauchen neuer, von der Mode beeinflusster Verhaltensweisen und mehr oder weniger fragwürdiger Ernährungsvorbehalte. Jeder von uns kennt Menschen, die uns mit ihrer übertriebenen Fixierung auf das Essen auf die Nerven gehen. Mit einem solchen, mitunter sehr extremen Verhalten (man nennt das Orthorexie) betreten wir einen Bereich, dem früher kaum Beachtung geschenkt wurde. Wir entdecken überraschende Perspektiven hinsichtlich unserer Ernährung. Deren Anhänger verfolgen diese Regeln meistens mit Inbrunst. Wir dagegen fragen uns oft, warum sie sich nicht wichtigeren Dingen widmen.

Bestimmte Ernährungsschulen fordern den Genuss roher Lebensmittel (Rohkost), andere denken, dass Milchprodukte für Erwachsene verhängnisvoll seien. Und was ist mit den Anhängern der Bioprodukte (Produkte übrigens, deren positiver Beitrag zweifelsohne für eine bessere Umwelt sorgt, deren Beitrag zur Gesundheit und besseren Ernährung aber durchaus fragwürdig ist). Was ist mit den sektiererischen Vegetariern, den Atkins-Jüngern (die sich den Bauch mit Fetten und Proteinen voll schlagen, aber den Zucker meiden) oder den leidenschaftlichen Anhängern dieser oder jener Ernährungsweise, die von modernen Lulu-Gurus entwickelt worden sind?

## Rezepte, die ein Band zwischen Gesundheit, geografischer Herkunft und Tradition knüpfen

### Leon und die Tradition

Leon stammt gleichermaßen von Lucy, Lülü und Lulu dem Guru ab. Er ist ein Zeitgenosse von Lucien. Er ist bereits in einem respektablen Alter und gegenüber neuen Ernährungstrends resistent. Er wohnt gemeinhin auf dem Lande, baut seinen Kohl an und unterhält einen kleinen Hühnerhof. Leon und seine Frau pflegen eine Küche, die sich aus dem täglichen Gang der Dinge ergibt. Leon ist damit ein Verbraucher auf dem Abstellgleis.

Im Laufe der Jahrhunderte hat jede Landschaft ihre eigenen kulinarischen Traditionen entwickelt, die sich aus der regionalen Landwirtschaft ergeben haben. Werden in einer Region eher Weizen, Reis, Buchweizen, Mais, Kartoffeln oder Kichererbsen angebaut, so sind diese Produkte die Grundlage der dortigen Ernährung geworden. Wenn Boden und Klima es ermöglichen, Milchvieh, Ziegen oder Schafe zu halten, sind aus dieser Milch regionale Käsespezialitäten hergestellt worden.

Im Laufe der Zeit haben sich kulinarische Traditionen entwickelt, die so manches Meisterwerk hervorbrachten im zerbrechlichen Zusammenspiel von Klima, Bodennutzung, Know-how der Produzenten, kirchlichem Segen und einem Schuss Schicksal. Nicht alle Traditionen sind gut, aber dennoch bewegen sie sich innerhalb eines ökologischen Gleichgewichts, auf der eine ausgewogene Ernährung basiert. Historiker, die sich mit Kochrezepten beschäftigen, haben beobachtet, dass Gemüse im Laufe der Jahrhunderte immer mehr und abwechslungsreicher verwendet wird. Aber schon Leon und seine alten Traditionen kannte Neuerungen: Er verwendete Gemüsesorten wie Kartoffeln oder Tomaten, beide aus Südamerika, und auch Gemüse anderer Kontinente und pflanzte diese Exoten in seiner Regionen mit alten, kulinarischen Gewohnheiten an.

Leons Frau verbringt, ganz der Tradition ihrer Zeit verbunden, die meiste Zeit in der Küche mit Essensvorbereitungen. »Das ist doch kein Leben«, sagen die Enkelkinder von Leon. Sie haben vielleicht Recht und reduzierten diese Zeit in der Küche oder gaben sie ganz auf. Während vor 50 Jahren noch zwei Stunden für die Zubereitung einer Mahlzeit verwendet wurden, so sind es heute durchschnittlich weniger als 20 Minuten. Das ist doch eigentlich ganz hervorragend, wenn man bedenkt, wie viel Zeit Leons Enkelinnen dadurch gewonnen haben. Aber müsste dieser Zeitgewinn, dieser unbestreitbare Vorteil, nicht einhergehen mit einem besseren Wissen über Ernährung? Als mir Lucien, mein leidenschaftlicher Imkerfreund, den Zusammenhang zwischen der Nahrungskette und dem Gelée royale erklärte, erzählte er mir von speziellen Nährstoffen. Diese finden die Bienen in der Umgebung ihrer Stöcke, wo sie bei Bedarf eingesammelt werden. Die Bienen können die wertvollen Inhaltsstoffe der »königlichen Nahrung«, wie Spurenelemente, Vitamine oder Aminosäuren, also nicht selbst herstellen. Das Gleichgewicht der Natur ist zerbrechlich und schon die kleinste Störung kann die Zusammensetzung des Gelée royale beeinflussen. Falls das Gelée nicht so ist, wie es sein sollte, schwächt das die Königinnen und bringt die Zukunft des ganzen Stockes in Gefahr. Mit der Nahrung des Menschen verhält es sich genau so. Im Laufe der Zeit ist in allen Regionen ein zerbrechliches Gleichgewicht entstanden, eine sich ständig wandelnde Balance zwischen Klima, Boden und Bedürfnissen der Menschen. Die lokalen kulinarischen Traditionen (und ihre Entwicklung eingeschlossen) waren die Garanten dieses Gleichgewichts. Unser Körper funktioniert wie der von Lucy, aber mit Lebensmitteln, die wir Lülü verdanken, was nicht immer ganz einfach ist. Schließlich kommen die Ernährungsgewohnheiten, die auf Lulu den Guru und Leons Traditionen beruhen, ins Wanken ... Das ist schade, weil sie sicherlich ihr Gutes haben – zumindest behaupten das die Epidemiologen. Was machen diese Forscher eigentlich?

## Epidemiologie und Ernährung

**Wenn die Wissenschaft die Beziehungen zwischen Genen, Umwelt und Gesundheit analysiert**

Meine Mutter ist Krankenschwester. Anfang der 70er-Jahre gingen in dem Krankenhaus, in dem sie arbeitete, inoffiziell Unterlagen des INSERM[7] herum. Darin stand, dass die meisten modernen Krankheiten (Krebs, Diabetes, Herzinfarkt ...) ursächlich mit den Ernährungsgewohnheiten der Menschen und dem Rauchen zusammenhingen. Das war eine Revolution. Jahrzehnte später erzählte sie mir, dass es den Vorgesetzten damals noch ein Dorn im Auge gewesen sei, wenn man sich mit solchen Theorien beschäftigte.

Diese Studien, die eine Beziehung zwischen der Entwicklung der modernen Krankheiten und unserer Ernährung herstellten, glichen der Einstellung der ersten Epidemiologen, die sich mit der Nahrung befassten. Die Epidemiologie (von griech. epi »auf, über«, demos »Volk«, logos »Lehre«) ist die Lehre, die sich mit Ursachen, Folgen und Verbreitung gesundheitsbezogener Zustände und Ereignisse in der Bevölkerung beschäftigt. Tatsächlich befasste man sich besonders im 19. Jahrhundert in den damaligen Kolonien mit der Erforschung von Epidemien. Junge Mediziner, die ihre Ausbildung in europäischen

---

7  Institut National de la Santé et de la Recherche Médicale/Staatliches Institut für gesundheitliche und medizinische Forschung

Hauptstädten gemacht hatten, gingen nach Afrika oder Asien, um dort die Entwicklung ansteckender Krankheiten zu erforschen, die die dortige Bevölkerung dezimierten. Die Unabhängigkeitsbewegungen der 50er- und 60er-Jahre vertrieben schließlich die Epidemiologen aus diesem Betätigungsfeld. Aber welch »glückliche Fügung« für sie, als im Abendland neue Krankheiten auftauchten: Herz-Kreislauf-Erkrankungen, Krebs, dann Diabetes, Fettleibigkeit, Allergien, neuartige Erkrankungen der Atemwege ... Für die Spezialisten nahm die exponentielle Ausbreitung solcher neuen Krankheiten epidemische Züge an. Heute spricht man offiziell von der Epidemie der Fettleibigkeit: eine Massenerkrankung, die zwar nicht ansteckend ist, unter der aber in einigen Ländern nahezu ein Drittel der Bevölkerung leidet – mit den oben beschriebenen Folgen und steigender Tendenz. Die epidemiologischen Studien, die den Zusammenhang zwischen Lebensraum, traditioneller Küche und Gesundheit der Menschen betrachten, sind hier für uns von besonderem Interesse. Ich möchte dazu vier Beispiele aufführen, Geschichten von kleinen Reisen nach Arizona, Kreta, Finnland und Grönland – mit einem kleinen Umweg durch das französische Departement des Gers, wo das Glück auf den Wiesen liegt ... und wo kaum Herz-Kreislauf-Erkrankungen zu finden sind.

## Die Pimas, ein Indianerstamm in Arizona, auf dem Weg ins 20. Jahrhundert

Diabetes und Fettleibigkeit explodieren, wenn sich die Umwelt wandelt

In meiner Studentenzeit verbrachten wir oft beschwingte Abende mit den Balladen von Bob Dylan und Johnny Cash. Beide sangen das Lied: The Ballad Of Ira Hayes, ein Folksong der 60er-Jahre. Er ist einem amerikanischen Volkshelden gewidmet, einem indianischen Soldaten, der die Flagge der Vereinigten Staaten auf der japanischen Insel Iwojima gehisst hatte. Ira Hayes ist später durch ein Buch »Die Flaggen unserer Väter« von James Bradley und dessen Verfilmung mit Clint Eastwood in der Hauptrolle unsterblich geworden. Warum erzähle ich Ihnen das alles? Nun, dann hören Sie sich »Die Ballade von Ira Hayes« einmal an:

*Ein mutiger junger Indianer, ihr müsst euch an ihn erinnern*

*Er war vom Stamme der Pimas, ein stolzes und friedfertiges Volk*

*Aus dem Tal von Phoenix Arizona*

*Wo das klare Wasser über Tausende Jahre durch den Bachlauf floss,*

*Bis zu dem Tag, an dem der weiße Mann ihnen die Wasserrechte stahl*

*Und das singende Wasser starb ...*

Mit der traurigen Ballade von Ira Hayes besang Bob Dylan auf eine gewisse Weise die Epidemiologie ... Denn das Verschwinden des klaren Wassers, das in den Bachläufen im Stammgebiet der Pima floss, ist gleichzeitig auch das Ende einer Landschaft, die behutsam über Jahrhunderte geformt worden war. Die Veränderung der Umwelt hat vielschichtige Folgen für die Ernährung und Gesundheit der Menschen dieses Urvolkes. Zwischen Arizona und Neumexiko, von ihren Nachbarn isoliert, hatten die Pimas eine Lebensform bewahrt, die der von Lucy und Lülü sehr ähnlich war. Als Jäger und Sammler entwickelten sie vor allem eine Landwirtschaft mit komplexen Bewässerungssystemen. Diese Einrichtungen waren Tausende Jahre alt, als die Pima in der Mitte des 19. Jahrhunderts die ersten Kontakte mit Weißen hatten. Bis dahin hatten sie gelebt und gegessen wie ihre Eltern und Großeltern ... und viele Generationen von Pimas es vor ihnen getan hatten. Heute sind die Pimas als Krieger und Jäger beliebte Studienobjekte von ganzen Horden von Ernährungsforschern, zweifellos zum großen Missfallen der Ureinwohner selbst. Der »weiße Mann«, der die Pimas 1846 »entdeckte«, ein amerikanischer Soldat namens Colonel Kerney, war sehr überrascht, als er feststellte, dass die Bewässerungssysteme dieser Indianer denen der zivilisierten christlichen Nationen weit überlegen waren (Pima bedeutet: »Mann vom Fluss«). Kerney beschreibt sie als intelligent, großzügig und tugendhaft. Aber die Kolonisten in Arizona sind gefühllos. Sehr schnell nutzen sie die Wasserreserven der Pimas, um Profit daraus zu schlagen. Innerhalb von zwei Generationen war die ganze Lebensgrundlage und die 2.000 Jahre alte Kultur zerstört. Und in der Mitte des 20. Jahrhundert starb das singende Wasser ... wie von Bob Dylan besungen.

Die Pimas sind nicht verhungert, im Gegenteil, sie haben nur ihre Ernährungsgewohnheiten geändert. Sie haben notgedrungen und unter Zwang ihre Lebensweise und ihre traditionelle Ernährung aufgegeben. Die Veränderungen ihrer Umwelt zwangen sie, innerhalb von ein oder zwei Generationen ins 20. Jahrhundert einzutreten, wo sie zur Untätigkeit verurteilt waren und von staatlicher Unterstützung leben mussten.

Heute sind 75 Prozent der erwachsenen Pima übergewichtig oder schlichtweg fett. Bei eben diesen Menschen ist die Rate der Zuckerkranken die höchste weltweit. Einer von zwei Pimas ist mittlerweile Diabetiker.

Heute leben nur noch 15.000 Pimas in ihrem Reservat in Arizona. Dieses kleine Volk hätte als geschickte Gesellschaft von Landwirten in die indioamerikanische Geschichte eingehen können. Sie hätten auch in die amerikanische Geschichte eintreten können als das Volk der Indianer, das den Amerikanern ihre wahren Helden geschenkt hätte, wie eben Ira Hayes. Aber nein, traurigerweise gehen sie in die Weltgeschichte der Ernährung als das Volk ein, das wegen seiner hohen Rate an Diabetikern und Fettleibigen eine Menge Wissenschaftler aus aller Welt anzieht. Wenn man »Pima« in eine Internet-Suchmaschine eingibt, wird man Dutzende Seiten finden, die sich mit Zuckerkrankheit und Fettleibigkeit befassen ... Dieses mutige und tugendhafte Volk hätte ohne jeden Zweifel Besseres verdient.

Das ist sicherlich keine schöne Geschichte, aber zumindest verdient sie Beachtung: Illustriert sie doch die verheerenden Folgen, wenn das genetische Erbgut durch brutale Veränderungen der Umwelt und der Lebensweise aus dem Gleichgewicht gebracht wird. Die Pimas haben sich genetisch nicht verändert. Sie hatten aber eine genetische Veranlagung zu Diabetes und Fettleibigkeit, die durch die großen Veränderungen ihrer Lebensweise explosionsartig ausbrachen. Ihre Umwelt hat sich gewandelt, und ihre Lebensumstände sind durch das Eindringen einer neuen Bevölkerung in ihre Jagd- und Fischereireservate sowie der Landwirtschaft auf den Kopf gestellt worden. Ihre Nahrung hat sich folglich verändert, und darauf waren sie natürlich nicht vorbereitet.

Die Geschichte der Pimas macht auf eindringliche Weise die Veränderungen deutlich, die sich seit 15.000 Jahren mit der Einführung der Landwirtschaft ergeben haben, obgleich »Lulu der Guru« und »Leon der Traditionalist« die Auswirkungen dieser Entwicklung auf allen fünf Kontinenten abgeschwächt haben. Auf sehr beunruhigende Art zeigt die traurige Geschichte der Pimas eine große Gefahr für unsere Zukunft auf: welches Chaos uns erwartet, wenn neue Lebensumstände radikale Veränderungen unserer Ernährungsweise erzeugen, die einen Konflikt zwischen unseren »alten« Genen und neuen Nahrungsmitteln heraufbeschwören.

## Kreta gegen Finnland

*Die Sieben-Länder-Studie erfindet die »ökologische Korrelation« zwischen Region und Gesundheit*

Ancel Keys ist ein berühmter amerikanischer Wissenschaftler. Er starb im Alter von 101 Jahren, nachdem er sein Leben der Erforschung ernährungsbedingter Epidemien gewidmet hatte. Sein Name ist fest in die Geschichte der Ernährungswissenschaft eingegangen. Eine Anekdote erzählt, dass die »K«-Rationen der amerikanischen Soldaten im Zweiten Weltkrieg auf die Initialen von Keys (K) zurückgehen, der zu dieser Zeit Ernährungsberater im amerikanischen Kriegsministerium war. Damals leitete er die Studien über Kriegsdienstverweigerer, die er bewusst unterernähren ließ. Daraus zog er Rückschlüsse auf die Auswirkungen kriegsbedingter Nahrungseinschränkungen. Nach der Unterzeichnung des Waffenstillstands begann er sich für die Ernährungsweise seiner Mitbürger zu interessieren und war einer der ersten, der die Rolle des Cholesterins untersuchte. Er schrieb lange Abhandlungen zu den verschiedensten Ernährungsfragen. Der Forscher realisierte eine erste

Langzeitbeobachtungsstudie im Staate Minnesota, welche Zusammenhänge zwischen dem Fettverzehr und dem Risiko für Herz-Kreislauf-Erkrankungen aufzeigte.

Anschließend initiierte er eine grundlegende Studie epidemiologischer Ernährungswissenschaften, die später unter dem Namen »Sieben-Länder-Studie« bekannt wurde. Diese Untersuchung brachte einige Fakten zutage, die zum Glück der Margarinehersteller und zum Unglück der Milchproduzenten führen sollten.

Ancel Keys hatte die Idee, die Lebenserwartung und die Anzahl von Herz-Kreislauf-Erkrankungen von Bevölkerungsgruppen mit vergleichbarem Lebensstandard in verschiedenen Regionen der ganzen Welt zu ermitteln. Dafür wurden 13.000 Freiwillige gefunden. Alle waren Männer der Mittelschicht, zwischen 40 und 60 Jahre alt, aus ländlicher Umgebung, aber völlig verschiedener Herkunft: Japaner, Griechen, Holländer, Finnen, Italiener, Jugoslawen und Amerikaner. Diese sieben Länder werden in acht geografisch unterschiedliche Gruppen aufgeteilt. Die Studie war in vielerlei Hinsicht einzigartig, vor allem in Bezug auf ihre enorme Datenmenge und -breite sowie ihre lange Zeitspanne: Sie währte von 1956 bis 1970. Der Zeitraum und die Bevölkerungsgruppe waren gut gewählt, denn sie untersuchte unsere »Leons«, die Traditionalisten von drei Kontinenten.

Die Studie brachte Erstaunliches hervor: Von rund 10.000 ausgewerteten Personen starben 466 Finnen an Herz-Kreislauf-Erkrankungen, in der gleichen Zeit 424 Amerikaner, 317 Holländer, 200 Italiener, 149 Griechen, 145 Jugoslawen, 60 Japaner und ... nur 9 Kreter.

Die stämmigen Finnen starben an Herzinfarkt wie die Fliegen, während Japaner und Kreter auf wundersame Art und Weise davor verschont blieben. Die Südländer, also Jugoslawen, Italiener und Griechen, scheinen also viel weniger von Herz-Kreislauf-Krankheiten betroffen zu sein als Amerikaner und Holländer. Natürlich kann es dafür die verschiedensten Einlussfaktoren oder Erklärungen gültig machen: Lebensweise, Stress, Sonneneinstrahlung und vieles mehr. Aber die Analyse der Ernährungsgewohnheiten lässt deutliche Schlüsse zu. Zwischen dem Norden und dem Süden Europas verläuft eine Grenze. Sie trennt die »Esser« von Fleischwaren, Kartoffeln und Butter im Norden von denen im Süden, die wesentlich mehr Gemüse, Käse und Olivenöl essen. Während die Nordländer Bier, Whisky und Wodka trinken, ziehen die Südländer Wein vor.

Sind also einige Essgewohnheiten »gut fürs Herz« und andere eher schädlich? Sind die kulinarischen Traditionen auf Inseln wie Japan und Kreta wirklich besser erhalten geblieben und dienen als Schutz vor äußeren Einflüssen?

Oder sind die finnischen »Leons« weniger robust als ihre japanischen oder kretischen Kollegen? Nein, es ist die positive Wirkung des Olivenöls, auf das schon seit Jahrzehnten geschworen wird.

Wie immer, wenn die Wissenschaft sich allgemein verständlich macht, sollte man solchen Vereinfachungen jedoch misstrauen, denn sie sind manchmal auch trügerisch. Ein aufmerksamer Beobachter wird die Gruppe Kreter genauer unter die Lupe nehmen. Sie konsumieren, ebenso wie die Griechen und die anderen Bewohner des Mittelmeerraumes, große Mengen Olivenöl und Käse, dagegen weniger Wurstwaren und Butter ... Aber die Ergebnisse sind dennoch untypisch, verglichen mit denen der Festlandgriechen, Italiener oder Jugoslawen, die häufig ebenso viel Öl und Käse konsumieren wie die Kreter und auch nicht mehr Butter oder Wurstwaren zu sich nehmen. Sehr überraschend ist, dass der Cholesterinwert im Blut der Kreter sich nicht von dem der Finnen unterscheidet. Ein Heer von Wissenschaftlern stürzte sich daher auf das Mysterium der langlebigen Kreter, entnahm unzählige Blutproben, um zu untersuchen, was denn dieses Blut so besonders macht.

Neue Studien wurden ausgearbeitet, um verschiedene Hypothesen zu testen und um endlich hinter das Geheimnis der guten Gesundheit der Kreter zu kommen. Man musste bis zur Mitte der 90er-Jahre warten: Dank einer Interventionsstudie von französischen Medizinern des INSERM wurde damals die »Kreta-Diät« wissenschaftlich ausgearbeitet. Als dann der Artikel erschien, stand da: »Die Kreta-Diät – eine Mittelmeerdiät reich an Alpha-Linolensäure Omega-3« ... Aber darauf kommen wir später noch einmal zurück. Vorerst nur einmal so viel, nämlich dass es sich im Endeffekt um eine Würdigung der Ernährungstraditionen von Lucy und Leon handelt.

Bei den Japanern gibt es übrigens keinen offensichtlichen Bezug zwischen Cholesterinspiegel und Herz-Kreislauf-Erkrankungen. Es ist unmöglich, einen Unterschied zwischen Norden und Süden auszumachen, der in Europa eine relativ klare Grenze zwischen der »Kartoffel-« und der »Obst-und-Gemüse-Gesellschaft« zieht. Japaner essen relativ wenig Obst und Gemüse, dafür aber große Mengen an Fisch und trinken ausgiebig Tee.

Gewöhnlich beantwortet eine Studie dieser Art und von diesem Ausmaß zwar viele Fragen, wirft aber gleichzeitig zahllose neue auf. Man setzt heutzutage sicher einige Fragezeichen bezüglich der statistischen Methoden, die Ancel Keys und seine Kollegen damals anwandten. Dennoch gebührt der Intelligenz und der Beobachtungsgabe des Epidemiologen aus Minnesota große Ehre, denn Keys hat zum ersten Mal den engen Bezug zwischen Ernährung und Sterberisiko sowie den Bezug zwischen geografischer Region und ihren Traditionen einerseits und der Häufigkeit mancher Erkrankungen andererseits aufgezeigt. Ancel Keys benutzte in einigen seiner Arbeiten den schönen Begriff »ökologische Korrelation«, um diesen Zusammenhang treffend zu beschreiben. Der Umstand, dass eine griechische Diät positiven Einfluss auf die Gesundheit haben soll, hat durchaus auch symbolischen Stellenwert. Griechenland ist das Land, in dem Hippokrates geboren wurde, der erste und wohl berühmteste aller Mediziner. Denn er war es auch, der schon vor langer Zeit schrieb: »Eure Nahrung soll Euer Heilmittel sein.« Ein Satz, über den es sicherlich nachzudenken gilt – sind doch Vorlesungen über Ernährung im ach so langen Medizinstudium recht dünn gesät!

**Forscher auf dem Packeis**

Die Geheimnisse der Fleischernährung der Inuit

Die Sieben-Länder-Studie und die gute Gesundheit der Kreter haben Diäten populär gemacht, die wenig Butter, Fleisch oder Wurstwaren enthalten. Zur selben Zeit wird Cholesterin, ein tierisches Fett, als »Risikofaktor« für Herz-Kreislauf-Erkrankungen beschrieben. Im Zusammenhang mit den neuen Erkenntnissen dieser Zeit hat dieses Fett einen bemerkenswerten Grad an Unpopularität erreicht: Der Nahrungsbestandteil ließ sich leicht mit der Maßlosigkeit in der Ernährung, den Sünden der Schlemmerei sowie den damit verbundenen Problemen mit dem Herz-Kreislauf-System in Beziehung setzen. Endlich hatte man einen Schuldigen gefunden für all unsere Probleme. Es war das Cholesterin!

Mehr war nicht nötig, um tierische Produkte von nun an zu verteufeln … Und genau in dieser Zeit beschreibt ein dänischer Forscher namens Dyerberg, wie unverschämt gesund die Inuit in Grönland seien und bei ihnen Herzinfarkt praktisch nicht existiere. Dieses Volk dürfte Mühe haben, Oliven anzubauen auf dem ewigen Eis. Und Gemüse und Früchte wachsen zwar wunderbar im Mittelmeerraum, in der eisigen Landschaft Grönlands kommen sie aber nicht vor. Die Inuit ernähren sich praktisch ausschließlich von tierischen Produkten: Meeressäugern und Fischen. Dyerberg kannte offensichtlich die Ergebnisse der Sieben-Länder-Studie. Auch er muss wie seine Zeitgenossen gehört haben, dass pflanzliche Öle gesünder seien als tierische Fette. Die erstaunlich gute Gesundheit der Inuit verwunderte ihn schon länger: die tierischen Fette und mit ihnen das Cholesterin galten ja als schädlich, aber die Fette, die die traditionellen Inuit konsumierten, waren ausschließlich tierischen Ursprungs (Robben, Walrosse, Wale). So fragte sich Dyerberg, ob denn die Inuit genetisch vor Herzinfarkten »geschützt« seien. Um das zu untersuchen, verglich er in den 70er-Jahren Zahlen von Herz-Kreislauf-Erkrankungen der Inuit aus Grönland mit denjenigen ihrer Cousins, die in der dänischen Hauptstadt Kopenhagen wohnten. Die Resultate der Studie waren deutlich: Die Inuit aus Kopenhagen erkrankten genau so häufig am Herzen wie die übrige dänische Bevölkerung. Es genügt nicht, Inuit, Kreter oder

Japaner zu sein, um keinen Herzinfarkt zu erleiden. Der Unterschied liegt in der Ernährung der Inuit, Kreter und Japaner. Natürlich hat ihr Speiseplan nur wenig gemein. Und doch haben es die »Traditionsleons« des Packeises, des Landes der aufgehenden Sonne oder der griechischen Inseln verstanden, im Laufe der Jahrhunderte eine kulinarische Tradition zu entwickeln, die lokale Ressourcen (von den Olivenbäumen über Robben hin zu Fisch) mit Gaumenfreuden und positiven Gesundheitseffekten verbindet.

Die Inuit essen weder wie Kreter noch wie Japaner. Im Laufe der Zeit haben die Menschen gelernt, sich Ernährungsgewohnheiten anzueignen, die mit ihrer Umwelt und ihrer Gesundheit in Einklang stehen. Sie haben ferner gelernt, die speziellen Ressourcen ihrer Umwelt auszunutzen und sie in den Dienst ihrer eigenen Physiologie zu stellen.

Die Resistenz gegen Krankheiten liegt also nicht in den Genen, sie liegt in einer Ernährung, die die guten Gene »anregt«. Die Sieben-Länder-Studie und die Geschichte der Inuit untermauern die Ideen meines Freundes Lucien. Wenn er seine Bienenstöcke betrachtet und sich dabei die Verbindung zwischen Umwelt und Genen vor Augen führt (die Verbindung, so sagt Lucien, liegt in der Nahrungsaufnahme aus einer intakten Umwelt), so erklärt ihm dies die Ergebnisse der epidemiologischen Studien. Es gibt einen engen Zusammenhang zwischen unserer Nahrung und unseren Genen. Wenn unsere Ernährung nicht mehr auf unser Erbgut abgestimmt ist, die Umwelt aus den Fugen gerät, dann kommt es wie bei den Pimas zwangsläufig zu Gesundheitsstörungen. Die »ökologische Korrelation«, wie Ancel Keys es so treffend nannte, zwischen Umwelt und Gesundheit, ist also ein Faktum.

**Und was ist dann mit dem französischen Paradox?**

Wenn Vergnügen und Gesundheit zusammenpassen ... und Vorurteile übernommen werden

In den Jahren zwischen 1950 und 1970 haben die Epidemiologen wahrlich nicht gefaulenzt ... Es war ganz, als wollten sie die Ernährungsgewohnheiten aller entlegenen Winkel dieses Planeten auskundschaften, bevor sich überall eine »Einheitsnahrung« etablierte – von Tokio bis Grönland, von Kreta bis Finnland. In dieser Lawine von geografisch, traditionell und ernährungsbedingten Fakten hat Frankreich auch seinen Platz, obwohl es in der Sieben-Länder-Studie nicht eigens berücksichtigt wurde. Genauer gesagt kommt dieser Platz dem Südwesten Frankreichs zu. Die Forscher haben den unverwüstlich guten Gesundheitszustand der Bewohner der Gascogne mit einem schockierenden englischen Titel bedacht: das French Paradox. Warum ein Paradox? Die Trennung in Norden und Süden, die von der Sieben-Länder-Studie vorgenommen wurde, zeigte, dass Südwestfrankreich nicht in dieses Schema passte. Es wird dort viel gegessen, zu allem Übel viel Schlechtes (in den Augen derer, die Alkohol und tierische Fette kritisieren) und dennoch wird man dort viel älter als anderswo, und dies bei bester Gesundheit.

Von Generation zu Generation haben sich die südwestfranzösischen »Traditionsleons« in ihrem eigentümlichen Akzent Rezepte überliefert, die vor Fett triefen und junge Ernährungsforscher vor Scham erröten lassen. In dieser Gegend ist das tierische Fett beinahe ebenso allgegenwärtig wie auf dem Packeis von Grönland. Sicher ist hier das Fett von Enten oder anderem Geflügel vielleicht etwas geläufiger als das von Robben oder Walen. Die traditionellen Speisen des Südwestens sind reich an diesen Nahrungsbestandteilen und werden meist noch mit viel rotem Wein begossen. Nun, woher kommt dieser »gesundheitsfördernde« Effekt einer Küche, die in tierischem Fett und Alkohol zu ertrinken scheint? Das weiß niemand so ganz genau. Vielleicht liegt es am Gemüse, das hier doch häufiger vorkommt als im Norden. Bestimmt liegt es am Wein, sagen die Weinhändler, die ihren Bordeaux verkaufen wollen. Nein, es liegt am Geflügelfett, sagen die Produzenten der Gänse- und Entenfettspezialitäten.

Die Epidemiologen beobachten, können aber nicht immer eine Erklärung liefern. Sie schlagen spezielle Wirkmechanismen in diesem oder jenem Lebensmittel vor. Aber sie zeigen immer nur einen statistischen Zusammenhang auf zwischen Ernährung und Gesundheit. Es gibt sicherlich auch Zusammenhänge zwischen Umwelt, Herstellungsprozessen landwirtschaftlicher Produkte, die in dieser Umwelt entstehen, kulinarischen Traditionen, die aufgrund dieser Produkte entstehen, und der Gesundheit der Bevölkerung. Diese Zusammenhänge sind nicht starr, sie haben sich in Tausenden Jahren der Geschichte entwickelt. Heutzutage lösen sich solche Zusammenhänge nach und nach auf. Im Zeitalter des weltweiten Ernährungschaos und des landwirtschaftlichen Überflusses treten neue, unbekannte Epidemien auf. Also, von Lucy über Lülü und von Lulu zu Leon, von Ancel Keys zu Dyerberg, es ist an der Zeit, unser Ernährungsdurcheinander wieder etwas zu ordnen.

# Ein dauerhaft zerbrechliches Gleichgewicht

## Bedarf und Verbrauch, Umwelt und Gesundheit

Vor seinen Bienenstöcken hatte Lucien, der philosophierende Landwirt, mir seine Vorstellungen bezüglich der Verbindung zwischen Umwelt und Gesundheit vermittelt und dabei auf die Funktion der Gene hingewiesen.

Wenn ich mir das Leben von Lucy vor Augen führe, wie sie in schwierigen Zeiten mein genetisches Erbgut bestimmte, stelle ich mir die Umstände vor, die es ermöglichten, unsere Spezies zu entwickeln und sie bis in die heutige Zeit überleben zu lassen.

Dank Lülü habe ich verstanden, welche Veränderung durch die Erfindung des Ackerbaus aufgetreten sind. Veränderungen, die durch Lulu den Guru und durch Leon den Traditionalisten in gute Bahnen gelenkt wurden. Heutzutage funktionieren unsere Körper noch genau wie zu Lucys Zeiten. Unsere Umwelt ist immer noch dafür verantwortlich, unseren Zellen die Nährstoffe zu liefern, die unserem Gehirn, dem Herzen und unserer Leber erst ermöglichen zu funktionieren.

Aber unsere Umwelt hat sich verändert. Genau wie unsere Bedürfnisse.

Wir bewegen uns offensichtlich weniger als Lucy und Lülü. Obwohl das Angebot an Kalorien stetig zunimmt, ist unser Bedarf seit einem halben Jahrhundert als Folge von mehrheitlich sitzender Tätigkeit, zunehmender Mechanisierung des Transportwesens und Abnahme der körperlichen Betätigung immer geringer geworden.

Zur Diskrepanz zwischen unseren Genen und den Nahrungsmitteln gesellt sich nun noch ein zunehmendes Missverhältnis von Bedarf und tatsächlicher Energieaufnahme. Lucy hat kluge Vorkehrungen getroffen, mit denen sie die Überschüsse aus guten Zeiten in ihrem Körper als Reserve im Fettgewebe speichern konnte. Aber wie groß ist unser Energiebedarf heutzutage noch?

Wir brauchen Kalorien, um die »Motoren« in unserem Körper am Laufen zu halten. Wir verbrauchen Energie, ohne dass uns dies bewusst wird. Der »Grundbedarf« während des Schlafs ist beinahe ebenso hoch (nur fünf Prozent weniger) als tagsüber, wenn wir aktiv sind. Die Energie wird verbrannt, damit unser Herz, Leber, Gehirn, kurz alle Zellen unseres Körpers funktionieren. Dieser Grundbedarf beträgt bereits zwei Drittel unseres gesamten Energiebedarfs (ein Viertel davon entfällt allein aufs Gehirn). Bei einer Person, die sich sehr wenig bewegt, kann er bis zu drei Viertel betragen und die Hälfte (immerhin noch) bei sportlich aktiven Menschen.

Doch ist der Wirkungsgrad der Energieumsetzung nicht bei jeder Person gleich! Manche Individuen benötigen zum Beispiel 1.500 Kilokalorien, um die Organe ihres Körpers »am Laufen zu halten«, andere kommen mit 1.300 Kilokalorien aus. Das macht einen täglichen Überschuss von 200 Kilokalorien, der dank der von Lucy ererbten Fähigkeiten auch gleich in Fett umgewandelt wird (200 Kilokalorien entsprechen ungefähr 20 Gramm Fett ...). Sie werden einwenden, das ist nicht gerecht. Das ist sogar richtig ungerecht, umso mehr, als dieser Wirkungsgrad in unseren Genen festgelegt ist. Mit derselben Menge Kalorien legen die einen gleich zu, die anderen nicht.

Es war genau diese Effizienz des Stoffwechsels, der Lucy das Überleben in den harten Wintern der Altsteinzeit ermöglichte. Und sie hat uns diesen hoch wirksamen Stoffwechsel vererbt. Die Fähigkeit, überschüssige Kalorien einzulagern, ist in unseren Genen verankert. Aber (glücklicherweise) sind die Verarbeitungsmechanismen, die die überschüssige Energie in Fett umwandeln, sehr komplex und in sich wieder abhängig von zahlreichen Faktoren der Umwelt und der Nahrung.

Ist dieser Grundbedarf des Stoffwechsels erst einmal gedeckt, braucht es noch weitere Energie für:

— die Verdauung. Essen verbraucht Energie: Die Nahrungsmittel wollen in ihre einzelnen Nährstoffe aufgeteilt und vom Körper aufgenommen werden. Dieser zusätzliche Energieverbrauch – der uns schläfrig macht und ein Mittagsnickerchen fordert – verbraucht ungefähr zehn Prozent der aufgenommenen Kalorien ... Das heißt sie braucht mehr Energie (20 bis 30 Prozent ihres Kaloriengehalts), um Proteine zu verdauen als Zucker oder Fett, welche ausgezeichnete Energielieferanten sind. Das ist zweifellos ein Grund für den Erfolg mancher sogenannter »Hyperproteindiäten«, die wenig Zucker enthalten. Bei ihnen muss Eiweiß »verbrannt« werden, um uns Energie zu liefern mit einem dermaßen geringen Wirkungsgrad, dass der Grundbedarf ansteigt.

— Auch die Wärmeregulierung verbrennt Energie. Es ist wichtig, dass die Temperatur des Körpers immer konstant gehalten wird, sobald man sich nicht in einer »thermisch neutralen Umgebung« befindet. Schon in einem Raum mit ungefähr 18 Grad beginnt der Körper, Energie zu verbrauchen, um die Körpertemperatur zu halten, vor allem, wenn wir leicht angezogen sind.

— Die körperliche Aktivität verbraucht »den Rest«, der sehr unterschiedlich groß sein kann. Er stellt ungefähr ein Drittel unseres Energiebedarfs dar, kann aber auch bis zur Hälfte davon ausmachen, wenn anstrengender Sport betrieben wird (eine gut aufgebaute Muskulatur verbraucht für ihren Unterhalt einiges an Energie, dementsprechend steigt der Grundumsatz).

Lucy lagerte in ihrem Fettgewebe nur überschüssige Kalorien ein, die sie nicht in den Stunden nach den Mahlzeiten verbrauchte. Zur Entwicklung von Fettleibigkeit muss ein Überangebot an Kalorien bestehen. Diese überschüssige Energie, dieses Ungleichgewicht zwischen Energiebedarf und -verbrauch fördert logischerweise die Entstehung von Übergewicht. Es gibt ein deutliches Ungleichgewicht zwischen unserem Kalorienbedarf und der -aufnahme. Aber sonderbarerweise scheint die Fettleibigkeit in den letzten 30 Jahren mehr zuzunehmen als Sesshaftigkeit und Konsum. Lucy entwickelte eine möglichst große Anzahl an Zellen in ihrem Fettgewebe, um ihre Kalorien effizient lagern zu können. Unsere neuen Ernährungsgewohnheiten, die den »modernen« Bedürfnissen entsprechen (Knabbereien, Snacking), zusammen mit der ebenfalls »modernen« Zusammensetzung unserer Lebensmittel scheinen dazu geführt zu haben, dass diese überschüssige Energie noch leichter gespeichert wird.

Zucker und Öle, die heute häufiger in den Nahrungsmitteln vorkommen und immer mehr verzehrt werden, fördern diese unschöne und hinderliche Speicherung.

Die Umwelt hat sich seit Lucys Zeiten stetig gewandelt. Wir haben uns diesen Veränderungen schrittweise angepasst. Aber seit 40 oder 50 Jahren bedeutet dieser Wandel nicht mehr Fortschritt. Unser Körper ist überfordert durch all diese Umbrüche. In den letzten Jahrzehnten haben wir vieles verändert: die Art, wie wir unsere Böden bearbeiten, wie wir unsere Tiere füttern, wie wir unsere Nahrung beschaffen, unsere Art zu kochen, zu essen, zu arbeiten und uns fortzubewegen ...

Unser Stoffwechsel konnte sich den neuen Gegebenheiten in so kurzer Zeit nicht anpassen. Das traurige Beispiel der Pimas aus Arizona, die innerhalb zweier Generationen fett und zuckerkrank wurden, sollte uns an die »guten alten Zeiten« erinnern.

Die heutigen Zivilisationskrankheiten sind zweifellos das Resultat der Unstimmigkeiten zwischen dem althergebrachten Stoffwechsel, den noch Lucy »erfunden« hat, und unserer »modernen« und chaotischen Art, Lebensmittel zu produzieren und uns davon zu ernähren. Wir kennen die Nährstoffe, aus denen wir aufgebaut sind. Doch was essen wir heute eigentlich wirklich?

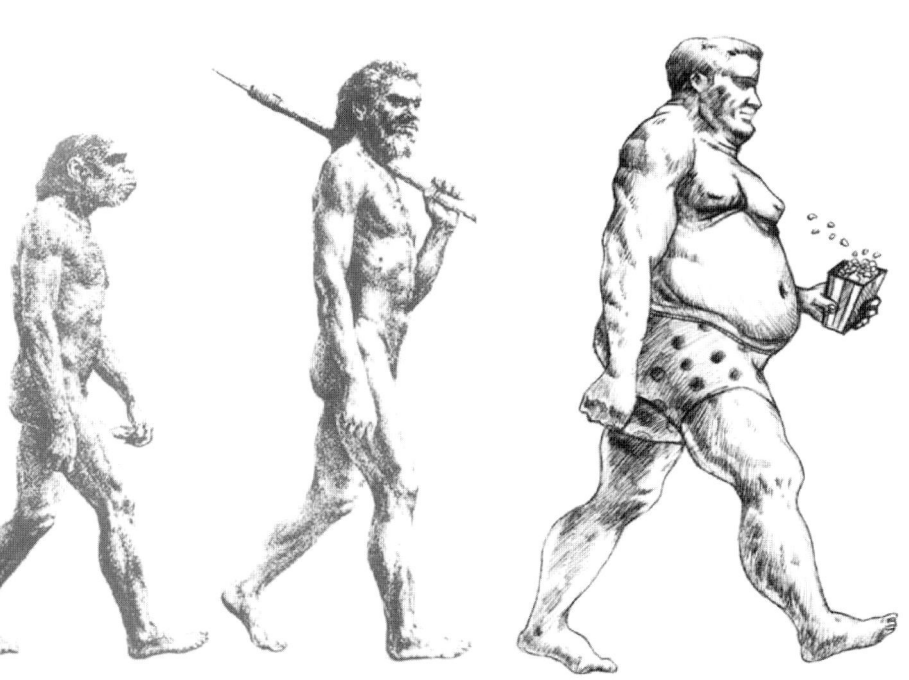

# 3. Sag mir, was du isst, und ich sage dir, warum du dich veränderst

Sind unsere heutigen Mahlzeiten mit ihrer ausgeklügelten Mischung aus Landwirtschaft, Nahrungsmittelindustrie und Pharmazeutik mit unserem alten Erbgut verträglich?

## Mahlzeiten als Kompromiss: Schnell und preiswert

### Lili kocht

Liliane ist die Enkelin unseres traditionellen Leons. Sie hat ihren Heimatort verlassen, um erfolgreich ihr Studium zu absolvieren. Sie ist 30 Jahre alt, wird aber von allen immer noch Lili gerufen. Sie arbeitet viel und beginnt eine brillante Karriere, in der sie immer mehr Verantwortung übernehmen kann. Lili lebt alleine, meistens jedenfalls ... Ihre Zeit ist voll mit Arbeit, Hobbys, Freunden und ihren jungen Neffen.

Heute ist Lili erst spät aus dem Büro heimgekommen und hat sogar noch Arbeit mit nach Hause genommen. Sie setzt sich einen Moment aufs Sofa und trinkt ein kleines Bier, um sich ein wenig zu entspannen. Das Berufsleben ist kein Zuckerschlecken. Von leitenden Angestellten wird oft hartes Handeln erwartet. Aber aus ihrem Innersten kommt in diesen Abendstunden ein Gefühl von Zerbrechlichkeit hoch, das sie für einen Moment erfasst. Ihr Blick verliert sich dann in der Ferne, sie weiß nicht genau, was sie fühlt. Ist es Glück, Melancholie, Traurigkeit oder ganz einfach das Bewusstsein zu leben? Jedenfalls wirkt dann ein kleines Bierchen oder ein Stückchen Schokolade ungemein entspannend.

Nun gut, genug geträumt, da sind noch diese zwei Anrufe zu erledigen und die Dokumente durchzusehen für die morgige Sitzung. Aber zuerst gibt es noch etwas zu essen. Lili ist ein wenig hungrig, nur ein wenig. Sie öffnet den Gefrierschrank: eine Pizza, ein tiefgefrorenes Steak, ein Fertigmenü; sie zögert. Dann greift sie zum Fertigmenü: zwei Minuten in der Mikrowelle und vier Minuten in der Bratpfanne bei mittlerer Hitze. Heute Abend ist es ein »Fischfilet à la Bordelaise«. Gedankenverloren studiert Lili die Zusammensetzung und die Nährwertangaben auf der Verpackung und findet den Fettgehalt: 14 Prozent, das scheint ihr nicht allzu viel, geradezu mager. Lili achtet auf ihre Linie, wenn auch nicht übertrieben. Sie ist nicht allzu groß, gut gebaut, genau so, wie es sein sollte. Zum Fisch wählt sie Vier-Minuten-Reis. Mit dem Bier in der Hand schaut Lili zu, wie das Essen kocht, mit einem Auge bereits bei ihren Dokumenten. Sie isst an der Bar, und eine Viertelstunde später ist ihr Teller bereits leer; dann noch einen kleinen Fruchtjoghurt und einen Schokokeks zum Dessert. Nun gut, zwei: Schließlich war sie heute Mittag ein wenig gestresst und hat nicht viel gegessen. Ein dritter Keks ist mit dem Vorsatz einer Radtour am Wochenende verbunden ...

Lilis Großmutter, Leons Frau, kocht noch zwei Stunden an einer Mahlzeit. Die meisten Produkte, die sie verwendet, stammen sogar »aus eigener Produktion«. Vom Hühnerhof, aus dem Gemüsegarten oder dem Kaninchenstall.

Lili brauchte für die Zubereitung ihres Abendessens etwa so viel Zeit wie der Durchschnitt der Französinnen: rund 15 Minuten. Die Fertigstellung ihres Menüs überließ sie heute Abend der Lebensmittelindustrie. Diese kaufte den Fisch ebenso wie die Zutaten für die Sauce »à la Bordelaise«. Die Zutaten wurden zusammengestellt und vorgekocht. Auch der Schokokeks wurde für sie gebacken (hätte Lili ein bisschen aufgepasst, hätte sie bestimmt bemerkt, dass er 20 Prozent Fett enthielt!). Lili verdankt der Lebensmittelindustrie einen enormen Zeitgewinn: täglich ungefähr vier Stunden. Dennoch müssen die Nahrungsmittel natürlich produziert, ausgewählt, zubereitet und gekocht werden. Lili vertraut darauf, dass dies alles mit Sorgfalt geschieht. Ihr bleibt auch keine Wahl. Nun gut, schauen wir uns an, wie Lilis Mahlzeiten wirklich hergestellt werden.

## Vom Feld in die Fabrik, von der Fabrik auf den Teller

### Wie stellt man Nahrungsmittel für unsere Mahlzeiten preiswert und praktisch her?

### Vom Weizenfeld in die Keksfabrik und von Nordfrankreich nach Ghana

#### Die Produktion der »globalisierten« Zutaten unserer Leckereien

Vor ungefähr 20 Jahren liebte Lili die Sonntage bei ihrem Großvater, wenn sie im Hühnerhof Eier suchten und dann manchmal sogar welche in der hintersten Ecke fanden. Opa Leon erklärte ihr immer, dass sie eines da lassen sollte, damit die Hühner zum Legen wieder an dieselbe Stelle gingen. Die Eier waren ein bisschen schmutzig, manchmal klebte noch ein wenig Stroh dran. Lili und ihr Großvater brachten sie dann in die Küche, wo die Großmutter wie eine Königin über ihr Reich waltete. Sie sah es gar nicht gerne, wenn die Enkelkinder sich dem Ofen näherten, wo gerade der Sonntagskuchen backte.

Lilis Großeltern bewirtschafteten das Familiengut und bauten Weizen, Gerste, Hafer, Rüben, Klee, Luzerne, Lupinen, Lein und Ackerbohnen an. Sie züchteten Geflügel, Schweine, Kühe und stellten selbst Butter her.

Lilis Eltern blieben der Landwirtschaft treu. Sie produzieren allerdings nur noch Rüben, Kartoffeln, Weizen, Gerste und Mais auf ihren ausgedehnten Flächen im Norden Frankreichs. Ihre Eltern haben den Gemüsegarten und den Hühnerhof bald aufgegeben. Nur noch sonntags erlebte Lili die Vielfalt auf Großvaters Bauernhof, die schwarze Erde des Gemüsegartens, die Kaninchen in ihren Ställen, die Hühner, Großmutters Küche und das Sonntagsgeschirr. Doch all das sind für sie nostalgische Kindheitserinnerungen. Sie kann sich noch nicht einmal mit Gewissheit an den Geschmack des Kuchens oder des Gemüses erinnern. Es war aber bestimmt sehr gut.

Lili stellt eine Ausnahme dar. Die überwiegende Mehrheit ihrer Altersgenossen (und auch der Generation davor) hat diesen direkten Bezug zwischen der Erde und dem Essen auf dem Tisch nie erfahren, allenfalls noch durch Filme oder Bücher. Und bestimmt auch über die Werbung für Lebensmittel, in der man noch heute Bauern sieht, wie es sie schon seit langer Zeit nicht mehr gibt, und wie sie vermutlich auch nie gelebt haben. Letztens sah ich im Fernsehen eine Werbung für eine spezielle »Landbutter«. Da frage ich mich: Wo soll denn Butter hergestellt werden, wenn nicht auf dem Land? Ich habe selten Kühe mitten in der Stadt grasen sehen. Zufälligerweise traf ich den Verantwortlichen dieser Werbekampagne. Er erklärte mir, dass das Image des »ländlichen« sehr werbewirksam sei (wohlgemerkt für eine moderne Butter, die nicht zu sehr nach Kuh riechen sollte). Die Landschaft, wo der Acker, die Tiere und der Teller eine Einheit bilden, gehört heute jedoch eindeutig in die Welt der Fantasie. Vor drei Generationen war noch ein Drittel der Franzosen Bauern, und die Hälfte von ihnen stellte einen großen Teil ihrer Nahrung selbst her. Heute kommen auf 100 Franzosen nicht einmal mehr drei Bauern. Und diese drei ernähren die 97 anderen. Die Welt hat sich unumkehrbar verändert.

Damit Lili täglich vier Stunden Zeit einspart, in denen sie anderes tun kann als zu kochen, damit sie nicht ihren Gemüsegarten und ihren Hühnerhof pflegen muss, werden die drei Prozent Bauern von weiteren zehn Prozent der französischen Bevölkerung unterstützt, die in der Lebensmittelindustrie arbeiten. Lilis Vater bewirtschaftet 300 Hektar gutes Ackerland in den großen Ebenen Nordfrankreichs. Davon sind 50 Hektar Weizen. Im Herbst, kurz vor Wintereinbruch, sät er Saatgut einer etablierten Zuchtform, die sowohl hohen Ertrag als auch gute Qualität garantiert. Das Korn selbst sieht der wilden Form eigentlich noch sehr ähnlich, die Lülü einst am Fuße von Lucys Lieblingshügel hat wachsen sehen. Die Pflanze aber ist deutlich kleiner und zum Glück für die Bauern fallen die Körner nicht mehr so leicht zu Boden. In den warmen Augusttagen, wenn die Halme schön trocken sind, beginnt man mit der Ernte. Jeder Hektar bringt rund zehn Tonnen Weizen. Generationen von Bauern haben immer die ertragreichsten und resistentesten Sorten wei-

terverwendet und ausgewählt. Sie haben die verschiedensten Zucht,- Saat-
und Erntetechniken und ertragssteigernde Mittel erfunden. Lilis Vater bringt
seine 500 Tonnen geernteten Weizen per Anhänger zur Genossenschaft, von
der er das Saatgut gekauft hat. Die Genossenschaft lagert die Ernte in riesigen Silos, die das Landschaftsbild dieser ländlichen Gegend prägen. Dabei
spielt die Weizensorte keine Rolle mehr: Was zählt, ist nur noch die Qualität.

Kommt der Bauer mit seiner Ernte bei den Silos an, werden Proben des
Getreides auf ihre Qualität geprüft – genau auf die Beschaffenheit hin, die
vom Müller, der die ganze Ernte kauft, gefordert wird. Die Lebensmittelproduktionskette hat begonnen. Die Spezialisten der Mühle arbeiten mit den
Saatgutspezialisten und denen der Genossenschaft zusammen. Die Weizensorte, die Lilis Vater angebaut hat, entspricht den Bedürfnissen der Bäcker
und Konditoren, also den Kunden der Mühle. Das Mehl wird zu Brot, das
schön und locker aufgeht, genau so, wie es Lilis Nachbar mag, der heute
Morgen sein frisches Baguette beim Bäcker an der Ecke gekauft hat. Das
Mehl entspricht auch den Vorstellungen der Großbäckereien, die die kleinen
Schokoladenkekse herstellen, die Lili abends so gerne isst und die so gleichmäßig zart und weich sind, dass sie die Mühen eines komplizierten Arbeits-
tages vergessen lassen.

Lilis Vater baut auch Zuckerrüben an. Im Herbst, wenn die Böden oftmals
schwer und nass sind, müssen sie geerntet und anschließend in die Zuckerfa-
brik gefahren werden. Lili erinnert sich gut an ihre Jugend, als sie mit ihrem
Bruder den Traktor mit Anhänger fuhr, um die Rüben aus der schwarzen Erde
zu holen. Die Zuckerproduzenten sind wie die Müller, sie kaufen keine Rüben,
sie kaufen Zucker. Lilis Vater wird nach der Menge Zucker bezahlt, die aus
seinen Rüben hergestellt werden konnte. Auch der Zuckerproduzent liefert
sein Produkt an die Fabrik, die die leckeren Schokokekse herstellt. Diese
Firma gehört einer großen Lebensmittelkette, die den ganzen Weg – Herstellung, Transport, Marketing, Forschung und Qualitätskontrolle und so weiter –
überwacht. In diesem Unternehmen gibt es, wie in vielen anderen Unternehmen auch, drei Kriterien, denen man sich verpflichtet hat:

— Kundenzufriedenheit,

— Lebensmittelsicherheit,

— Rückverfolgbarkeit.

Fangen wir vorne an. Der Kunde muss zufrieden sein: Lili muss Lust auf ihren
kleinen Schokokeks am Abend haben, dann auch auf einen zweiten ... und
warum nicht auch auf einen dritten, denn sie wird doch auf jeden Fall am
Wochenende Fahrrad fahren.

Man zerlegt die Bedürfnisse des »Kon-su-men-ten«. Dieses merkwürdige Wesen, das Genuss, Gesundheit und zugleich Sicherheit haben will ... und all dies möglichst preiswert. Lili mag das Knuspern ihrer Kekse und den zarten Zuckergeschmack, der so lange im Mund bleibt. Also haben die Zuckerbäcker ein Rezept für sie entwickelt, das die richtige Menge Mehl, Zucker, Fett und Schokolade enthält, um den Geschmack im Mund zu halten. Dazu noch zwei, drei Geschmacksverstärker und ein bisschen Konservierungsmittel, damit die Kekse sich auch lange in Lilis Vorratsschrank halten. Wenn das Rezept einmal fest steht, machen sich die Spezialisten für Qualität und Rückverfolgbarkeit ans Werk. Rückverfolgbarkeit ist ein seltsames Wort, welches kaum in den Textkorrekturprogrammen der Computer vorkommt. In der Nahrungsmittelindustrie ist es jedoch ein sehr gebräuchlicher Begriff. Er beschreibt in einer Vielzahl von Dokumenten die genaue Herkunft jedes Bestandteils von Lilis Keksen. Die Rückverfolgbarkeit von Großmutters Sonntagskuchen ist eine Kette schöner Geschichten und reichlich ausgeschmückter Erinnerungen. Aber ganz offensichtlich sind die Dinge heute etwas komplizierter bei 97 Prozent der Bevölkerung, die von den übrig gebliebenen drei Prozent Bauern ernährt werden und mit den Frauen, die eben nicht mehr zwei Drittel ihres Lebens zwischen Herd, Gemüsegarten und Hühnerhof verbringen wollen. So haben die Techniker eben die »Rückverfolgbarkeit« erfunden. Die Qualitätsgaranten der Großbäckerei sagen, dass sie mithilfe der Genossenschaft in der Lage seien, im Zweifelsfall den Weizen oder Zucker bis auf den Acker von Lilis Vater zurückverfolgen können.

Die Eier für Lilis Schokokekse gelangen mit 20-Tonnen-Lastwagen in die Fabrik. Es sind jedoch keine Eier mehr, transportiert wird bereits »Eipulver«. Das wurde zuvor in einer anderen Fabrik hergestellt, indem man die Eier maschinell aufgeschlagen, pasteurisiert und anschließend zu Puder verarbeitet hat. Auch diese Fabrik weiß ganz genau, woher die Eier stammen. Sie arbeitet mit vier Landwirten zusammen, die je drei Produktionseinheiten zu je 50.000 Legehühnern haben. Das ergibt jeden Tag ungefähr 400.000 Eier, die zur Fabrik gelangen, denn Hühner legen nicht jeden Tag ein Ei. Täglich holt dann ein 20-Tonnen-Lastwagen die Tagesproduktion Eipulver ab. Die Laboranten der Eierfabrik nehmen Proben von den Eiern, wenn sie ankommen, so wie es in der Genossenschaft auch mit dem Getreide von Lilis Vater gemacht wird. Die Kontrollen ziehen sich durch die gesamte Produktions- und Transportkette. Laufend werden Auszüge genommen und analysiert. Alles läuft unter perfekten hygienischen Bedingungen ab. Als Lili damals mit ihrem Großvater die Eier einsammelte, war die »Rückverfolgbarkeit« auch gesichert: von der einen Seite des Hühnerhofs bis hin zu Großmutters Küche. Gewiss, man wusste nicht genau Bescheid, was die Hühner fraßen. Mit der rosa Brille der Nostalgie war das aber bestimmt nur Gutes und eben nicht so genau dokumentiert. Ja, wir sind schon weit entfernt von Opas Hühnerhof ...

Auch die Schokolade kommt als Pulver in die Fabrik, ähnlich wie wir es aus Großmutters Küche kennen. Natürlich kommt sie in der Keksfabrik gleich lastwagenweise an, aber sonst hat sich bei der Herkunft dieses Rohstoffs nicht viel geändert. Die spanischen Eroberer haben im 16. Jahrhundert zum ersten Mal Rezepte für Schokolade mitgebracht. Diese haben sie dann den Mönchen überbracht, die sogleich begannen, die Rezepte zu verfeinern. Sie gaben Zucker, Milch und Ähnliches dazu. Die Globalisierung dieser Leckerei war auf den Weg gebracht. Begonnen hatte sie übrigens schon viel früher: Dank der Fügungen der Vergangenheit können Lilis Eltern heute in Nordfrankreich Kartoffeln anpflanzen, die ursprünglich aus Amerika stammen, während die Kakaobohnen, die Christoph Kolumbus aus eben diesem Amerika mitgebracht hat, heute in Westafrika angebaut werden.

Wie für das Getreide, den Zucker und die Eier braucht es auch hier am Anfang der Produktionskette einen Bauern. Für den Kakao ist es ein Pflanzer aus Ghana oder der Elfenbeinküste. Die Ernte der roten Bohnen verpackt er in einen Sack und verkauft sie an den Händler im Dorf. Wie die Genossenschaft im Dorf von Lilis Vater lagert auch der Händler im afrikanischen Dorf die Bohnen ein und organisiert dann den Transport von Abidjan oder Accra nach Europa. Dort werden die Bohnen in Fabriken zu Pulver weiterverarbeitet, ständig überwacht von den Leuten der »Qualitätskontrolle« in ihren weißen Kitteln, die aufmerksam über die hygienische und technische Qualität des Kakaopulvers wachen.

## Der Stellenwert der unumgänglichen Palmöle und hydrierten Fette in unseren Mahlzeiten

### Der Teil der Schokokekse, der aus Malaysia oder ... der Chemoindustrie kommt

Großmutter brauchte Butter von den Kühen des Nachbars für ihren Sonntagskuchen. Lili kannte die Kühe bestens, sie hatte sie schon als Kälber und Färsen gesehen. Aber die Butter in Großmutters Kuchen ist aus dem Rezept für Lilis Kekse verschwunden. Die Marketingabteilung der Keksfabrik weiß genau, dass tierische Fette einen schlechten Ruf haben. Genau wie das Cholesterin. Aber ohne Fett kann man keine Kekse herstellen. Also hat man die Butter durch pflanzliche Fette ersetzt. Wunderbar ... vor allem fürs Image.

Die »Rückverfolgbarkeit« dieser Fette beginnt in Malaysia, in einer Palmölplantage. Noch so eine merkwürdige historische Begebenheit: Die Ölpalme Elaeis guineensis stammt, wie es schon ihr Name sagt, zwar ursprünglich aus Afrika, doch ist Malaysia innerhalb von 20 Jahren zum zweitgrößten Ölproduzenten weltweit geworden und verdankt diesem Umstand seinen großen

Reichtum. Auch hier haben wir einen Bauern am Anfang. Er ist einer von 100.000 Angestellten des größten malaiischen Palmölproduzenten. Seine Plantage wurde erst kürzlich angelegt, wo früher Regenwald wuchs.

Die Früchte, die in den Wipfeln von Elaeis guineensis wachsen, enthalten viel Öl. Pflanzliches Öl, demzufolge also »gutes Öl« in den Augen der Vertreter »missionarischer Ernährungslehren« (und davon gibt es einige). Diese sind überzeugt, dass die tierischen Fette ganz schlecht und die pflanzlichen ganz hervorragend seien. Dies ist jedoch nur eine unangebrachte populärwissenschaftliche Schlussfolgerung der weltbekannten Sieben-Länder-Studie. Palmöl enthält zur Hälfte gesättigte Fette. Das gesättigte Fett mit dem schlechtesten Ruf ist das sogenannte Palmitin. Es verdankt seinen Namen der Palme ... Diesem Fett oder besser gesagt dieser Fettsäure verdankt die Butter ihren schlechten Ruf. Butter enthält 30 Prozent Palmitin. Das Palmöl aber enthält davon nahezu 50 Prozent ...

### *Kleiner Exkurs ins Reich der gesättigten, einfach und mehrfach ungesättigten Fettsäuren*

*Es gibt zwei Arten von Fetten (oder Lipiden):*

*»Strukturfette«, Bestandteile aller Körperzellmembrane.*

*»Reservefette«, sie speichern Energie in sehr konzentrierter Form.*

*Die Bausteine aller Lipide sind Fettsäuren. Diese können gesättigt, einfach oder mehrfach ungesättigt sein.*

*Eine gesättigte Fettsäure (zum Beispiel Palmitinsäure, die ihren Namen der Palme verdankt) ist eine Kette von Kohlenstoffatomen, die komplett umgeben (gesättigt) sind von Wasserstoffatomen. Gesättigte Fettsäuren können von allen Lebewesen, Pflanzen wie Tieren, hergestellt werden.*

*In einer einfach ungesättigten Fettsäure (beispielsweise der Ölsäure, die ihren Namen der Olive verdankt), fehlt ein Wasserstoffatom in der Kohlenstoffatomkette. Aufgrund dieses fehlenden Wasserstoffs entsteht nun eine Krümmung in der Kohlenstoffkette, ein »Knick«. Fett, welches solche »geknickten Fettsäuren« enthält, wird dadurch flüssiger. Auch solche einfach ungesättigten Fettsäuren können sowohl von Pflanzen als auch von Tieren hergestellt werden. Weil sie flüssiger sind, können sie leicht im ganzen Körper zirkulieren. Die einfach ungesättigten Fettsäuren bilden einen bedeutenden Teil der Reservefette der Tiere und auch des Menschen.*

*Bei den mehrfach ungesättigten Fettsäuren (beispielsweise der alpha-Linolensäure, die ihren Namen dem Lein verdankt), fehlen mehrere Wasserstoffatome. Je mehr davon fehlen, desto mehr krümmt sich die Kohlenstoffkette, was diesen Fettsäuren wiederum spezielle Eigenschaften verleiht.*

*Diese Fettsäuren können nur von Pflanzen aus einfach ungesättigten Fettsäuren hergestellt werden, indem sie ein oder zwei Wasserstoffatome zusätzlich verlieren.*

*Aber nur Tiere (inklusive Mensch) können Kohlenstoffketten verlängern: Deshalb gibt es bei Pflanzen höchstens Ketten mit 18 Kohlenstoffatomen, bei Tieren sind es 22. Und nur Tiere können von mehrfach ungesättigten Fettsäuren noch weitere Wasserstoffatome entfernen und somit den Grad der Unsättigung weiter erhöhen: Bei den Pflanzen gibt es also maximal drei ungesättigte Bindungen, bei den Tieren bis zu sechs in einer Kohlenstoffkette.*

Die Biochemie der Fette ist ein gutes Beispiel für die Zerbrechlichkeit und die Komplexität der Nahrungskette: Es bedarf mehrfach ungesättigter Fettsäuren, um die Zellwände von Chloroplasten zu bauen, Organe, in denen das Chlorophyll grüner Pflanzen hergestellt wird. Hier beginnt eigentlich das Leben auf der Erde, wenn sich Sonnenenergie (mithilfe des Chlorophylls) in chemische Energie in Form von Zucker umwandelt. Zucker wiederum ist die Grundlage für die Herstellung gesättigter Fettsäuren. Aus gesättigten Fettsäuren entstehen einfach ungesättigte Fettsäuren, aus denen die Pflanzen dann die mehrfach ungesättigten Fettsäuren produzieren, die für die Tiere lebenswichtig (also essenziell) sind. Tiere sind letztendlich nötig, um diese Fettsäuren weiter zu verlängern und in langkettige, mehrfach ungesättigte Fettsäuren zu verwandeln, die schlussendlich lebenswichtig für den Menschen sind.

Ich weiß nicht, wie viel ein Arbeiter in den Plantagen von Malaysia durchschnittlich verdient. Aber ich weiß, dass es günstiger ist, pflanzliche Fette herzustellen als tierische Fette, egal, ob in Indonesien, Malaysia, den USA oder in Frankreich. Es ist eine Verkürzung der Nahrungskette. Denn es ist nicht nötig, eine Kuh zu füttern, sie zu melken, die Milch zu Butter zu verarbeiten. Deshalb ist Pflanzenöl günstiger als Butter, und Palmöl ist von allen Pflanzenölen das günstigste. Es ist das billigste Öl der Welt.

In gewissen Lebensmitteln macht Palmöl 20 bis 30 Prozent des Gewichts aus. Und das nicht nur in Lilis Keksen, sondern auch in der Sauce vom »Fischfilet à la Bordelaise« und vielen anderen Nahrungsmitteln: in den Frühstücksflocken, auf der Pizza, in der Fertigsuppe.

Das Palmöl besteht überwiegend aus gesättigten Fettsäuren. Dieser biochemische Begriff hat Konsequenzen, in Großmutters Küche ebenso wie in der Keksfabrik und in Lilis Körper. Je gesättigter ein Fett, desto fester ist es. Für die industrielle Verarbeitung sind feste Fette erwünscht, da diese einfacher zu verarbeiten sind als flüssige.

Bei den Industrietechnikern spricht man in diesem Zusammenhang von »maschinenfähig«, ein vielleicht nicht recht poetischer, dafür aber umso bildlicherer Begriff. Zusätzlich hat Fett Einfluss auf den geschmacklichen Abgang im Mund. Harte Fette, die erst bei einer Temperatur von 55 °C langsam schmelzen, erlauben es, Aromen und Duftstoffe besser zu konservieren, da diese meist im Fett gebunden sind. Damit knusprige Kekse schön zwischen den Zähnen knacken, sind feste Fette ebenfalls von Vorteil. Wäre das Fett in Lilis Keksen nicht fest, würde es auslaufen und könnte sich mit der Schokolade des Überzugs vermischen. Der verführerisch honiggelbe Keks würde somit unansehnlich grau-braun und ließe sich kaum mehr verkaufen.

Um ein pflanzliches Öl noch ein wenig fester zu machen, kann man es auch künstlich »sättigen«, also härten. Gehärtetes Palmfett ähnelt in seiner Konsistenz Kerzenwachs. Das ist kein Zufall, denn Kerzenwachs ist nichts anderes als Fett, genauer gesagt Palmstearin. Stearin und Palmitin, die beiden Fette, die 80 Prozent des Gewichts von gehärtetem Palmfett ausmachen ...

Leinöl (das am höchsten ungesättigte Pflanzenöl) dagegen ist bei -24 °C immer noch flüssig. Olivenöl beginnt bei einer Temperatur um 0 °C hart zu werden. Butter direkt aus dem Kühlschrank ist sehr fest; zu schmelzen beginnt sie bei einer Temperatur von ungefähr 25 °C. Palmöl schmilzt hingegen erst ab 38 °C, gehärtetes Palmöl bleibt sogar bis 55 °C fest. Lilis Kekse laufen also nie Gefahr zu zerrinnen.

Es ist sehr schwierig, alle Prozesse zu kennen, die Pflanzenöle durchlaufen, bevor sie auf dem Teller landen. Viele mechanische Vorgänge erlauben der Industrie, ein vormals flüssiges pflanzliches Öl »härter« und damit »maschinentauglicher« zu machen. Nicht alle diese Vorgänge – in der Fachsprache Hydrierung genannt – sind vorteilhaft für die menschliche Gesundheit. Das Hydrieren von Ölen erzeugt künstliche Fettsäuren, sogenannte Transfettsäuren. Auf die wird in letzter Zeit vermehrt das Augenmerk gerichtet, seit epidemiologische Studien herausgefunden haben, dass die Wahrscheinlichkeit für Herz-Kreislauf-Erkrankungen und gewisse Krebsarten mit dem Konsum dieser Transfettsäuren zunimmt. Seither sind sie ins Fadenkreuz der Gesundheitsbehörden geraten. Über ihr Vorkommen in unserer Nahrung könnte man ein ganzes Kapitel schreiben. So gibt es gewisse pflanzliche Fette, die bis zu 50 Prozent aus Transfettsäuren bestehen. Mit heutigen Techniken ist es möglich, den Transanteil zu senken, was jedoch zu einem noch stärker gesättigten pflanzlichen Fett führt. Die Auswahl an industriellen Margarinen ist traumhaft – oder vielleicht eher alptraumhaft. Einige Margarinen, wie sie verwendet werden für Kekse, Backwaren und Fertiggerichte aus Lilis Vorrat, enthalten praktisch keine Transfettsäuren mehr. Andere Produkte hingegen, preiswertere, enthalten immer noch bis zu 30 Prozent. Studien des Konsumverhaltens zeigen, dass ganz bestimmte Bevölkerungsgruppen den Transfettsäuren besonders ausgesetzt sind. Kinder und Jugendliche konsumieren es in exzessiver Form in billigen Süßigkeiten, Gebäck und Keksen, die besonders aus gesättigten pflanzlichen und hydrierten Ölen hergestellt werden. Je jünger und ärmer man also ist, desto mehr ist man den Trans- und den gesättigten Fettsäuren ausgesetzt ... Das entspricht leider auch genau den Ergebnissen der jüngsten Untersuchungen der Epidemiologen.

### Was sind »Transfettsäuren«?

*Die Entwicklung des Lebens auf der Erde beginnt mit der Fotosynthese der Pflanzen. Die Ausgangsstoffe: Kohlenstoff, Sauerstoff und Wasserstoff in Form von Gas ($CO_2$) und Wasser ($H_2O$). Dazu viel Lichtenergie, die die Sonne gratis zur Verfügung stellt.*

*In den grünen Blättern der Pflanze sitzt das Chlorophyll. Am Ende der Maschine verwandeln sich, dank komplexer chemischer Vorgänge, $CO_2$ und $H_2O$ in Zucker $C_6H_{12}O6$ um ... Ist die Natur nicht wunderbar?*

*Mit diesem Zucker produziert die Pflanze andernorts gesättigte Fettsäuren, die aus Kohlenstoff und Wasserstoff bestehen. Danach werden die gesättigten Fettsäuren entsättigt (desaturiert); Enzyme entreißen der Kohlenstoffkette Wasserstoffatome. Es entstehen ungesättigte Fettsäuren.*

*Die weidende Kuh kommt vorbei, frisst die Pflanze voller mehrfach ungesättigter Fettsäuren. Die Kuh soll »Butter herstellen«, die noch flüssig ist, wenn sie aus dem Euter kommt, aber fest sein soll, wenn wir sie aus dem Kühlschrank nehmen.*

*Die Kuh sättigt (hydriert) die ungesättigten Fette, um sie zu härten, das heißt sie muss die verschwundenen Wasserstoffatome wieder in die Kohlenstoffkette einsetzen. Die Kuh macht das nicht alleine; sie kann auf die Hilfe von Millionen von Mikroorganismen zählen, die in ihren Vormägen (Pansen) leben. Wiederkäuer (mit ihren Mikroorganismen) sind die einzigen Tiere, die in der Lage sind, Fett zu härten. Bei der Passage durch die Vormägen der Kuh verändern diese Bakterien die ursprünglichen Fettsäuren: Es entstehen »natürliche« Transfettsäuren. Das bedeutet, Fettsäuren, die nicht richtig hydriert wurden, die immer noch ungesättigt sind, deren Krümmungen aber anders aussehen als bei den pflanzlichen ungesättigten Fettsäuren.*

*Bis hierher ist es eine schöne Geschichte. Diese natürlichen Transfettsäuren sind schon immer in der Milch (von Kuh, Ziege, Schaf und Büffel) vorgekommen und waren somit seit Urzeiten überall Teil der menschlichen Nahrung. Aber eines unglücklichen Tages sind Chemiker, die sich mit Lipiden beschäftigen, auf die Idee gekommen, es der Kuh gleichzutun und ungesättigte pflanzliche Fette zu hydrieren, um sie fester zu machen ...*

*Diese industrielle Hydrierung erzeugt ebenfalls Transfettsäuren, bei denen die Wasserstoffatome ein bisschen merkwürdig um die Kohlenstoffkette angeordnet sind. Das Problem dabei: Es sind nicht dieselben Transfettsäuren wie in der Milch und auch nicht dieselben Fettsäuren wie in den Pflanzen ... Diese industriellen Transfettsäuren sind erst zu Beginn des 20. Jahrhunderts mit der Herstellung der ersten Margarine auf unsere Teller gelangt.*

*In den 80er-Jahren wiesen Epidemiologen den Zusammenhang zwischen dem Genuss von Transfettsäuren und der Häufung gewisser Krankheiten nach. Es dauerte aber noch Jahre, bis diese Tatsache anerkannt wurde und offizielle Richtlinien empfahlen, den Verzehr solcher Fettsäuren möglichst einzuschränken. Die Industrie ist heute in der Lage, qualitativ gute gehärtete Fette herzustellen, die kaum noch Transfettsäuren enthalten. Aber die Technik ist aufwendig und teuer. Transfettsäuren sind also geächtet, verboten sind sie jedoch nicht (außer in Dänemark und in Kanada), und ihr Konsum, versteckt in Backwaren der Marke »günstig«, ist sehr wahrscheinlich, ja üblich bei den jüngeren und ärmsten Bevölkerungsschichten.*

In Lilis Körper bewirken die gesättigten Fette des hydrierten Pflanzenöls auch nicht nur Gutes. Das Bild der gehärteten Fette, die die Gefäße verstopfen, ist sicherlich übertrieben, aber ganz aus der Luft gegriffen ist es nicht. Diese gesättigten Fettsäuren werden besonders als Energiereserve in die Zellen des Fettgewebes eingebaut. Fett, das sich später nur schwer wieder abbauen lässt.

Das Palmöl ist zum meist konsumierten Öl der Welt geworden, weil es sich leicht hydrieren lässt, preiswert und hart ist. So deckt es schon ein Drittel des Weltmarktes aller »guten« pflanzlichen Öle. Umweltschützer, die um das Überleben der Orang-Utans in den Wäldern Malaysias und Indonesiens kämpfen, rufen dazu auf, weniger Palmöl zu konsumieren. Die Menschenaffen sind durch das Verschwinden ihres Lebensraumes, des Regenwalds, der zugunsten von Palmölmonokulturen abgeholzt wird, akut vom Aussterben bedroht. Das ist aber nicht ganz einfach, findet man doch Palmöl in einem Supermarkt in mindestens einem von zehn Artikeln. Am häufigsten trifft man es in gehärteter Form an: in Lilis Keksen, in gewissen Margarinen und in den meisten industriell hergestellten Fertigprodukten. Die Produktion von Palmöl hat sich zwischen 1980 und 2000 versechsfacht. Die festen pazifischen Öle (Palmöl und seine ernährungsphysiologisch noch schlimmeren Verwandten Palmkernöl und Kokosöl) sind heute die am meisten konsumierten Öle Europas. In Frankreich sind sie in 40 Jahren nach der Sonnenblume zur zweitwichtigsten pflanzlichen Ölquelle geworden, ja sogar zur wichtigsten Ölquelle für Kinder und Jugendliche ... Wie bitte? Dies ist eine Geschichte, die es verdient, hier kurz erzählt zu werden.

In unseren Breitengraden gedeiht der Raps sehr gut; seine hübsche gelbe Blüte entwickelt sich in der ersten Sommerhitze zu einem kleinen runden, schwarzen Korn, das 40 Prozent Öl enthält – ein vorbildliches Öl, beachtet man seine ausgewogene Zusammensetzung. In den 60er-Jahren befindet sich der Raps noch auf dem besten Weg, in unserem Land mit den ausgedehnten Ackerflächen zu dem Öl zu werden, das den Grundbedarf der Nachkriegsgeneration decken kann. Ein Öl voller ernährungsphysiologisch vorteilhafter Eigenschaften, einfach anzubauen auf unseren Böden, was dem politischen Streben nach einem hohen Selbstversorgungsgrad dieser Zeit entspricht. Zuvor hatte das Erdnussöl aus den Kolonien den größten Bedarf an Öl gedeckt. Als aber die Kolonien ihre Unabhängigkeit erklärten, explodierte die Nachfrage nach heimischem Pflanzenöl. Der Raps schien eine große Zukunft zu haben.

Aber in den 70er-Jahren wurde eine Grundlagenstudie bei Ratten durchgeführt, die zeigte, dass eine spezielle Fettsäure mit Namen »Erucasäure«, die in großen Mengen in gewissen Rapssorten vorkam, eine negative Wirkung auf die Gesundheit der Versuchsratten haben konnte. Als diese Studie veröffentlicht wurde, war der Aufschrei groß. Die ganze Politik-, Presse- und Behördenmaschinerie kam in Gang. Die Studie schaffte es auf die Titelseiten der Tageszeitungen, der Raps war schuld an allem Übel ... Ein europäischer Erlass legte 1976 einen Gehalt von maximal fünf Prozent Erucasäure in Speiseölen fest, alles im Namen des »Präventionsprinzips«. Das war das erklärte Ende des Rapsanbaus. Die Agronomen machten sich an die Arbeit und fanden Rapssorten, die praktisch keine Erucasäure mehr enthielten. Doch es war zu spät. Der Name Raps war bereits zu stark verknüpft mit diesem Öl, das so schädlich für die Gesundheit sein sollte. An dieser Stelle reagierten übrigens die Kanadier am pragmatischsten. Sie erfanden einen neuen Namen für diejenigen Rapssorten, die keine Erucasäure enthielten, und nannten diese »Canola«.

Der Markt suchte nun natürlich nach Auswegen. Eine Möglichkeit wäre der Import von Sojaöl aus Amerika gewesen. Dies widersprach jedoch dem Wunsch nach einer vom Ausland unabhängigen Nahrungsmittelproduktion, und so waren Importe von Sojaöl (Soja wuchs zu dieser Zeit noch nicht in Europa) im großen Stil nicht gern gesehen. Ein sonderbares Dekret aus dem Jahr 1978 (das übrigens immer noch in Kraft ist) verbietet es in Frankreich, Öl mit mehr als zwei Prozent Omega-3-Fettsäuren zum Braten zu verwenden (Soja enthält acht Prozent Omega-3-Fettsäuren, Raps sogar zehn Prozent). Da die meisten Franzosen »Allzwecköle« (für die warme und kalte Küche) kaufen wollen, war dem amerikanischen Sojaöl also der Zutritt verwehrt. Allerdings galt dies auch für den Raps!

Das Rapsöl, dem 1970 noch so eine glänzende Zukunft beschert zu sein schien, wurde zum Öl mit dem schlechtesten Ruf der 80er-Jahre! Die Produzenten versuchten schrittweise das gute Image des Rapsöls – mit den ausgewiesenen guten ernährungsphysiologischen Eigenschaften – wieder herzustellen. Dies dauert nun aber bereits 30 Jahre ... was für ein Zeitverlust! 2004 betrug der Marktanteil von Rapsöl nicht mehr als 15 Prozent in Frankreich, während Palmöl, Palmkernöl und Kokosöl zusammen mehr als 30 Prozent ausmachten ...

Das Schicksal der Orang-Utans scheint besiegelt ..., aber unser eigenes sieht nicht unbedingt viel besser aus, sind doch diese festen und »maschinenfähigen« Öle keineswegs vorteilhaft für unseren Körper. Die Zunahme ihres Marktanteils ist untrennbar verbunden mit dem Wachstum des Marktes für industriell vorgefertigte Produkte – genau die, die häufig in Lilis Einkaufskorb zu finden sind: Kuchen »ohne Cholesterin« aus der Konditorei, Fertiggerichte und Frühstücksflocken ...

Der Konsum »sichtbarer« Fette, wie Speiseöle und Butter, nimmt laufend ab, der Konsum »versteckter« pflanzlicher Fette nimmt aber leider in genau gleichem Maße zu, in Form von Palmfett, Palmkernöl, Kokosfett und anderen gehärteten Fetten.

Das ist schon außergewöhnlich: Die Daten der Epidemiologen aus den 70ern weckten das Interesse am Olivenöl und zeichneten einen »Gesundheitsgradienten« vom Norden, in dem Butter und gesättigte Fette konsumiert wurden, hin zum Süden, wo der Speiseplan reich war an Olivenöl und ungesättigten Fetten. Was ist in den 30 Jahren geschehen, die der Veröffentlichung dieser Studien folgten? Die tierischen Fette wurden von den pflanzlichen verdrängt, aber der Zuwachs an Pflanzenöl wird hauptsächlich von Palmöl und (im geringeren Maße) Sojaöl gedeckt. Malaysia, das 1960 noch Öl importieren musste, ist mittlerweile zum zweitgrößten Ölhersteller weltweit geworden und produziert ausschließlich Palmöl ...

So hat absurderweise der schlechte Ruf der Butter (sie habe zu viel gesättigte Fettsäuren) dazu beigetragen, dass der Konsum von gesättigtem Fett weiter zugenommen hat – nun einfach in Form von Pflanzenölen. Transfettsäuren haben den Weg in unseren Körper gefunden, ein perfektes Beispiel für einen neuen Nährstoff unserer modernen Zeit, der unseren alten Genen noch unbekannt ist und dessen verheerende Eigenschaften gerade erst ans Licht kommen.

Das Olivenöl, welches den guten Ruf der Pflanzenöle erst eingeläutet hat, macht heute lediglich noch drei Prozent des weltweiten Pflanzenölkonsums aus. Und selbst wenn sie den lobenswerten Versuch machen, mehr davon zu verwenden und, wenn immer möglich, eine Flasche Olivenöl auf den Tisch stellen, werden Sie an dieser Zahl nicht viel ändern. Der Hauptteil der Pflanzenöle, die wir zu uns nehmen, versteckt sich in Fertiggerichten, Saucen, Backwaren, Suppen oder Keksen. Nur wenige Produkte aus Lilis Vorratsschrank werden (aus Qualitäts- wie auch aus Kostengründen) Olivenöl enthalten.

Der Konsum von Pflanzenölen hat in diesen vier Jahrzehnten in solchem Maße zugenommen, dass Millionen Hektar neuer Anbaufläche benötigt wurden. Für die Palmölplantagen werden riesige Wälder in Indonesien und Malaysia abgeholzt. Ähnlich traurige Geschichten gibt es über Soja, das andere »große« Pflanzenöl (dessen physiologischer Wert für die Ernährung in etwa ebenso gering ist wie der des Palmöls). Die (zu) einfache Theorie, tierische Fette seien schlecht und pflanzliche Fette gut, hat den Konsum dieses Öls explodieren lassen und somit auch seine Anbauflächen. So wie Malaysia seine Anbauflächen für die Ölpalmen ausgebaut hat, so schuf auch Südamerika auf die gleiche radikale Art und Weise Anbauflächen für Soja.

Die Ölpalme hat ihren Ursprung in Afrika, ist aber erst im Pazifikraum im großen Rahmen angebaut worden. Soja, das ursprünglich aus der Mandschurei stammt (wo die ganze Bohne ihren festen Platz in der traditionellen Ernährung hatte), erlebte seinen Aufschwung in Amerika, zunächst im Norden. Als dann aber der Bedarf in den USA stetig wuchs, nutzte Südamerika diese Gelegenheit. Brasilien, Argentinien und Paraguay stiegen ins Sojageschäft ein und konnten bereits in den 80ern beachtliche Mengen exportieren. Heute macht Soja ein Viertel des gesamten Pflanzenölkonsums aus. Die Hälfte davon stammt bereits aus Südamerika. Auch hier führt dies zu Monokulturen mit katastrophalen ökologischen und sozialen Folgen. Die Produktion wird immer konzentrierter, jedes Jahr gibt es mehr gentechnisch veränderte Sorten. Ihre Entwicklung ist in mehreren Punkten unkontrollierbar geworden. Die wertvolle biologische Vielfalt (Biodiversität), wie sie zu Lucys und Lülüs Zeiten bestand, ist unbedeutend geworden, genau so wie das gute alte Olivenöl vom Mittelmeer, welches Ancel Keys so schätzte.

Man könnte ein ganzes Buch schreiben über die leider oft verheerenden Folgen dieser Monokulturen von Palmen und Soja, die den empfindlichen Boden zerstören und soziale und ökologische Katastrophen verursachen.

All das geschah innerhalb von vier Jahrzehnten. Sicherlich erzähle ich hier eine verkürzte, vereinfachte und oftmals auch karikierte Version, aber dennoch ist es wichtig, sich Gedanken über diese Entwicklung zu machen. Vor 40 Jahren definierte Ancel Keys den Begriff der »ökologischen Korrelation«. Eine Summe falscher Interpretationen dieser gutgemeinten epidemiologischen Arbeit, fatale Vereinfachungen, wirtschaftliche Interessen und ernährungsphysiologisches Unwissen führten schließlich zu einer katastrophalen Umweltzerstörung, die ihren Ursprung in einer Theorie hat, die ironischerweise auf dieser »ökologischen Korrelation« basiert. Das ist schon traurig – wenn nicht sogar dramatisch!

Wir waren von Lilis Keksen ausgegangen. Die Story der gehärteten Palmöle hat wie alle Geschichten eine Moral: Man hüte sich vor vorgefertigten Meinungen, vor Schwarz-Weiß-Malerei und dies insbesondere, wenn es um unsere Ernährung geht ...

## Müssen wir zwischen gesunder Ernährung und Genuss wählen? Oder ... darf Lili weiterhin Schokokekse essen?

**Ja, aber ...**

Ja, denn Biochemie wird zur Poesie, wenn sie die Mechanismen des Geschmacks, der Sättigung und der Freude am Essen freisetzt. Hätten die vielen Tierarten, die unseren Planeten bevölkern, nicht das »tierische« Verlangen nach Reproduktion, wäre ihnen einfach die Lust daran vergangen, würden sie heute nicht mehr existieren.

Bei der Ernährung spielt also zu allererst einmal der Genuss eine wichtige Rolle, und Lili hat immer recht, wenn sie genießt. Wenn ich ihr heute zuschaue, wie sie sich mit leuchtenden Augen übers Dessert hermacht, wie Lucy damals, wenn sie sich die sonnengereiften Walderdbeeren auf der Zunge zergehen ließ, im August des Jahres 28212 v. Chr. Es sind die gleichen leuchtenden Augen, die Lülü machte, als sie in ihren ersten Apfel biss, im September des Jahres 12653 vor unserer Zeitrechnung. Diese drei Frauen haben eines gemeinsam: Ihr Leben ist nicht immer leicht.

Lucy, Lülü und Lili müssen stark sein, auch wenn sie sich schwach fühlen. In Lucys Höhle, in Lülüs Hütte, in Lilis Firma sind die Verhältnisse nicht immer einfach. Das ist der Grund, weshalb alle drei manchmal am Abend diese leise Verzweiflung in sich aufkommen fühlen, die den Blick trübt; diese leise Verunsicherung, die sofort verfliegt beim Geschmack und dem Wohlgefühl eines Stück Schokoladentörtchens auf der Zunge. Es wäre deshalb nicht richtig, darauf zu verzichten. Kakaobutter schmilzt bei 35 °C. Auf der Zunge zergeht sie sofort und entfaltet all ihre süßen, wohlschmeckenden Aromen. Und genau bei dieser Temperatur lösen sich die ganzen Sorgen des Tages einfach in Luft auf.

Indem Lili sich in nur zehn Minuten ihre Mahlzeit zubereiten kann, spart sie einiges an Zeit. Diese gewonnene Zeit, die sie nun für ihre Unabhängigkeit oder Freizeit nutzen kann, verdankt sie all den Leuten, die die Mahlzeit für sie zubereitet haben. Sie haben für sie die Rezepte geschrieben, verfeinert, eingekauft, Zutaten gemischt und vorgekocht.

Aber dennoch könnten diese kleinen Schokokekse den Genuss mit ebenso vielen positiven Ernährungseigenschaften verbinden. Wenn die Menschen, die diese Gebäcke entwerfen und produzieren, nur ein bisschen mehr an Lilis Gesundheit und Figur denken würden, könnten sie zweifelsohne für sie kleine Leckereien aushecken, die ebenso zart schmelzend, knackig und wohlschmeckend sind, gleichzeitig aber weniger Zucker, weniger Fett und besser ausgewählte Öle und Eier enthielten.

Lili müsste also bereits beim Einkaufen darauf achten, was sie in ihren Korb legt und vielleicht etwas genauer die Zusammensetzung ihrer Fertiggerichte studieren. Die Beamten der Ministerien für Gesundheit und Landwirtschaft betonen berechtigterweise, dass unsere Lebensmittel noch nie so »gesund« waren, oder anders gesagt, dass noch nie so wenig Fälle von Lebensmittelvergiftungen aufgetreten seien, dass man also keine Angst haben müsse. Sie haben recht, zumindest teilweise. Entlang der gesamten Lebensmittelproduktionskette stehen Menschen in weißen Kitteln, die Garanten für Qualität und Sicherheit. Sie sorgen mit viel Enthusiasmus und Fachwissen für Hygiene, Sauberkeit und Lebensmittelsicherheit. Man stirbt nicht mehr an Listeriose oder an Salmonellen, oder nur noch ganz selten. Trotz alarmierender Prognosen starben weniger Menschen als befürchtet am Rinderwahn. Man verhungert auch nicht mehr oder leidet an Unterernährung. Jedenfalls nicht hierzulande ...

Aber die von der Ernährung beeinflussten oder verursachten Krankheiten breiten sich explosionsartig aus. Diabetes, Krebs, Herz-Kreislauf-Erkrankungen, Fettleibigkeit, Bluthochdruck – noch nie zuvor hat schlechte Ernährung so viele Menschen getötet. Niemals war der Begriff »Epidemie« angebrachter als im Zusammenhang mit diesen neuen Krankheiten, die bereits Millionen von Opfern gefordert haben. Also: Lili soll weiterhin genießen, um sich eine Freude zu machen, aber sie sollte unbedingt beim Einkaufen besser darauf achten, was sie in ihren Korb legt.

# Wie jagen, fischen und sammeln wir heute?

## Lili, Lucy und Lülü kaufen ein

Man verbringt nicht mehr viel Zeit am Esstisch: Das »durchschnittliche« Mittagessen (noch so einer dieser absurden, statistischen Begriffe) dauerte 2004 nicht mehr als 38 Minuten gegenüber 82 Minuten 1984. Pro Jahr hat man beim Mittagessen seither also zwei Minuten und zwölf Sekunden eingespart. Ist dies nun ein Zeitgewinn? Oder eher ein Verlust von Geselligkeit? Wahrscheinlich ein wenig von beidem.

Ein weiterer Zeitgewinn ist entstanden, weil wir nicht mehr so lange nach unserer Nahrung suchen müssen. Ich habe eine erstaunliche Statistik gelesen, die das Verhältnis zwischen Kalorienverbrauch bei der Nahrungssuche und den Kalorien der mitgebrachten Nahrung beschreibt. Diese Statistik enthüllt die gesamte Evolutionsgeschichte, die das Verhältnis von Ernährung und Entwicklung der Menschheit aufzeigt: Um einige Kalorien aus Wurzeln in den Magen zu bekommen, musste Lucy ihre Tage mit Laufen zubringen, die Gegend durchstreifen, Hügel besteigen, sich durch Gebüsch und dichtem prähistorischen Wald kämpfen. Lucys Vater ging auf die Jagd, lag tagelang auf der Lauer oder rannte den ganzen Tag vergeblich hinter irgendwelchen Spuren her. Aber manchmal erwischte er einen großen Auerochsen, vielleicht sogar einmal ein riesiges Mammut, das sich den ganzen paläolithischen Frühling lang von saftigem Gras ernährt hatte – das war natürlich schon um einiges effizienter. Lülü und ihre Kinder haben in der Erde gegraben, haben Saatkörner in den Boden gelegt, die nicht immer aufgingen. Generationen ihrer Nachkommen haben den Acker gepflügt, geeggt, mit der Sichel geerntet, Ähren mit dem Flegel gedroschen, die Körner zuerst mit dem Mörser, später mit dem Mahlstein gemahlen, gerade so viel, um von einer Ernte bis zur nächsten durchzuhalten.

Zählen wir heute die Kalorien, die wir brauchen, um am Samstagnachmittag das Auto zu starten und dann den Einkaufswagen durch den Supermarkt zu schieben, so sind es ungefähr 200 Kilokalorien (vielleicht auch ein bisschen mehr, schließlich muss man ja noch die schweren Taschen in den Kofferraum hieven und zu Hause alles ins Haus schleppen, vielleicht sogar die Treppe hoch), die man aufwenden muss, um für die nächsten sieben Tage den Tagesbedarf von je 2.000 Kilokalorien in die Wohnung zu bringen. Das macht 200 Kilokalorien Aufwand und 14.000 Kilokalorien Ertrag. Das ist einmalig! Und gleichzeitig der Beweis, wie viel einfacher das Leben heute geworden ist. Wenn Lucy 3.000 Kilokalorien in Form von Wurzeln, Samen und Früchten heimbrachte und zum Sammeln nicht sehr viel mehr verbrauchte, dann war das schon gar nicht so schlecht.  Wenn es ihr einmal gelang, mehr zu sammeln, als sie aufwenden musste, dann war dies bestimmt an einem schönen

Sommertag, an dem viele Körner und Früchte reif waren. In unserer langen, sehr langen Geschichte der Menschheit stand die Suche nach Nahrung immer an erster Stelle. Während der gesamten Zeit von sechs bis eine Million Jahre vor unserer Zeitrechnung war die wichtigste Beschäftigung des Menschen die Nahrungssuche. Diese Tatsache hat eine entscheidende Wendung erfahren, als bei Lülü Ackerbau und Viehzucht erfunden wurden. Auch dann dauerte es noch Tausende von Jahren, bis regelmäßige, Klima unabhängige Ernten die harte Arbeit der Bauern belohnten.

Zu Beginn des 20. Jahrhunderts gab es im Abendland kaum noch Hunger. Von Lucy zu Lili nahm der tägliche Kalorienverbrauch ständig zu. In den 70er- bis 80er-Jahren kam es zu einer Stabilisierung, damals, als Lili ein Baby war. Seither ist er sogar leicht zurückgegangen. So leben wir vor uns hin, ohne uns des historischen Augenblicks bewusst zu sein, in einer erstaunlichen Welt, wo der Umfang der Taille trotz abnehmenden Kalorienverbrauchs ständig zunimmt.

Denken wir in Euro statt in Kalorien, werden wir feststellen, dass seit Beginn des 20. Jahrhunderts die Ausgaben der Haushalte für Lebensmittel unaufhörlich gesunken sind. Allein im besagten 20. Jahrhundert zählen wir mindestens drei historische Wendepunkte:

Zunächst einmal verlieren Lebensmittel die unumstrittene Führungsrolle im Haushaltsbudget. Dann wird dieser Haushaltsposten von den Ausgaben für Wohnen und etwas später für den Transport übertroffen.

Schließlich werden die Ausgaben für Lebensmittel zu einem Nebenposten, an dem sich auch sparen lässt. An die erste Stelle rücken schnell die Ausgaben für Freizeitvergnügen und Gesundheit.

Das alles geschah in kaum 50 Jahren – was für eine tolle Epoche!

In 30 Jahren, von 1975 bis 2005, sind die Ausgaben für Lebensmittel von 24 Prozent des Gesamtbudgets auf 15 Prozent gesunken, laut einer Statistik des INSEE.[8] In diesen 15 Prozent sind bereits die Ausgaben für auswärtige Verpflegung in der Kantine oder einem Restaurant enthalten, die immerhin ein Fünftel der Essensausgaben ausmachen. Laut den Zahlen des INSEE bilden die Ausgaben für Grundnahrungsmittel (Kartoffeln, Reis, Brot, Teigwaren, Butter, Öl ...) bei den Einkäufen von Lilis Mutter 1960 23 Prozent der Ausgaben, dicht gefolgt vom Fleisch (22 Prozent), dann folgten Obst und Gemüse (16 Prozent).

---

8  Institut National de la Statistique et des Etudes Economiques/Staatliches Institut für Statistik und Wirtschaftsforschung

Im Jahr 2000 machten diese Grundnahrungsmittel nur noch zehn Prozent der Ausgaben aus. Obst und Gemüse elf Prozent, Fleisch 14 Prozent. Neue Posten auf der Liste, die es vor 50 Jahren praktisch nicht gegeben hatte, nehmen nun die Spitzenpositionen auf den Kassenbons der Samstagseinkäufe ein: Backwaren, Schokolade und Süßgetränke bestreiten heute 14 Prozent der Ausgaben, Fertiggerichte zwölf Prozent, süße Milchprodukte sind von null auf drei Prozent angestiegen, Fisch von 1,7 Prozent auf vier Prozent.

Wir haben die Einkaufsgewohnheiten eindeutig geändert und mit ihnen die Art, uns zu ernähren. Symbolhaft dafür steht, dass wir für Schokolade ebenso viel ausgeben wie für Rindfleisch. Der Konsum von Butter und Speiseöl geht dagegen seit zehn Jahren stetig zurück. Stellen wir uns einmal vor, Lucy, Lülü und Lili gingen zusammen an einem dieser Samstage einkaufen, an denen der Besuch des Einkaufszentrums bereits zum festen Ritual gehört.

Vor den Gestellen mit Obst und Gemüse wird Lucy sich kaum zurückhalten können. Bei den Fleischauslagen aber wird sie zögern, schließlich ist es Aufgabe der Männer, Tiere zur Höhle zu bringen und sie auf dem Feuer zuzubereiten. Dann aber wird sie den Einkaufswagen mit Fleisch von Rind, Schwein, Kaninchen und Geflügel füllen und dabei zweifellos besonderen Wert auf die Innereien legen. Lülü wird sich besonders beim Brot, den Teigwaren und beim Reis bedienen: Sie musste sich immer so abmühen, um einen wenigstens mittelmäßigen Ertrag vom Getreidefeld zu ernten, dessen Anbau sie erfunden hat. Wie Lucy vor den Fleischauslagen, so wird Lülü beim Käse zögern, denn die ersten Schaf- und Kuhhirten, Melker und Käser waren allesamt Männer. Trotzdem wird auch sie ihren Einkaufswagen mit Camembert, Emmentaler und Butter füllen, mit einer besonderen Schwäche für Käse aus Ziegen- oder Schafsmilch. Bei den Regalen, wo Lili jedoch das meiste kauft, sind Lucy und Lülü schlichtweg überfordert. Tiefgekühltes, Schokokekse, Frühstücksflocken, Milchdesserts, Sojajoghurt, Margarine aus gehärtetem Fett, Konfekt, Fertiggerichte – Lucy und Lülü zögern, aber wenn sie all dies versuchen, werden sie in Kürze aussehen wie die Pimas aus Arizona, die gezwungenermaßen und viel zu schnell ins 21. Jahrhundert katapultiert wurden.

Im Vergleich zu 1960 isst man heute (immer noch laut den Zahlen des INSEE, in Kilogramm pro Kopf und Jahr):

— Noch genau so viel frischen Fisch, aber fast fünfmal mehr Fertiggerichte mit Fisch.

— Genau so viel Frischfleisch, aber 3,5-mal mehr Fertiggerichte mit Fleisch.

— Fünfmal mehr Konserven und Fertigprodukte mit Gemüse und Kartoffeln.

— Dreimal mehr Süßigkeiten, Backwaren und Süßgetränke.

— Dreimal mehr Milchprodukte.

Der Konsum von reinem Kristallzucker hat abgenommen, genau so wie heute weniger Fett in Form von Speiseöl und Butter direkt verzehrt wird. Der Fettanteil in den tierischen Produkten ist ebenfalls zurückgegangen. Vollmilch wurde ersetzt durch teilentrahmte Milch; Fleisch wird immer magerer (Schweinefleisch beispielsweise gilt heute als »mageres Fleisch« und enthält kaum mehr als vier Prozent Fett, nur noch halb so viel, wie noch vor 40 Jahren). Aber der »versteckte« Konsum von Zucker und Fett, in Fertiggerichten säuberlich eingearbeitet, ist seitdem kontinuierlich gestiegen.

1960 spiegelten die Einkäufe der Franzosen noch die Grundnahrungsmittel wider, die die ersten Schritte der Menschheit und deren Sozialisation begleitet hatten. Innerhalb von 40 Jahren hat sich alles verändert. Die Ausgaben für Lebensmittel sind proportional zu den anderen Ausgaben im Haushaltsbudget gesunken. Dies verdanken wir den Anstrengungen der Produzenten, der Lebensmittelindustrie und Transportfirmen. Denn wir müssen unser Geld sparen, damit es für das neueste Videogerät, Mobiltelefon und natürlich für den nächsten Urlaub reicht. Alles ist preiswerter und praktischer, aber die Lebensmittel haben sich auch in ihrer Zusammensetzung verändert. Man sieht es ihnen nicht gleich an, aber im Innern sind sie anders. Schauen wir uns den Inhalt von Lilis Einkaufswagen etwas genauer an ...

## Die verborgene Seite der Etiketten

### Die seltsamen Zutaten, die Lili mit nach Hause nimmt

Zu Hause angekommen, stellt Lili ihre Einkäufe auf den Küchentisch. Gut organisiert, wie sie nun einmal ist, hat sie die Einkaufstüten nach dem häuslichen Bestimmungsort der Artikel gepackt, vielmehr nach den Fächern im Kühlschrank, in der Gefriertruhe oder im Vorratsschrank. Tomaten, Paprika, Zucchini und Auberginen werden zuerst auf dem Tisch ausgebreitet.

Lucy hat sich dafür stark gemacht, Lilis Einkaufswagen mit Gemüse zu füllen. Man findet sogar Salat. Lili mag besonders Feldsalat und Rucola, praktisch verpackt im Plastikbeutel. Dann noch Zwiebeln und Knoblauch für die Salatsauce. Gut gemacht Lili, das ist beinahe so, wie es vom PNNS[9] empfohlen wird: viel Obst und Gemüse essen, fünf bis zehn Stück pro Tag und möglichst auch noch verschiedene (zehn Heidelbeeren reichen nicht ...). Gemüse ist reich an Ballaststoffen und enthält wenig Kalorien. Das führt zu einem doppelt positiven Effekt: Falls Lili die Zeit findet, ihre Ratatouille schon am Sonntagvormittag zuzubereiten, kann sie sie abends zusammen mit einem Stück Fleisch oder Fisch anrichten. Ein Teller Ratatouille enthält dreimal weniger Kalorien und dreimal mehr Geschmack als ein Teller Nudeln, dessen Zubereitung allerdings nur zehn Minuten dauert. Die vielen Ballaststoffe kurbeln auch die Verdauung der übrigen Nährstoffe an. Lili tut also gut daran, zu jeder Mahlzeit Salat zu essen, zu den Teigwaren, zum Reis, der in vier Minuten gar ist, zum Fertigkartoffelpüree ... und all den gezuckerten Saucen. Die Ballaststoffe des Salats werden die Aufnahme des Zuckers im Blut verlangsamen. Erinnern wir uns an das Insulin, das die Zellen öffnet, damit die Energie hineingelangen und gespeichert werden kann. Wenn Zucker nach einer Mahlzeit in großen Mengen ins Blut gelangt, steigt der Blutzuckerspiegel sehr rasch an und sendet so der Bauchspeicheldrüse ein Signal zur Insulinausschüttung. Wenn der Zucker zu schnell ins Blut kommt, öffnen sich die Zellen zu weit und der überschüssige Zucker wird in den Zellen zu Fett umgewandelt und eingelagert ... Wenn nun Lili zu praktisch jeder Mahlzeit Salat oder eine Tomate isst, ist das besser, denn die Zuckerstoffe gelangen langsamer ins Blut und der Reis, der schon in vier Minuten gar ist, lässt sich gar nicht so einfach zu Fett umwandeln ...

Es war Lucy, die all das Gemüse in Lilis Einkaufswagen gelegt hat. Vor einigen Zehntausend Jahren hatten die gesammelten »Früchte und Gemüse« noch nicht viel Ähnlichkeit mit denjenigen, die man heute in den Auslagen der Supermärkte findet. Sie kamen recht häufig in Lucys Mahlzeiten vor

---

9  Plan National de Nutrition Santé/Staatsplan für gesunde Ernährung

und brachten eine ganze Palette von »Mikronährstoffen« mit sich (Antioxidantien, Vitamine, Spurenelemente) und bereicherten so die Mahlzeiten im ernährungsphysiologischen Sinn, indem sie dem Organismus jeden Tag eine Vielzahl komplexer und nützlicher Moleküle zuführten. Es gibt viele verschiedene Arten von Ballaststoffen, und jedes Gemüse, jede Pflanze trägt mit ihrer speziellen Art zu unserer Ernährung bei (sogar der Spinat: Auch wenn sein hoher Eisengehalt eher in den Bereich der Legenden gehört, so hat er jedoch Popeye kräftig gestärkt). Lülü erkennt ihr Getreide in Lilis Vorratsschrank nicht wieder. Das Brot und die anderen Getreideprodukte haben immer mehr an Ballaststoffen eingebüßt und bestehen heute praktisch nur noch aus Stärke (eine komplexe Art von Zuckerstoffen). Zum einen, weil sich die Getreidesorten selbst verändert haben, aber auch, weil die Verarbeitungsmethoden nicht mehr dieselben sind. Die Ballaststoffe sind auf dem Rückzug von den Tellern der Franzosen ... und bei vielen anderen Menschen auch.

Lili hat keine Früchte gekauft, sie bevorzugt ein bisschen Schokolade oder einen kleines Joghurt zum Dessert. Obwohl sie gut verdient, ist ihr Obst zu teuer. In dieser Beziehung hat sie sich noch die landwirtschaftliche Einstellung zu den Jahreszeiten bewahrt. Im Januar sprechen sie Pfirsiche und Erdbeeren, die von weit her kommen, überhaupt nicht an. Vor allem findet sie, hätten diese noch gar keinen Geschmack, obwohl sie eigentlich schön aussähen. Sie wartet, bis sie im Sommer die Kirschen und Pfirsiche in Großvaters Obstgarten selbst von den Bäumen holen kann. So schmecken die Früchte einfach am allerbesten ... Sobald sie das Gemüse verstaut hat, nimmt sie sich die gekühlten Produkte vor. Die Etiketten schaut sie gar nicht erst an, sie hat an anderes zu denken. Sie sollte es aber einmal tun, denn dann würde sie eine Menge interessanter Dinge entdecken. Sie beginnt mit den tiefgefrorenen Artikeln. Lili ist praktisch veranlagt. Sie kommt oft spät nach Hause, und die Tiefkühlkost schmeckt meist recht gut. Die Industrie, die ihr den Zeitgewinn verschafft hat, hat auch große Fortschritte gemacht, um den Geschmack ihrer Mahlzeiten zu verbessern. Sie packt also zunächst einmal die Sachen in die Tiefkühltruhe ... Nur gute Sachen, versteht sich. Lili liest von Zeit zu Zeit die Artikel in den Frauenzeitschriften, die der Ernährung gewidmet sind: Fisch ist gut, Gemüse auch, und erst recht ein Fischgratin und der »Sonnengemüsekuchen« sind so richtig lecker ... und dann auch noch die Quiche Lorraine, die Lili so gerne mag. Auf der Verpackung des Fischgratins findet sich die vorgeschriebene »Ernährungsinformation«: 142 Kilokalorien auf 100 Gramm, das sind pro Portion rund 250 Kilokalorien, ungefähr 15 Prozent des täglichen Energiebedarfs. Es enthält sieben Prozent (Lipide sind Fette, das weiß Lili, aber im Fisch gibt es, wie jeder weiß, ja nur gutes Fett).

Auf der Packung stehen auch die Zutaten (das ist nicht mehr eine Liste, sondern ein halber Roman):

Alaska-Seelachs 55 Prozent, Vollmilch aus Milchpulver, dehydrierte Kartoffeln (Kartoffeln, Emulgator, Mono- und Diglyceride von Fettsäuren), Pflanzliche Margarine (teilweise gehärtetes Palmöl), Wasser, Farbstoff: E610a, Säuerungsmittel: Zitronensäure; Emmentaler, Sauerrahm, Champignons, Cheddar, Paniermehl (Weizenmehl, Hefe, Salz), Salz, Fischaroma (Weizenmaltodextrin, natürliche Aromen, Laktose, Milchproteine, Fisch, Salz, natürliche Weißweinextrakte), natürliche Pfefferaromen, Paprika.

Die sieben Prozent Lipide sind also offenbar keine Fischfette. Auch Palmöl, das den malaiischen Regenwald zerstört, ist enthalten, dazu noch »teilweise gehärtet«. Mit anderen Worten, es enthält gesättigte Fettsäuren und synthetische Transfettsäuren, die uns alles andere als gut tun, das ist ja schon beinahe Euphemismus ... Zum Rest ist zu sagen, dass die Zusatzstoffe, die mit E beginnen und dann eine beliebige Zahl tragen, nicht gerade Vertrauen erwecken. Dennoch, sobald etwas diese Nummer trägt, heißt das, es wurde geprüft, für unschädlich erachtet und ist jetzt in einer langen Liste aufgeführt, die bei den europäischen Gesundheitsbehörden liegt. Im Fischgratin sind immerhin 55 Prozent Fisch enthalten. Da ist eigentlich nicht schlecht. Die Zutaten sind so geordnet, dass das, was am meisten enthalten ist, am Anfang steht. Was Lili allenfalls beunruhigen könnte, wenn sie denn das Etikett lesen würde, sind nicht diese »verdächtig« tönenden Stoffe (wie Maltodextrin oder Mono- und Diglyceride von Fettsäuren), sondern vielmehr das »explosive« Gemisch aus teilgehärteten pflanzlichen Fetten und Stärke (also komplexe Zucker), Kartoffeln und Weizen.

Weshalb habe ich das »explosiv« genannt? Ganz einfach: Der Zucker verursacht eine Insulinausschüttung, die die Zellen für die gesättigten und/oder gehärteten Fette öffnet. Das ist genau das, was bei Lucy im Sommer passierte, wenn sie ihre Fettreserven für den langen Steinzeitwinter aufbaute. Der Zucker, der in Samen und Wurzeln enthalten ist, löst die Insulinausschüttung aus, damit Fette erzeugt und somit Fettgewebe aufgebaut werden kann. Wenn erst einmal diese Tore zu den Zellen geöffnet und die Fettgewebszellen zum Einlagern bereit sind, braucht das gesättigte Palmöl nur noch ganz gemächlich dort hin zu wandern, um Teil des Fettgewebes zu werden, dass ja eigentlich nur nützlich sein will, um den Winter zu überstehen ... Der Rest der Inhaltsangaben sind Bestandteile der komplexen industriellen Küche, die aber ständig von den Qualitätsfachleuten strengstens überwacht wird.

Der »Sonnengemüsekuchen« hat einen netten Namen, der uns an die Mittelmeerküche erinnert. Seit Ancel Keys und seiner epidemiologischen »Sieben-Länder-Studie«, seit den Sommerferien im letzten Jahr am schönen blauen

Mittelmeer steht diese Küche unverrückbar für eine gesunde, schmackhafte Ernährung.

Dieser leckere Gemüsekuchen enthält auf 100 Gramm 211 Kilokalorien; 400 pro Portion, das entspricht ungefähr 20 Prozent des täglichen Bedarfs – das ist ein bisschen viel, aber noch im Rahmen. Und enthält elf Prozent Lipide, eigentlich hätte man weniger erwartet. Zum Vergleich, das ist zwei- bis dreimal mehr als in einem Rindersteak. Die Inhaltsangaben klingen auch ganz nett: Teig (Weizenmehl, Wasser, Hefe, Salz, pflanzliches Öl), Zucker, Sauerrahm (Rahm, Milcheiweiß), geröstete Zwiebeln (Zwiebeln, pflanzliches Öl), Pilze, Tomaten, Paprika, Zucchini, Parmesan, Weizenstärke, Margarine, Kartoffelstärke, Knoblauch, Gewürze. Wieder stoßen wir auf nicht identifizierbare pflanzliche Öle, vermutlich aber Palmöl, auf Margarine und Kartoffelstärke. Und die Quiche Lorraine? Die enthält 267 Kilokalorien auf 100 Gramm, 500 pro Portion. Das wird langsam viel: mehr als ein Viertel des täglichen Bedarfs auf einmal, in einer einzigen Mahlzeit, zusammen mit 16 Prozent Fett, 9 Prozent Proteinen und 22 Prozent Kohlenhydraten. Auch hier wieder eine Liste mit Inhaltsstoffen nach ihrem Gewichtsanteil sortiert: Wasser, Weizenmehl, pflanzliche Margarine (Palmöl und Raps, teilgehärtet), Emulgator E471, Säuerungsmittel: Zitronensäure; Farbstoff: Beta-Karotin; Wasser, Aromen, Dextrose, Mehlhilfsmittel: L-Cystein, Sauerrahm, Eier, Speck, Konservierungsmittel: E250, E252, E316, Schinken (Schweinefleisch, Gelatine, Zucker, Geliermittel, E407a, Stabilisatoren: E450 und E451, Aroma), Speisequark (Magermilchpulver, Verdickungsmittel E1422, Aroma, Salz).

Immer diese pflanzlichen Öle, meistens Palmöl, meistens gehärtet, alles gesättigte oder Transfettsäuren, und immer dieser Mix aus Fett und Zucker.

Die Statistiken, die den Fettkonsum der Franzosen erfassen, sind schwierig zu deuten. Der Schweineschmalzkonsum ist praktisch verschwunden, der Butterverbrauch stagniert: Von 8,4 Kilogramm pro Kopf und Jahr 1960 ist er 1997 auf 7,8 Kilogramm gesunken.[10] Dagegen nahm der Verzehr von Pflanzenölen stark zu: von 9,2 Kilogramm 1960 auf 15,4 Kilogramm 1997. 15 Kilogramm Margarine und Öl pro Jahr, das macht täglich 41 Gramm. Das ist viel und stammt nur selten aus der Ölflasche im Schrank. Olivenöl und Rapsöl, die ihren guten Ruf zu Recht tragen, machen zusammen nicht mehr als 20 bis 25 Prozent des Ölkonsums der Franzosen aus. Die Fette, die wir essen, stammen demzufolge meistens aus den industriell gefertigten Produkten.

---

10 Angaben des ANC (Apport Nutritionnnels Conseillés pour la population française/Ernährungsrichtlinien für die französische Bevölkerung) und der AFSSA (Agence Française de Sécurité Sanitaire des Aliments/Französisches Amt für Lebensmittelsicherheit) herausgegeben im Jahr 2000

Bei der Beschreibung von Lilis Einkaufskorb habe ich übrigens nicht übertrieben. Es gibt tatsächlich Zwieback, der 20 Prozent Fett in Form von Palmöl enthält. Wenn jetzt der Käufer diesen noch mit einer »guten« Margarine mit teilgehärtetem Sonnenblumen- und Palmöl bestreicht, alles im schönen Gedanken, auf Butter und Brot zu verzichten, können wir uns die Folgen unschwer vorstellen. Ich habe ganz unschuldig aussehenden Möhrensalat im Plastikgeschirr gefunden, der zwölf Prozent Fett enthält ...

Ohne Fett kein Leben. Null Prozent Fett gibt es eigentlich gar nicht. Alle lebenden Zellen haben eine Hülle, die Lipide enthält. Es gibt also demzufolge Fett im Salat, in den Kräutern, in den Möhren, im Weizen ..., aber nur sehr wenig, meistens weniger als zwei Prozent. Findet man in diesen Produkten mehr als zwei Prozent Fett, so ist dies praktisch immer zugesetztes Fett, das aus lebensmitteltechnischen Gründen zugegeben wurde oder noch häufiger, um den Geschmack (den Abgang im Mund) zu verbessern. Aber offensichtlich interessiert sich Lili nicht für die vorgeschriebenen Ernährungsinformationen auf der Packung, wie übrigens auch sonst kaum jemanden. Man kann sie auch gar nicht mehr lesen, wenn man einmal über 45 ist und langsam weitsichtig wird (und die Arme schlichtweg zu kurz sind). Wenn Lili sie dennoch von Zeit zu Zeit lesen würde, fiele ihr vielleicht auf, dass es da einige recht seltsame Inhaltsstoffe in ihrem Essen gibt. So zum Beispiel in der Packung Couscous, die sie heute gekauft hat. Es enthält nämlich Johannisbrotmehl und Guarkernmehl. Nichts Schlimmes, qualitativ hochwertige Ballaststoffe sogar. Die werden aber nicht beigefügt, um noch etwas Gesundes beizugeben, sondern einfach deshalb, weil diese Fasern die Eigenschaft besitzen, beim Aufquellen viel Wasser zu binden. Und wenn man Wasser als Couscous verkaufen kann, lohnt sich das allemal ... Hier finden wir einen der Gründe, wie unsere Lebensmittel billiger wurden. Oft sind es kleine technologische Kniffe dieser Art, und davon gibt es noch schlimmere.

Von wegen Ballaststoffe: Wenn Lili die Packungsinformationen lesen würde, hätte sie auch gesehen, dass das 7-Korn-Knäckebrot mit Ballaststoffen angereichert ist und sieben Prozent Fett – und zwar Palmöl – enthält. Für ein Produkt, auf dessen Verpackung steht »für eine gesunde Ernährung«, »reich an Ballaststoffen« und »ohne Cholesterin«, ist das eigentlich schade. Es wäre viel gesünder, ein Stück Brot mit ein wenig Butter zu essen. Wenn Lili also die Packungsinformationen gelesen hätte, hätte sie bestimmt auch nicht diese runden Schokokekse und die Bonbons gekauft, um sie am nächsten Sonntag ihren Neffen mitzubringen. Erstere enthalten nämlich 25 Prozent Fett (teilgehärtetes Palm- und Rapsöl ... wie üblich) und letztere enthalten sogar 30 Prozent Fett (gehärtetes Palmfett: so schmelzen sie auch wirklich erst auf der Zunge und ganz sicher nicht in der Hand ...). Aber Lili hat keine Zeit zu verlieren. Nachdem sie die Einkäufe verstaut hat, muss sie den Aperitif für die Freunde vorbereiten, die jeden Augenblick kommen sollen. Sie kontrolliert noch einmal, wie viel Portwein und Pasta da ist. Gut, das sollte reichen, jetzt noch die Gläser auf den Tisch und die Schälchen mit den Knabbereien vorbereiten: Heute gibt es Chips mit einem speziellen exotischen Geschmack (35 Prozent Fett, 550 Kilokalorien pro 100 Gramm, da sollte man nicht zu oft zulangen) und Pecannüsse. Die sind gut und originell: 70 Prozent Fett und 739 Kilokalorien pro 100 Gramm! Zum Glück sind es kleine Packungen.

So, schon ist alles bereit, eine halbe Stunde zu früh. Zeit, um sich noch ein bisschen zu entspannen und ein bisschen fernzusehen. Dazu gönnt sich Lili ein kleines Stück Schokolade (29 Prozent Lipide, dieses mal aber ist es Kakaobutter, kein gehärtetes Palmöl). Mmh, wie gut das schmeckt in diesen raren Momenten der Entspannung ... Lili ist zufrieden. Sie gießt sich ein Glas Milch ein und setzt sich noch einen kleinen Moment aufs Sofa mit der Schokolade in der Hand und überlässt dem Fernseher die Herrschaft über ihre Gedanken. Gerade eben, als sie die Milchflasche in der Hand hält, denkt sie einen Moment an ihren Großvater, der seine eigene Butter auf dem Hof herstellte ... Haben sich die Dinge seit damals wirklich so verändert?

## Was geschieht in den Futtertrögen und auf den Feldern?
### Wie sich die Dinge ändern, ohne dass wir es bemerken

#### Und an dieser Stelle kommt mein Freund Lucien wieder ins Spiel

Wenn er nicht gerade in seiner Freizeit als Imker tätig ist, kümmert er sich um seine 50-köpfige Milchviehherde. Auf dem Feld baut er Futter, Gras, Weizen und Mais an. Er ist im Stall, um die Tiere zu beobachten und zu erkennen, welche brünstig sind oder schlecht fressen. Er ist im Melkstand, um jeder Kuh täglich 25 bis 30 Liter Milch abzunehmen.

Als Lucien in den 60er-Jahren begann, auf dem Hof seines Vaters mitzuarbeiten, standen dort zwölf Kühe im Stall. Er liebte es, sie in der Weidesaison auf die Wiesen zu begleiten und am Abend zur Melkzeit wieder hereinzuholen und jede an ihrem Platz anzubinden. Im Winter mochte er die Arbeit draußen nicht so gern, denn die Bretagne ist dann nass und windig. Man musste sich um den Kohl und die Futterrüben auf den Feldern kümmern, den Kühen Heu und Kraftfutter geben, so viel sie brauchten – jede der zwölf Kühe bekam ihre Ration. Lili hat ihre Ernährungsgewohnheiten verändert. Sie isst nicht mehr so, wie ihre Mutter damals in ihrem Alter. So geht es auch den Kühen von Lucien. Auch sie bekommen nicht mehr dasselbe Futter wie die Kühe seines Vaters. Luciens Nachbar züchtet Schweine und Geflügel, das ebenfalls anders gefüttert wird als noch vor 40 oder 50 Jahren.

Es lohnt sich, das ein bisschen genauer zu betrachten. Die Landwirtschaft ernährt uns, und es sind die Nutztiere, mit deren Hilfe wir einen Großteil unseres Eiweiß-, aber auch des Fettbedarfs decken. Wenn jetzt also die Bauern ihre Produktionsmethoden verändern, wenn die Tiere anders ernährt werden, so verändern auch wir unsere Ernährung, ohne es überhaupt zu merken.

Die Geschichten der Fütterung von Luciens Kühen ist interessant. Als er in jungen Jahren noch auf dem Hof mitarbeitete, brachten die zwölf Kühe seines Vaters ihre Kälber jeweils im Frühling zur Welt und gaben dann besonders viel Milch. Diese Milch stammte aus all dem zarten und saftigen Gras, das sie im Mai und Juni fraßen.

Es gibt unveränderliche Kreisläufe: Damit eine Kuh Milch gibt, muss sie ein Kalb zur Welt bringen und das Abkalben hat schon immer im Frühling stattgefunden. Dann, wenn die Natur erwacht, wenn die Tage länger werden und die Sonne die Böden erwärmt, läuft die Chlorophyllproduktion auf Hochtouren. Auf der Erde wie auch im Meer erwacht die Nahrungskette und kommt wieder in Schwung.

Die Fotosynthese ist und bleibt ein großartiger Mechanismus. Auf der einen Seite steht der Grashalm, der das Licht aufnimmt (dazu ein wenig Wasser und Kohlendioxid) und auf der anderen Seite – entstehen Zucker und Fett. Beinahe könnte man die kleinen grünen Pflanzen beneiden um die Fähigkeit, ihre Energie aus der Sonne zu gewinnen! Wie schön ist doch die Natur, mit dieser erstaunlichen (Bio-)Chemie des Lebens! Wenn die Tage im Frühling länger werden, sporrt die Sonne die Pflanzen und Algen zu Höchstleistungen an. Auf der warmen Erdoberfläche und in den Tiefen der Ozeane findet eine intensive Produktion statt. Die Wildtiere haben sich angepasst an diesen Rhythmus der Natur. Die Pflanzenfresser bekommen ihre Jungen in dieser Zeit, damit sie genug Gras finden, voller aus Sonnenenergie hergestellter Fette und Zucker. Die Kühe fressen auf der Weide jene Nährstoffe, die sie brauchen, um Milch für ihre Kälber zu erzeugen. Die Fleischfresser haben sich ebenfalls diesem Rhythmus angepasst, um sich ihrerseits auf die friedlichen Pflanzenfresser zu stürzen, die durch die Sonnenenergie der Pflanzen fett geworden sind.

Unter Wasser sind die Verhältnisse ähnlich: kleine Algen, sogenanntes Phytoplankton voller Chlorophyll, werden von kleinen Garnelen gefressen. Kleine Fische fressen die Garnelen, und die großen Fische fressen die kleinen Fische ... das ewig gleiche Lied in der Nahrungskette, sei es im Wasser oder an Land.

Aber in den 70er-Jahren hatte die Milchgenossenschaft, der Luciens Vater seine Milch lieferte, um daraus Butter und Käse herzustellen, plötzlich zu wenig Milch im Winter. Es gab immer mehr Franzosen, und alle wollten immer mehr Käse essen. Für die Käserei war es ein Problem, während der drei Frühlingsmonate, in denen das Gras spross, Unmengen Milch zu bekommen – dann aber den Betrieb reduzieren zu müssen, weil die Sonne im Sommer auf die Weiden brannte und nur noch wenig Gras nachwuchs. Mehr noch im Winter, wenn die Kühe keine Milch mehr produzierten. Daher forderten sie von ihren Bauern, nun auch im Winter Milch zu produzieren, denn auch in der kalten Jahreszeit wollten die Konsumenten ihre Milchprodukte.

Zum Glück kam es gleichzeitig im Bereich der Fütterung zu einer »Revolution«. Symbolisch dafür stand eine Pflanze: der Mais. In den Nachkriegsjahren wurde die Forderung nach Unabhängigkeit in der Nahrungsmittelproduktion zu einem echten Politikum: der Monnet-Plan sollte Frankreich die »Lebensmittelautonomie« garantieren. Eine gezielte Politik kam in Gang. Der Mais, eine amerikanische Pflanze genau wie Tomate, Kartoffel und Kakao, wurde damals erst in wenigen Gebieten Südwestfrankreichs angebaut (und ein wenig im Elsass). Als Pflanze des Südens gefällt es dem Mais »mit dem Kopf in der Sonne und den Füßen im Wasser«. Nach und nach konnte er sich nach Norden ausbreiten, da neu gezüchtete Sorten weniger wärmebedürftig waren. Ebenfalls in dieser Zeit wurde eine neue Technik entdeckt: die Einlagerung von Futtervorräten in Silos. Nichts wirklich Neues, dieses Silieren, es ist eine anaerobe Konservierungsmethode von Futtermitteln (also unter Ausschluss von Luft). In Deutschland kennt man Sauerkraut als eine Art »Silofutter« schon lange. Dabei wird der Kohl klein geschnitten, um seinen Zucker zugänglich zu machen, danach wird er in Fässern luftdicht eingemacht. Der Zucker aus dem Kohl nährt anaerobe Bakterien, die da vorkommen, wo keine Luft, kein Sauerstoff ist. Sie vermehren sich und produzieren dabei natürliche Säuren, die so den Kohl haltbar machen und verhindern, dass er verdirbt (wie bei den sauren Gurken, die durch Essig konserviert werden). Die Neuerung lag darin, dieses Verfahren beim Mais anzuwenden. Mais wird im Frühling gesät und im Herbst geerntet. Einmal im Silo, dient er als witterungsunabhängige Futterquelle von guter Qualität für die Kühe im Winter. Mais ist einfach anzubauen, einfach zu ernten, gut zu füttern ... und die Kühe mögen ihn!

Im Winter essen die Franzosen mehr Käse. Die Käsereien brauchen deshalb in dieser Jahreszeit mehr Milch. Das bedeutet auch, dass den Bauern ihre Milch dann besser bezahlt wird als im Frühling. Der Mais, der im Herbst eingemacht wird, ist somit besonders wertvoll. Nach und nach gelingt es, die Abkalbsaison bis in den Herbst hinein zu verlängern – es genügt, den Deckzeitpunkt (oder eher der Zeitpunkt der Besamung, die ebenfalls in dieser Zeit zum Standard wurde) entsprechend zu planen. Heute kalben viele Kühe im Herbst und erzielen dann ihre höchste Milchleistung in den Wintermonaten, während sie Mais fressen.

Es ist einfach, praktisch und zahlt sich aus. Gras wird während der Wintermonate durch Mais ersetzt. Da gibt es nur ein kleines Problem. Frisches Gras enthält viele Fettsäuren, die zur Omega-3-Familie gehören. Im Mais gibt es natürlich auch Fettsäuren, aber diese gehören mehr zu den Reservefetten der Omega-6-Familie.

### Omega-6 und Omega-3: Die zwei großen Familien der mehrfach ungesättigten Fettsäuren

*Bis in die 50er-Jahre fasste man alle mehrfach ungesättigten Fettsäuren unter dem Begriff »Vitamin F« zusammen. Später unterteilte man sie in zwei unterschiedliche Familien mehrfach ungesättigter Fettsäuren mit sehr unterschiedlichen Funktionen: Omega-6 und Omega-3. Weshalb »Omega«? Man verwendet in der Biochemie das griechische Alphabet für die Bezeichnung der verschiedenen Kohlenstoffatome der Kette, aus denen Fettsäuren bestehen. Das erste Kohlenstoffatom heißt »Alpha«, das letzte »Omega«.*

*Omega-6 bezeichnet nun eine mehrfach ungesättigte Fettsäure, deren letztes fehlendes Wasserstoffatom genau sechs Kohlenstoffatome vom letzten Kohlenstoffatom entfernt ist (das »Omega-Kohlenstoffatom« der Kette).*

*Omega-3 bezeichnet demnach eine mehrfach ungesättigte Fettsäure, deren letztes fehlendes Wasserstoffatom genau drei Kohlenstoffatome vom letzten Kohlenstoffatom entfernt ist. Das ist von Bedeutung, denn die physikalischen Eigenschaften der Fettsäuren hängen von ihrem Sättigungsgrad (also den fehlenden Wasserstoffatomen) ab, aber auch von der Position dieser ungesättigten Bindungen auf der Kohlenstoffkette. Die Biochemie der mehrfach ungesättigten Fettsäuren zeigt einmal mehr, wie wichtig es ist, die Nahrungskette zu respektieren, denn sie entstehen in verschiedenen Schritten.*

*Bei Pflanzen: Nur Pflanzen besitzen Enzyme, die in der Lage sind, einfach ungesättigte Fettsäuren in mehrfach ungesättigte Fettsäuren umzuwandeln.*

*Bei Tieren: Sie sind in der Lage, der Kette Kohlenstoffatome hinzuzufügen oder überzählige Wasserstoffatome zu entfernen, um sehr langkettige mehrfach ungesättigte Fettsäuren zu erzeugen, wie zum Beispiel die DHA, der Docosahexaensäure, die beim Menschen in großen Mengen im Gehirn vorkommt, die er aber nicht selbst herstellen kann ...*

Aber selbst wenn Tiere Enzyme besitzen, die es ihnen ermöglichen, die Kohlenstoffketten von Fettsäuren zu verlängern und Wasserstoffatome zu entfernen, so wird dadurch nie die Position der letzten ungesättigten Bindung verändert. Eine pflanzliche Omega-3, die durch ein Tier verlängert und weiter »entsättigt« wird, bleibt immer noch eine Omega-3, der ein Wasserstoffatom fehlt, drei Atome vom letzten Kohlenstoffatom entfernt. Und das verleiht ihr immer spezielle Eigenschaften und unterscheidet sie immer von einer Omega-6.

Der Mensch braucht diese Omega-3- und Omega-6-Fettsäuren:

Um eigene Strukturlipide aufzubauen (beispielsweise für die Zellmembrane im Körper).

Als Ausgangssubstanz für die Synthese von Zellmediatoren, die alle wichtigen Körperfunktionen regulieren (selbstverständlich auch den Aufbau und das Wachstum von Lucys Fettgewebe).

Diese Zellmediatoren, die aus den Omega-6 und Omega-3 hergestellt werden, heben sich in ihrer Wirkung häufig gegenseitig auf, das heißt sie sind Antagonisten: der eine wirkt entzündungsfördernd, der andere entzündungshemmend, beim einen wird der Aufbau des Fettgewebes unterstützt, beim anderen werden die Enzyme gebremst, die Zucker zu Fetten umwandeln, was somit auch den Aufbau des Fettgewebes bremst.

Im Reich der Pflanzen findet man Omega-3-Fettsäuren hauptsächlich in den Zellwänden, dort, wo die Fotosynthese stattfindet sowohl in den Algen als auch bei den Gräsern.

Omega-6-Fettsäuren kommen häufig als Energiereserve in Körnern vor: Soja, Sonnenblumen, Mais ...

Zum Aufbau unseres Gehirns und zum korrekten Funktionieren unseres Körpers sind wir also auf Moleküle angewiesen, die wir selbst nicht herstellen können und die wir folglich mit unserer Nahrung aufnehmen müssen.

Milch kennt man bereits seit Urzeiten, und ihre Zusammensetzung scheint konstant zu sein. In Wirklichkeit aber verändert sie sich dauernd, logischerweise je nachdem, was die Kuh frisst. Milch im Frühling hat nicht dieselbe Zusammensetzung wie Milch im Winter, denn die Kühe fressen ja auch nicht das gleiche Futter. Im Frühling, wenn sie das junge Gras auf der Weide fressen, saftig und voller Omega-3, dann geben Luciens Kühe eher fettarme Milch, die für unsere Ernährung sehr wertvoll ist. Im Winter steigt der Fettgehalt der Milch an, der ernährungsphysiologische Wert nimmt jedoch ab. Luciens Arbeitseinstellung ist typisch für ihn. Er sagt oft, dass er seine Kühe so ernährt, dass sie gesund bleiben und dass sie ihm als Lohn für seine Arbeit viel Milch guter Qualität geben. Luciens Kühe geben auch im Winter fettarme, qualitativ hochwertige Milch, denn Lucien ist ein sehr guter Züchter, weil er sich um seine Kühe genau wie um seine Bienen sorgt. Er respektiert die Nahrungskette und setzt seinen Milchlieferantinnen ein Menü vor, das auf ihre Gene abgestimmt ist. Wenn kein Gras mehr wächst, gibt Lucien seinen Kühen Leinsamen. Schon sein Vater, sein Großvater und Generationen davor haben dies so gemacht. Leinsamenbrei oder »gâche«, wie es Großvater in seinem bretonischen Dialekt nannte. Er sagte auch, man müsse ihn den Kühen in den Wintermonaten füttern, damit sie gute Milch gäben. Er meinte, dass es die Mühe wert sei, die Körner aufzukochen und dann im heißen Wasser eine ganze Nacht lang quellen zu lassen, wenn die Kühe dafür den Winter gesund überstehen. Bis in die 50er-Jahre war Lein der beliebteste Zusatz im Viehfutter. Die bretonischen Bauern, die ihn für die Textilproduktion auf Tausenden Hektar Land anbauten, lagerten immer einen Vorrat an Körnern ein, um ihn im Winter ans Vieh zu verfüttern. Doch dann verdrängte die afrikanische Baumwolle den Lein als Faserlieferanten für die Textilindustrie, und in der Tierernährung hat Soja, das ursprünglich aus Asien stammt, nun aber hauptsächlich in Amerika angebaut wird, den Lein verdrängt. Die Globalisierung in der Ernährung macht auch vor den Futtertrögen nicht halt. Soja hat viele gute Eigenschaften: Es wird in großen Mengen angebaut, ist somit recht günstig und bringt den Tieren das Eiweiß, welches dem Mais fehlt. Das Traumpaar »Mais-Soja« ist geboren und spielt ab den 70er-Jahren in den Futtertrögen auf der ganzen Welt eine wichtige Rolle: für Kühe, Schweine, nebenbei auch bei Hühnern, Enten, selbst bei Schnecken und einigen Zuchtfischen ...

Pflanzen, deren Körner früher als Tierfutter Verwendung fanden, verschwanden mit der Zeit. Ackerbohnen, Lupinen, Lein und andere Gewächse, die als vielfältige Quellen für Eiweiß und Fett zur Verfügung standen, verschwanden einfach von den Feldern. Die frühsommerlichen Landschaften haben so auch ihre Farbtupfer verloren. Die Tierernährung ist eintönig geworden. Man erkennt die einschneidenden Folgen an der Qualität der Eier, des Fleisches und der Milch. Unter den Pflanzen, die durch das Paar »Mais-Soja« verschwunden sind, verdient der Lein spezielle Erwähnung. Auf Lateinisch heißt die seit Urzeiten kultivierte Pflanz Linum usitatissum: der »Lein für alle Zwecke«. Bestimmt war es Lülü oder eines ihrer Kinder, der es gelungen ist, ihn erstmals anzubauen. Man findet heute noch in der heutigen Türkei, der Wiege des Ackerbaus, Orte, wo Vorfahren von Weizen, Gerste, Kichererbsen und Lein wild wachsen.

Alles am Lein ist erstaunlich:

— sein Stroh enthält Fasern, aus denen Leintücher und Hemden hergestellt werden können ...

— seine Blume, die wunderschön blau-lila blüht. Wenn Sie einmal ein blühendes Leinfeld gesehen haben, werden Sie, wie Aragon in seinem Gedicht »Devine« schrieb, ebenfalls zum Poeten:

*»Un grand champ de lin bleu parmi les raisins noirs*

*Lorsque vers moi le vent l'incline frémissant*

*Un grand champ de lin bleu qui fait au ciel miroir*

*Et c'est moi qui frémis jusqu'au fond de mon sang.«*

*Ein großes Feld blauen Leins inmitten dunkler Weintrauben*

*Ein Windstoß lässt sie zitternd vor mir neigen*

*Ein großes Feld blauen Leins dem Himmel als Spiegel*

*Da bin ich es, der erzittert bis in mein Innerstes.*

(Der Dichter hat eindeutig mehr Fantasie als der Landwirt. Nur er kann die Blüte des Leins, im Juni, gleichzeitig mit den reifen Weintrauben, im September, erleben, bravo!)

— Und schließlich sein Samen. Ganz klein und von einer hübschen dunkelbraunen Farbe, das müsste doch ebenfalls inspirieren. Die Bauern, die den Lein anpflanzen, bearbeiten den Boden besonders sorgfältig, bis die braune Erde ganz fein ist, genau richtig, warm und feucht, dass sich das kleine Samenkorn auch wohl fühlt und schnell wächst. Die Bauern haben dafür auch einen passenden Spruch. Sie gehen über die Äcker, um sich zu vergewissern, ob der Boden ausreichend vorbereitet worden ist; wenn das der Fall ist, sagen sie, dass es gut sei, dass die Erde »verliebt« ist; der Leinsamen wird sich dort geborgen fühlen ...

Während die meisten anderen Samen hauptsächlich Speicherfette der Omega-6-Familie enthalten, ist der Leinsamen der einzige im Pflanzenreich, bei dem Omega-3-Fettsäuren den Hauptteil ausmachen: Er enthält sogar viermal so viel Omega-3 wie Omega-6. Ich muss mich korrigieren: Es gibt noch eine Pflanze in Südamerika, die ein ähnliches Verhältnis von Omega-3 zu Omega-6 aufweist. Sie heißt Chia (Salvia hispanica) und – wie der Zufall es will – war sie die heilige Pflanze der Inkas ... die sich zwar besser mit der Astronomie auskannten als mit der Biochemie, die aber ganz offensichtlich den Zusammenhang zwischen Umwelt, Ernährung und Gesundheit erkannt hatten. Ein blühendes Leinfeld sieht man heute kaum noch. Anfang des 19. Jahrhunderts gab es in Frankreich noch rund eine Million Hektar Lein. Damals lieferte sein feiner Halm die wertvolle Faser, während man die Körner kochte und dann an die Tiere verfütterte. Aber genau diese Feinheit des Halms ist dem Lein zum Verhängnis geworden. Die Zerbrechlichkeit der kleinen, zierlichen, sich im Winde biegenden Halme inspirierte zwar Aragon zu seinem Gedicht, sie bedeutete aber auch das Ende des Leinanbaus. Grund dafür war der Stickstoffdünger, der zu Beginn des 20. Jahrhunderts immer selbstverständlicher und flächendeckender eingesetzt wurde. Pflanzen mit kräftigen Halmen profitierten davon sehr und steigerten ihren Ertrag deutlich. Der feine Lein hingegen knickte, sobald man versuchte, den Ertrag zu steigern und die ganze Ernte lag am Boden ... Der Leinanbau mit seinen zwei Tonnen Körnern pro Hektar wurde sehr unattraktiv (ein Hektar Raps liefert 3,5 Tonnen Körner, ein Hektar Weizen acht und Mais sogar zehn Tonnen). Es dauerte bis zum Anfang des 21. Jahrhunderts, bis der Lein seine Rückkehr feierte, leise, aber hoffnungsvoll ...

Aber kommen wir zum Wesentlichen zurück: Mein Freund Lucien baut also Lein an. Als Ergänzung zum Mais, den seine Kühe so lieben, füttert er ihnen die gekochten Samen, genau so wie es schon sein Vater getan hat ... und das reicht aus, um den qualitativen Wert ihrer Milch aufrechtzuerhalten. Manchmal, wenn er die Ration für sein Milchvieh zubereitet, fragt sich Lucien, wie denn sein Großvater, der ganz offensichtlich noch nichts von den ganzen Omega-6 und Omega-3 wusste, überhaupt den gesundheitlichen Nutzen dieser Samen kennen konnte. Lucien findet dann Gefallen an der Wissenschaft, wenn sie ermöglicht, etwas zu begründen, was sein Großvater schon immer aus Tradition so gemacht hatte. Doch ist Lucien eine Ausnahme. Einige (teilweise auch heute noch übliche) Praktiken bestehen lediglich darin, den Kühen den Trog mit Mais zu füllen und dann noch ein bisschen Sojapresskuchen und Weizen drüberzustreuen. Die Milch, die unter solchen Bedingungen zustande kommt, hat nichts mehr mit dem seit Urzeiten genossenen Getränk und seinen gesunden Tugenden, die uns in allen Phasen unserer Entwicklung begleiten, zu tun.

Aber nicht nur Kühe mussten in den letzten Jahrzehnten ihre Ernährungs-gewohnheiten ändern. Auch alle anderen Nutztiere waren davon betroffen: vom Schwein über Kaninchen und dem lieben Federvieh bis hin zu Schaf und Ziege. Die »Mais-Weizen-Soja«-Diät wird bei allen Tieren angewandt.

Diese Veränderungen in der Viehfütterung kommen also noch zu unserem eigenen Ernährungsverhalten und zum Wechsel der Rohstoffquellen in der Lebensmittelindustrie hinzu. Ein Ei, das von einem Huhn gelegt wurde, das Gras, Gerste und Leinsamen gepickt hat, hat logischerweise nicht die gleiche Zusammensetzung wie ein Ei von einem mit Mais und Soja gefütterten Huhn.

In einem wissenschaftlichen Artikel[11] haben wir erläutert, wie sich die Ver-änderungen sowohl in der tierischen als auch in der menschlichen Ernäh-rung in den letzten 40 Jahren auf unseren Fetthaushalt auswirken, um mög-liche Folgen auf die öffentliche Gesundheit zu erkennen: Nach einem Höhe-punkt in den 80ern ist unser Fettverzehr stabil geblieben. Der Konsum von tierischem Fett geht konstant zurück. Der Verbrauch von Butter sinkt lang-sam, aber sicher; der Verzehr von Fleisch ebenfalls. Im Jahr 1980 aß jeder Franzose 86 Kilogramm Fleisch, ein bisschen mehr als heute, aber ein Stück Fleisch enthält heute weniger Fett als früher. Dies hat mehrere Gründe: Der Verzehr von hellem, weißen Fleisch hat kontinuierlich zugenommen auf Kos-ten des roten Fleisches. Wir essen nicht mehr dieselben Fleischstücke, nicht mehr die gleichen Wurstwaren, und die Nutztiere haben auch immer weniger Fett auf den Rippen ...

Entgegen der weit verbreiteten Meinung hat unser Verzehr an Fett seit den 80er-Jahren regelmäßig abgenommen. Doch genau seit dieser Zeit begann die Epidemie der Fettleibigkeit sich auszubreiten (während sich gleichzeitig der Verbrauch von pflanzlichen Ölen verdoppelt hat).

Tierische Fette machen heute noch mehr als die Hälfte unseres Fettverzehrs aus (1960 waren es noch drei Viertel). Beim Konsum von pflanzlichen Fetten (Übergang vom Erdnussöl auf eine Mischung aus Sonnenblumenöl/Palmfett) ist die Veränderung der Qualität am bedeutendsten:

Fette nicht wiederkäuender Pflanzenfresser (Pferd, Gans, Kaninchen) sind praktisch von unseren Speiseplänen verschwunden. Diese Tiere essen Gras, und im Gegensatz zur Kuh verändern sie das Fettsäuremuster des Futters nicht mehr nachträglich. Ihr Fleisch ist deshalb reich an Omega-3 (die Kreter, die Weltmeister in Sachen Herz-Kreislauf-Gesundheit, essen übrigens auch das meiste Kaninchen- und Gänsefleisch ...).

11 Publiziert 2006 in Zusammenarbeit mit dem INRA (Institut National de la Recherche Agronomique/Staatsinstitut für Agrarforschung) und dem CNRE (Centre National de la Recherche Scientifique/Staatszentrum für wissenschaftliche Forschung)

Die anderen nicht wiederkäuenden Tiere wie Schweine, Hühner und Puten sind keine reinen Pflanzenfresser; sie werden mit Körnern gefüttert, meistens mit Mais und Weizen. Ihr Fleisch enthält deshalb immer mehr Omega-6.

Der Konsum von Fetten aus Milchprodukten hat etwas zugenommen, vor allem wird mehr Käse gegessen. Die Kühe heutzutage fressen immer weniger Gras, und der Wechsel von Gras auf Mais hat qualitative Folgen: Das bedeutet mehr gesättigte Fettsäuren und mehr Omega-6, besonders im Winter.

Der Konsum von Fischfett hat stark zugenommen. Die Franzosen sind zu einem Volk von Fischessern geworden. Schließlich weiß doch jeder, das Fischkonsum gesund ist. Doch die meisten Fische stammen aus Zuchten, und ihr Fett gleicht dem ihrer wilden Verwandten im Meer in etwa so, wie eine Ölpalme einem Olivenbaum.

Zählen wir also zum Schluss die quantitativen und qualitativen Veränderungen der pflanzlichen und tierischen Fette in den letzten 40 Jahren zusammen, erkennen wir, dass das Verhältnis von Omega-6 zu Omega-3 um 300 Prozent zugenommen hat ... Ist das jetzt schlimm?

## Chronik eines vorhersehbaren Mangels

**Wenn wir nichts ändern, werden die Zivilisationskrankheiten nicht zurückgehen**

Von Zeit zu Zeit hören oder lesen wir in den Medien über Omega-3. Sie enden unfehlbar mit einer belehrenden Schlussfolgerung: »Wir verzehren zu viel Omega-6 und zu wenig Omega-3. Das ist ziemlich dumm, also müssen wir ein wenig mehr Rapsöl verwenden und zwei- bis dreimal wöchentlich Fisch essen. Außerdem sollte man aus Rücksicht auf seinen Cholesterinspiegel nicht zu viele tierische Fette zu sich nehmen.« Wieder eine Vielzahl von unreflektierten Ratschlägen.

Die Empfehlung, den Fischkonsum zu steigern, macht keinen Sinn. Der Fischverzehr hat sich in den letzten 40 Jahren in Frankreich bereits verdreifacht. Das Fischvorkommen in den Weltmeeren nimmt laufend ab, und keine Woche vergeht, ohne dass wir an die erschreckenden Prognosen über die Zukunft der Meeresfauna erinnert werden. Außerdem: Fisch ist teuer. Wenn ein Mangel an Omega-3 besteht, ist es umso wichtiger, diesen bei der gesamten Bevölkerung zu korrigieren und insbesondere vorrangig bei den Menschen mit niedrigeren Einkommen, denn sie sind auch mehr von den Zivilisationskrankheiten betroffen.

Wie kann man nur die Zusammenhänge mit dem ökologischen Gleichgewicht verschweigen? Wie, zum Teufel, übersieht man einfach dieses biologische Ungleichgewicht? Wie ist es möglich, eine grundlegende Überlegung zur Beziehung zwischen der Umwelt und unserer Gesundheit außer Acht zu lassen? Gehen wir noch einmal die Nahrungskette durch. Von den kleinen Zellen in unserem Körper hin zu den Bauernhöfen und weiten Feldern. Sie werden sehen, es wird ein angenehmer Rundgang, wunderschön, idyllisch, interessant und kurzweilig ... ich nehme Sie schnell mit:

— in jede Zelle unseres Körpers,

— auf unsere Teller,

— in Lilis Küche,

— in die Regale im Supermarkt,

— auf Luciens Bauernhof,

— auf die Felder seiner Nachbarn

— und schließlich ... in Lucys Gene.

**Zunächst beginnen wir den Rundgang in unseren Körperzellen**

Zellmediatoren sind in unserem Körper unter anderem zuständig für das Immunsystem, Entzündung, Fettspeicherung (die Lipogenese umfasst gleichzeitig Synthese, Transport und Speicherung von Fetten) und die Blutgerinnung. Wie bereits erwähnt, wirken immer zwei dieser Botenstoffe einander entgegen (Antagonisten): die einen aus der Omega-3-Familie, die anderen aus der Omega-6-Familie. Beide Stoffgruppen steuern so unseren Körper. Das ist ein wenig vergleichbar mit dem Auto, bei dem wir mit Gaspedal und Bremse Einfluss auf die Fahrt nehmen.

Die Omega-6 entsprechen dabei dem Gaspedal. Sie unterstützen die Bildung von Botenstoffen, die beispielsweise Entzündungen auslösen, die nötig sind, um äußere Angriffe auf unseren Körper abzuwehren.

Die Omega-3 wirken hingegen als Bremse. Ihre Moleküle wirken eher entzündungshemmend. Aus all den regulierenden Funktionen der Omega-6 und Omega-3 habe ich nicht zufällig die Entzündungen gewählt:

Wir nehmen heutzutage viele (zu viele?) entzündungshemmende Medikamente ein. Ein Beispiel dafür ist das gute alte Aspirin, das die Synthesewege für Zellmediatoren der Omega-6-Familie blockiert und so die Wirkung der Zellmediatoren unterstützt, die von der Omega-3-Familie ausgehen und Entzündungen entgegenwirken.

Liest man wissenschaftliche Zeitschriften, gibt es praktisch keine Ausgabe, in der nicht vom »entzündlichen« Hintergrund vieler bekannter Krankheiten ausgegangen wird. So stoßen wir zum Beispiel auf Artikel mit Titeln wie: »Depression – eine entzündliche Erkrankung?« oder »Ist Fettleibigkeit eine entzündliche Erkrankung?« Bei den Herz-Kreislauf-Erkrankungen und bei Allergien wird ein entzündlicher Hintergrund kaum mehr infrage gestellt.

Ich hätte diesem Buch zweifellos auch den Untertitel geben können »Sind wir morgen alle allergisch?« Denn den Entstehungsmechanismen von Fettleibigkeit und Allergien ist gemein, dass die Ursachen mit dem Verhältnis von Omega-6 und Omega-3 zusammenhängen. Hunderte von wissenschaftlichen Artikeln widmen sich dem Umstand, dass die Entwicklung einer Allergie im Zusammenhang steht mit dem Gleichgewicht zwischen diesen beiden Familien von Fettsäuren. Unsere alte Freundin Lucy, in deren Ernährung Omega-6 und -3 noch völlig ausgewogen waren (und deren Körper demzufolge auch so zusammengesetzt war), dürfte kaum jemals allergische Probleme gekannt haben ...

Um mit dem Auto sicher durch den Verkehr zu kommen, brauchen wir nicht nur ein Gaspedal, sondern auch eine Bremse. Wir brauchen Omega-6 wie Omega-3 ... und das bitte im richtigen Verhältnis. Das richtige Verhältnis Omega-6 zu Omega-3 beträgt ungefähr 5 zu 1 (fünf Omega-6-Fettsäuren auf eine Omega-3-Fettsäure), genau so wie es in Kreta üblich ist.

### *Omega-6 und Omega-3: Energievorräte und Verwendung der Fette*

*Auch bei der Mobilisierung und der Einlagerung von Fetten haben Omega-6 und Omega-3 gegensätzliche Funktionen. Die Omega-6 sind Ausgangssubstanzen für Zellmediatoren, die unverzichtbar für das Wachstum aller Gewebe sind, das Fettgewebe eingeschlossen. Je mehr Omega-6 man zu sich nimmt, desto mehr Fettgewebe steht zur Aufnahme der überschüssigen Nahrungsenergie zur Verfügung.*

*Die Omega-3 hingegen reduzieren die Synthese und den Transport von Fetten. Im Blut zirkulieren Fette, die sich dann im Gewebe einlagern. Das sind die sogenannten »Triglyzeride«, die in allen Blutbildern zu finden sind. Man weiß schon seit langem, dass Omega-3 den Triglyzeridspiegel im Blut absenken kann. Überflüssige Kalorien aus unseren Mahlzeiten werden in Gegenwart von Omega-3 geringer eingelagert und in einem höheren Maß »verbrannt« (Beta-Oxydation).*

*Zahlreiche Studien an Tieren beschreiben und erklären die Rolle von Omega-3 bei der Synthese und dem Transport von Fett. Dazu wird zum Beispiel die Aktivität der Lipogeneseenzyme gemessen, die für die Herstellung von Fett gebraucht werden.*

Omega-3 reduziert also die Synthese und den Transport von Fett im Organismus. Im Gegensatz dazu fördert eine Diät reich an Omega-6 die Einlagerung von Fett, indem diese den Übergang der Fettsäuren aus dem Blut ins Fettgewebe erleichtern.

Die Entwicklung der menschlichen Ernährung in den letzten 40 Jahren zeigt eine Zunahme des Verzehrs an Omega-6 bei gleichzeitiger Abnahme der Omega-3. Das kann nicht ohne Konsequenzen für unsere Körpermasse bleiben. Der Anstieg des Verhältnisses zwischen Omega-6 und Omega-3 bei gleicher Kalorienzufuhr hat eine Zunahme an »speicherbarer Energie« zur Folge und begünstigt somit den Prozess der Einlagerung.

## Auf unseren Tellern

Eigentlich sollten wir in unseren Mahlzeiten ein ausgewogenes Verhältnis von Omega-6 und Omega-3 vorfinden. Alle französischen Untersuchungen zum Konsumverhalten haben eine Spanne von 15 bis 20 Omega-6 zu einem Anteil Omega-3 ergeben. Die Zusammensetzung des Fettgewebes, in dem sich ein Teil der Lipide aus der Nahrung einlagert, spiegelt demnach unsere Ernährung wider. Misst man die Anteile von Omega-6 und Omega-3 im Fettgewebe, findet man also ebenso das Verhältnis von 20 Omega-6 zu einem Anteil Omega-3. Der Sachverhalt ist klar: Das Verhältnis auf unseren Tellern ist nach allen vergleichbaren Quellen etwa 20 zu 1 und somit weit vom physiologischen Optimum entfernt.

## In Lilis Küche

Das Öl, das Lili in der Küche verwendet, besteht aus vier verschiedenen Pflanzen. Was für eine Leistung der Lebensmittelindustrie! Lili braucht nur noch eine Flasche Öl zu kaufen (schließlich ist ihre Küche ja nicht so groß) und kann dieses dann zum Kochen, Braten und für den Salat verwenden, großartig, nicht wahr?

Nun, wenn Lili ein bisschen genauer lesen würde, könnte sie sehen, dass dieses »gemischte« und »ausgewogene« Öl ein Omega-6-/Omega-3-Verhältnis von 40 zu 1 aufweist. Ein ganz normaler Wert angesichts der Tatsache, dass der französische Gesetzgeber verbietet, Öle mit mehr als zwei Prozent Omega-3 als Öl für die warme Küche zu verkaufen. Die Produkte, die von Kuh, Huhn und Schwein stammen und die unteren zwei Schubladen von Lilis Gefrierschrank füllen, haben heute ein Omega-6-/Omega-3-Verhältnis von 10 zu 1 (vor 40 Jahren war es einmal 2 zu 1). Gleichmäßig aufgeteilt zwischen Vorratsschrank, Kühlschrank und Gefrierschrank finden wir also in Lilis Küche Fette mit einem Durchschnittsverhältnis von 20 zu 1.

## In den Regalen der Supermärkte

Hier ist die Durchgangsstelle auf dem Weg vom Feld über den Teller bis in die kleinsten Zellen unseres Körpers, die der Großteil der Nahrungsmittel unseres täglichen Bedarfs »durchlaufen«. Betrachten wir einmal den Platz, den jedes Produkt einnimmt: Nach und nach hat die Margarine die Position der Butter eingenommen. Fertigmahlzeiten, Tiefgekühltes und Süßigkeiten nehmen einen beträchtlichen Raum in den Regalen ein und verdrängen »einfache« Produkte in eine hintere Ecke des Ladens. Chips und Aperitifgebäck hingegen sind leicht zu finden.

Aber es gibt auch eine gute Nachricht: das Ausmaß der Fischvitrine (oder eher der Vitrinen) – frischer Fisch, Meeresfrüchte, Fischkonserven. Ein Franzose isst jährlich 34 Kilogramm Fischprodukte gegenüber 25 Kilogramm Rindfleisch (welch Poesie der Statistik!). Zu Fischprodukten gehören Fische, Schalentiere und Meeresfrüchte. Fisch allein macht 24 Kilogramm aus, auch nicht schlecht. Eine gute Neuigkeit also in Bezug auf den Omega-3-Konsum in Frankreich. Zum Glück auch, denn sonst sähe es noch viel schlimmer aus. Aber trotz der großen Fischvitrinen im Einkaufszentrum ist das durchschnittliche Verhältnis das Gleiche wie in Lilis Küche, in der Muttermilch, in den Konsumerhebungen und im menschlichen Fettgewebe. Auf 20 Teile Omega-6 kommt ein Anteil Omega-3 als Durchschnitt aller Bereiche. Dabei sind die Artikel der kleinen Diätabteilung eingeschlossen, wo Kapseln »reich an Omega-3« angeboten werden, die aber kaum jemand kauft.

## Auf Luciens Bauernhof

Vor rund 20 Jahren hat eine großartige amerikanische Wissenschaftlerin mit griechischen Wurzeln, Dr. Simopoulos, in einer wichtigen medizinischen Fachzeitschrift (dem berühmten New England Journal of Medicine) einen Artikel veröffentlicht. In dem verglich sie Eier, die sie in einem Einkaufszentrum in den USA gekauft hatte, mit denjenigen, die sie selbst auf ihrem kleinen Familienbetrieb in den Bergen Griechenlands produzierte. Erstere hatten ein Verhältnis von 30 Omega-6 zu einer Omega-3 und letztere von lediglich 2 zu 1. Das versetzte einige Mediziner in Erstaunen. Sie mussten feststellen: es gibt Eier und Eier. Meinem Freund Lucien hingegen hätte dieses Resultat lediglich ein Lächeln entlockt, denn schon sein Vater und sein Großvater wussten, »das Huhn macht sein Ei mit dem Schnabel« (bretonisches Sprichwort). Mit anderen Worten: Es ist die Zusammensetzung des Futters, das man den Tieren vorsetzt, die über die Qualität des Endproduktes entscheidet.

Und eben dieses Futter hat sich in den letzten 40 Jahren verändert. Der Mais ist, wie bereits erwähnt, eine der Pflanzen, die am meisten Omega-6 enthält, mit einem Verhältnis von 60 Omega-6 auf eine Omega-3 ... nicht schlecht. Umso mehr, als die traditionellen Futtermittel, wie beispielsweise der Lein, in der Tierernährung durch Soja verdrängt wurden, welches ebenfalls reich an Omega-6 ist.

## Auf den Feldern der Nachbarn

Der Mais ist überall zu finden, der Weizen dominiert den Getreideanbau und die Sonnenblume verbreitet sich immer weiter nach Norden. Abgesehen von 12.000 Hektar Leinsaat (mit einem Verhältnis von einer Omega-6 auf vier Omega-3), gibt es in Frankreich 2006 drei Millionen Hektar Mais (60 Omega-6 auf eine Omega-3), aber auch 1,3 Millionen Hektar Raps (welch gute Neuigkeit, bloß zwei Omega-6 auf eine Omega-3, jedoch dient der Großteil dieses Rapses der Herstellung von Biosprit) und 650.000 Hektar Sonnenblumen: 70 Omega-6 auf eine Omega-3 ... Nein, auch das stimmt nicht mehr. Die gute Neuigkeit ist: Die Sonnenblumen verändern sich. Es gibt neue Sorten, die als »ölsäurereich« bezeichnet werden (das bedeutet, diese Sorten enthalten ein Öl, das wenig Omega-6 enthält und in der Fettsäurezusammensetzung nahe an das der Olive herankommt), und sie machten in der Ernte von 2007 sogar den Hauptanteil aus. Das ist wunderbar! So kann man den Anblick der schönen Sonnenblumenfelder genießen und sich gleichzeitig über die gute Zusammensetzung ihres Öls freuen ... Außerdem gibt es fünf Millionen Hektar Weizen und zum guten Glück noch Weiden. Die sind auch gut, aber nur unter der Bedingung, dass man die Produkte der Tiere isst, die darauf grasen ... Und dann sind da noch die Meere, voller Algen (eine Omega-6 auf vier Omega-3), von denen sich die Garnelen und wilden Fische ernähren. In den Tiefen der Ozeane und auf den Wiesen und Feldern wachsen die Omega-6 und/oder Omega-3, die die Grundlage unserer Nahrungskette bilden. Der Ratschlag zu Beginn dieses Kapitels: »Für die Omega-3-Versorgung genügt es, mehr Rapsöl zu verwenden und zwei- bis dreimal pro Woche Fisch zu essen« scheint ziemlich wenig durchdacht. Sicherlich kann man noch mehr Fische essen, aber unser Konsum ist ja bereits recht hoch. Statistiken haben außerdem gezeigt, wenn man das Verhältnis zwischen Omega-6 und Omega-3 weltweit durch mehr Fischgenuss wieder ins Gleichgewicht bringen möchte, wären die gesamten Fischvorkommen der Meere innerhalb eines knappen Monats erschöpft. Was das Rapsöl betrifft: Ja, es ist gut, sogar sehr gut ... doch wenn wir weiterhin so viel Omega-6 zu uns nehmen, werden die Omega-3 wegen dieser Übermacht nie Gelegenheit haben, zu entzündungshemmenden »Zellmediatoren« umgewandelt zu werden. Die Vernunft plädiert eigentlich mehr für eine Ernährung, die zu den Wurzeln zurückführt: auf die Wiesen und Felder nämlich, wo der Vorrat an Omega-3-Fettsäuren ständig erneuert wird und in unerschöpflicher Menge zur Verfügung steht.

### Und schließlich in Lucys Genen

Zu Lucys Zeiten quillt die Natur buchstäblich über mit Omega-3. Lülü hat den Ackerbau noch nicht erfunden, und es gibt keine Felder voller Soja, Mais und Sonnenblumen. Es gibt keine Fischzucht, aber die Mammuts fressen das satte Grün der Steppen. Wenn im Sommer Körner und Samen reif sind, legt Lucy ihre Reserven an ... Sie »füttert« also ihr Fettgewebe mit Zucker und Omega-6 (aus den Samen), die zu ihrer Zeit noch nicht so häufig anzutreffen waren wie in der heutigen Zeit des Überflusses, wo es davon richtiggehend »wimmelt« ... Dieser ganze Zucker, all das Palmöl und die Omega-6 in Lilis Blut – was hat das wohl für Folgen für Lili, die immer noch dieselben Gene besitzt wie Lucy? Zweifellos nicht viel Gutes, oder? Gehen wir doch schnell in die Apotheke und holen uns etwas, um diesen Missstand auszugleichen!

## Wie kommen Pharmazeutika auf unsere Teller?

### Cholesterin: Was, wenn das Feindbild nicht mehr stimmt?

Auf unseren Tellern stimmt etwas ganz offensichtlich nicht. Krankheiten, die noch vor einigen Jahrzehnten gänzlich unbekannt waren, greifen um sich und fordern Millionen Menschenleben auf der ganzen Welt. Diabetes und Fettleibigkeit breiten sich rasend aus: Es ist also höchste Zeit, etwas dagegen zu tun – und unserer menschlichen Logik folgend, brauchen wir einen Schuldigen, bevor wir eine Lösung für das Problem finden können. Im Mittelalter hatten die großen Pestepidemien auch immer ihre »Folgeschäden«. Man beschuldigte Ausländer, die Brunnen vergiftet zu haben und tötete sie. Man verfolgte Ketzer, verbrannte Hexen und hinter »Lulu dem Guru« bildete sich eine lange Prozession von Menschen, die die Götter anbeteten, ihnen doch eine gute Gesundheit zu schenken. Und jetzt werde ich Ihnen etwas über Cholesterin erzählen: Warum beginnt ein Kapitel über dieses Lipid mit einem historischen Rückblick? Nun ja, weil das gute alte Cholesterin in Rekordzeit zum Sündenbock für unsere Ernährungssünden geworden ist. Man hat es geächtet, misst es im Blut und versucht es mit allen Mitteln zu reduzieren. Auf der ganzen Welt kann man »cholesterinfreie« Produkte kaufen. Es werden riesige Löcher in die Krankenkassen gerissen durch den immensen Medikamentenkonsum im Namen der Cholesterinsenkung. Und man konsumiert seine pflanzlichen Verwandten, die Phytosterole, und hofft dabei, mit jeder Schnitte Brot oder eher Zwieback einen Beitrag im Kampf gegen das Cholesterin zu leisten.

## Von Lucys Großeltern bis Framingham

### Warum, zur Hölle, hat man das Cholesterin verteufelt?

In der Ernährungslehre gibt es keine guten oder schlechten Nahrungsmittel. Natürlich gibt es bessere und schlechtere Bestandteile, es ist aber immer ein Ungleichgewicht, sei es ein Zuviel oder ein Mangel, der zu Problemen in der Ernährung führt. Cholesterin ist ein etwas spezielles Fett. Speziell deshalb, weil es nur in tierischen Organismen hergestellt wird. Dieses Lipid ist für uns Menschen lebenswichtig. Es ist Bestandteil der Membrane all unserer Körperzellen … natürlich auch der der Nervenzellen. Es dient zudem als Ausgangssubstanz für viele fortpflanzungsrelevante Hormone.

Die Geschichte unserer Freundin Lucy und ihrer Familie erstreckt sich über Hunderttausende von Jahren. Von Generation zu Generation wurden ihre Vorfahren ihr immer ähnlicher und damit natürlich auch uns. Mit jeder Geschlechterfolge wurden sie ein wenig intelligenter. Und jede Generation hat sich ein bisschen mehr fürs Cholesterin »interessiert«. Lucys Gehirn (wie auch das unsrige) besteht bis zu zehn Prozent aus Cholesterin. Dass Lucys Gene bis zu uns gelangt sind, verdanken wir diesem Naturstoff, denn bei jeder Schwangerschaft wird es zu Fortpflanzungshormonen wie dem Progesteron umgewandelt. Dieses ist Garant für die Aufrechterhaltung der neun Monate dauernden Schwangerschaft.

In der Tat war Cholesterin für Lucy so wichtig, dass sie und ihre Vorfahren einen komplizierten Mechanismus entwickelten, um es selbst herstellen zu können. Natürlich hätte sie ein wenig über tierische Nahrung aufnehmen können. Aber angesichts des enormen Bedarfs, den Lucy allein für ihr Gehirn benötigte, schien es ratsam, ein autonomes System zu dessen Herstellung zu entwickeln. Im Laufe der Zeit hat die Evolution dieses Ziel auch erreicht. Es war nun möglich, Cholesterin selbst zu synthetisieren. Und das Leben konnte weitergehen … gemächlich. Und weil das Cholesterin absolut unentbehrlich ist für das Leben, und insbesondere für die Fortpflanzung, sind diejenigen, die es nicht geschafft haben, heute leider nicht mehr unter uns. Es ist immer wieder die gleiche Geschichte im Leben. So kompliziert die Mechanismen in ihren Einzelheiten auch sind, so offensichtlich ist doch ihr Nutzen.

Man hätte also dieses lebenswichtige Cholesterin als Freund ansehen können – aber die Geschichte hat sich etwas anders entwickelt.

Im Jahr 1948 ist Framingham ein ruhiges Städtchen mit 28.000 Einwohnern im Staate Massachusetts in den Vereinigten Staaten. In diesem Provinznest hat Cholesterin seine Berühmtheit und seinen schlechten Ruf erlangt. Natürlich waren sich die Epidemiologen aus Boston, die in diesem Jahr in Framingham aufkreuzten, in keiner Weise über die möglicherweise verheerenden Fol-

gen bewusst. Cholesterin war schon länger bekannt und in zahlreichen Artikeln beschrieben. Man wusste bereits um seine Lebensnotwendigkeit. Es
existierten schon Theorien über einen möglicherweise »fettbezogenen« Hintergrund im Rahmen der Entwicklung von Herz-Kreislauf-Erkrankungen, der
Beweis dazu war aber noch nicht erbracht.

Der Umfang der Studie und ihre Dauer (nämlich 50 Jahre) sind beispiel-
haft. Hunderte von Einwohnern wurden auf Herz und Nieren geprüft, vermessen, gewogen. Man nahm Blutproben und unterzog sie nach ihrem Tod
sogar einer Autopsie. Die erste Schar von Freiwilligen im Jahr 1948 umfasste
5.200 Personen. Die zweite im Jahr 1971 zählte immer noch 5.124 neue Freiwillige, darunter auch Kinder der ersten Versuchsgruppe. In Framingham entdeckte man erstmals den Zusammenhang zwischen diesen neuen Erkrankungen einerseits und dem, was man seither als Risikofaktoren bezeichnet: Im
Jahr 1957 zeigte ein Bericht aus Framingham eine gefährliche und statistisch relevante Beziehung zwischen arteriellem Bluthochdruck und Herzinfarkt auf. Bluthochdruck wurde demnach als erster Risikofaktor für Herz-
Kreislauf-Erkrankungen identifiziert. Dann folgte das Rauchen (nach einem
20-jährigen Streit, weil die Tabakindustrie behauptete, dass die Filterziga-
retten harmlos seien: Ein Beweis für die Vertrauenswürdigkeit großer Unternehmen, solange es um ihre ökonomischen Interessen geht ...). Schlussendlich wurde noch eine statistisch recht schwache, gerade knapp gesicherte
Beziehung zwischen einem erhöhten Cholesterinspiegel und der Wahrscheinlichkeit für einen Herzinfarkt gefunden.

Die Studie kam wie gerufen. Die modernen Krankheiten, die in den 50er-
Jahren in der westlichen Welt deutlich zunahmen, warfen Fragen auf und
beunruhigten. Ein gefundenes Fressen für ernst dreinblickende »Gurus à la
Lulu« im unabhängigen Amerika, im Zeitalter materiellen Glücks und indivi-
dueller Erfüllung. Das Time Magazine setzt zwei Spiegeleier mit Speck aufs
Titelblatt und schreibt als Titel dazu: »And now: the bad news ...« (Und
nun: die schlechten Nachrichten). Unsere Maßlosigkeit, unser ungezügeltes
Streben nach Genuss, haben dunkle Mächte entsandt, um uns das Cholesterin zu bringen ... um uns zu bestrafen. Nun hieß es also Schluss mit Butter, Hamburger, Käse und Wurstwaren ... Dem Cholesterin wurde der Krieg
erklärt. Es ging ums Überleben unserer Art. Natürlich war die wissenschaftliche Wahrheit etwas differenzierter. Framingham und später auch andere
Studien haben zwar gezeigt, dass ein erhöhter Blutcholesterinwert ein Risikofaktor für Herz und Kreislauf darstellt: Wenn der Cholesterinspiegel im
Blut ansteigt (oder besser gesagt ein bestimmter Teil davon) nimmt auch
das Risiko zu. Aber die Bedeutung, die Cholesterin in all den Diskussionen
um Gesundheit und Vorbeugung erlangt hat, scheint wirklich übertrieben.
Innerhalb einiger Jahrzehnte ist dieses Lipid zum absoluten Symbol gewor-

den für all unsere Maßlosigkeit, der Ursprung all unserer Ernährungsirrtümer. Ist das denn wirklich gerechtfertigt?

Vor ungefähr zehn Jahren traf ich auf der Suche nach Informationen über das Cholesterin einen Fachmann zu diesem Thema. Er versuchte, mir den Unterschied zu erklären zwischen Risikofaktor und Kausalzusammenhang. Viel Cholesterin im Blut ist ein »Risikofaktor« für zahlreiche Erkrankungen, unter anderem eben für Herz-Kreislauf-Erkrankungen. Ist der Cholesterinspiegel erhöht, steigt das Risiko für einen frühzeitigen Tod. Für den Laien, den Nicht-Wissenschaftler, scheint nun der Umkehrschluss logisch zu sein: Wenn mein Cholesterinspiegel sinkt, sinkt damit auch mein Krankheitsrisiko ... Nun, nicht unbedingt.

Um mir meinen Denkfehler darzulegen, fragte mich dieser Spezialist in einem höchst professionellen Tonfall, ob mir bekannt sei, dass die Schweden von allen Europäern die größten Füße hätten. Verwirrt stammelte ich etwas vor mich hin, während er mit seiner Erläuterung weiterfuhr und noch beifügte, dass sie ebenfalls die höchste Rate für Brustkrebs hätten; und dass es nun einen statistischen Zusammenhang gäbe zwischen der Schuhgröße und Brustkrebs. Das ist zwar statistisch gesehen absolut korrekt, gleichzeitig aber komplett absurd. »Für einen Wissenschaftler ist eben ein statistischer Bezug noch kein Beweis.« Es gibt also einen Zusammenhang zwischen dem hohen Cholesterinspiegel im Blut und frühzeitigem Tod, aber bis jetzt hat noch keine einzige ernährungswissenschaftliche Interventionsstudie klar bewiesen, dass bei Senkung des Blutcholesterinspiegels die Zahl der Herz-Kreislauf-Todesfälle im Verhältnis dazu abnimmt.

Aber: Die heutigen Lulus haben möglicherweise nicht gänzlich unrecht. Ein erhöhter Cholesterinspiegel ist ein Zeichen dafür, dass mit unserer Ernährung etwas nicht mehr stimmt. Aber Cholesterin ist kein Gift, im Gegenteil. Unsere krankhaften Bemühungen, es zum Sinken zu bringen, wirken manchmal beinahe lächerlich. Ich finde es an dieser Stelle durchaus berechtigt, diese übertriebene Bedeutung infrage zu stellen, die dieses Molekül in unseren Alltagsgesprächen und auch in der Industrie erhalten hat. Die offiziellen Ernährungsempfehlungen sind in Frankreich in einer Referenzliste zusammengefasst: Dies sind die sogenannten ANC,[12] die unter der Schirmherrschaft der sehr angesehenen AFSSA herausgekommen sind.[13] In der letzten Ausgabe aus dem Jahr 2000 sind lediglich einige Zeilen zum Thema Cholesterin zu finden, die dessen Absenkung aber nicht als generelles Ziel für die öffentliche Gesundheit ansehen. Im Gegenteil: Es steht ergänzend geschrie-

---

12 Apports nutritionnels conseillés/Ernährungsempfehlungen
13 Agence Française de sécurité sanitaire des aliments/Französische Fachstelle für Lebensmittelsicherheit

ben, dass »es nicht möglich ist, eine Empfehlung zur Senkung des Cholesterinspiegels im Blut herauszugeben, die sich auf die gesamte Bevölkerung anwenden lässt.«

Also doch ...

Normalerweise dauert es Jahrzehnte, bis eine wissenschaftliche Theorie beim Verbraucher landet. Zunächst kommt es zu kontroversen Kommentaren der Forschungsergebnisse verschiedener Labors, es folgen seriöse Diskussionen zwischen Wissenschaftlern auf Kongressen und, wenn man sich hier einig geworden ist, interessieren sich Industrie und Journalisten dafür und bringen die Neuigkeiten unters Volk.

Beim Cholesterin ging alles viel schneller, so als habe die ganze Welt nur auf die Resultate aus Framingham gewartet, um sie als selbstverständlich anzuerkennen. Ich sehe keine äußeren Einflüsse, kein verkapptes ökonomisches Interesse, das dazu geführt haben kann – dennoch ging alles sehr schnell.

In der allgemeinen Zustimmung gab es gewiss einige zurückhaltende Stimmen, die bemerkten, dass ja die Kreter in der Sieben-Länder-Studie auch keinen tieferen Cholesterinspiegel gehabt hätten als die anderen Bevölkerungsgruppen der Studie, und dass trotzdem ihre Wahrscheinlichkeit für einen Herz-Kreislauf-bedingten Tod 20- bis 30-mal geringer war als der Durchschnitt. Und dass in Japan, dem anderen Spitzenreiter in Sachen »gesundes Herz« keine Korrelation gefunden wurde zwischen dem Cholesterinspiegel und Herz-Kreislauf-Erkrankungen. Aber sei es drum ... Der Feind unserer Arterien war identifiziert, der Schuldige unseres Hüftumfangs demaskiert und ab sofort ging es nur noch darum, ihn zu bekämpfen und zwar schnell.

Dabei handelte es sich immer noch um Lebensmittel, nicht um Chemie und auch nicht um ein exogenes Gift, das um jeden Preis von unserem Körper fernzuhalten war.

Nach den Ergebnissen von Framingham etablierten sich zwei große Lehrmeinungen, wie der Cholesteringehalt des Blutes zu senken sei. Die erste beinhaltet Diäten. Bei der zweiten wurden Medikamente entwickelt, die die Synthese von Cholesterin oder seine Aufnahme aus der Nahrung hemmen.

Die ersten Diäten, die man testete, substituierten tierisches Fett durch »mehrfach ungesättigtes« Pflanzenöl. Vereinfacht ausgedrückt ersetzte man Butter durch Soja- oder Maisöl. Zwischen den 60er- und 90er-Jahren gab es zahlreiche Studien zu diesem Thema. Die bedeutendste ist zweifellos jene, die Ende der 70er im amerikanischen Staat Minnesota gestartet wurde.

Die amerikanischen Mediziner bedienten sich bei ihren Studien einer Gruppe Häftlinge. Zwei Gruppen mit je rund 4.500 Personen (4.393 Männer und

4.664 Frauen, um genau zu sein) wurden gebildet und ihre Ernährung für die Dauer von fünf Jahren überwacht. Die »Kontrollgruppe« konsumierte eine Diät, die viel Butter und Cholesterin enthielt. Die »Versuchsgruppe« erhielt eine cholesterinarme Diät mit viel pflanzlichen Ölen. Beide Diäten wiesen dieselbe Menge Fett auf, nur seine Qualität war unterschiedlich oder auf den Punkt gebracht: »tierisches Fett« gegen »pflanzliches Öl reich an Omega-6«. Das ist ein gutes Beispiel für die Vorgehensweise der Wissenschaft: Man stellt wie in Framingham eine Theorie aufgrund von Beobachtungen auf und versucht dann, diese Annahmen mit Interventionsstudien in genannter Art und Größenordnung zu belegen.

Mit derartigen Anstrengungen und solchen finanziellen Mitteln über einen so langen Zeitraum und mit so vielen Freiwilligen musste sich doch etwas beweisen lassen. Erwartungsgemäß tritt der vermutete Effekt ein: Nach fünf Jahren lässt sich schlüssig beweisen, dass die Freiwilligen der Versuchsgruppe, dank ihrer strikten Ernährungsweise, ihren Cholesteringehalt im Blut senken konnten. Es funktioniert. Aber da ist ein kleines Problem. Obwohl die Menge an diesem Lipid im Blut abgesenkt werden konnte, starben dennoch mehr Personen dieser Gruppe an Herz-Kreislauf-Problemen. Kein signifikanter Unterschied zwar, aber zu denken gibt er uns gleichwohl. Die Freiwilligen, die jeden Tag armselige Mahlzeiten zu sich genommen hatten mit wenig Fleisch, wenig Eiern und Milchprodukten, starben leider etwas früher als die anderen. Vielleicht war es für die Betroffenen beruhigend, dass bei ihrem Tod zumindest der Cholesterinspiegel nicht zu hoch war ... aber für ihre Familien wahrlich ein schwacher Trost.

Dieser misslungenen Studie folgten noch zahlreiche ähnliche, die allesamt zum gleichen Resultat kamen. Es ist möglich, durch die Ernährung den Blutcholesteringehalt zu reduzieren, sogar den Gehalt an schlechtem Cholesterin. Aber die Zahl der Todesfälle oder Erkrankungen an Herz-Kreislauf-Problemen lässt sich kaum oder gar nicht beeinflussen ... und dennoch: Die Diskussionen drehen sich immer noch um die Frage, wie man diese Plage in den Griff bekommen kann. Nach wie vor lässt man außer Acht, dass die Blutwerte, mit denen die Gesundheit überprüft werden soll, wenig aussagekräftig, wenn nicht sogar nichtssagend sind. Der Kernpunkt ist der tiefe Cholesteringehalt im Blut. Niemand wagt dies in Frage zu stellen, denn eine starke Industrie beherrscht die Meinungsbildung.

Eigentlich ist dies erstaunlich. Weshalb? Nun, dafür gibt es mehrere Gründe. Zunächst aus wissenschaftlicher Sicht: Vielleicht sind die Resultate aus Framingham ein wenig dürftig in Bezug auf die heutigen Versuchstechniken. Dennoch sind die damaligen Ergebnisse nicht falsch. Ein Risikofaktor, eine »Korrelation«, existiert sehr wohl, auch wenn der Kausalzusammenhang, und damit die Schlussfolgerung für alle Bevölkerungsschichten, bis heute fehlt.

Dann aus wirtschaftlicher Sicht: Die Synthese von Cholesterin, seine Transportwege und auch dessen Abbau waren früh bekannt. Mehrere Nobelpreise wurden sogar dafür vergeben. Man könnte also einiges sagen über die Bedeutung des Zuckers, der Ballaststoffe und anderer Nahrungsbestandteile: Dennoch ist es die Margarineindustrie, die sich den Kampf gegen das Cholesterin auf ihre Flaggen geschrieben hat. Der Kampf zwischen der Margarine, »die den Cholesterinspiegel senkt«, und der köstlichen Butter war für letztere von vornherein verloren, denn die Molkereien hatten die Gefahr nicht kommen sehen. Die Margarine, laut Napoleon III, »die Butter der armen Leute« (er hatte übrigens ihre Entwicklung befürwortet), brachte es somit doch noch zu Ansehen ...

Schließlich noch die psychologische Sichtweise: Wenn Cholesterin eine Plage wäre, schiene es ganz logisch, dies als Bestrafung für eine Sünde anzusehen – und zwar in unserem Fall jene der Völlerei. Die Beziehung zwischen dem Menschen und seiner tierischen Ernährung ist komplex und vielschichtig. Die Verleumdung des Cholesterins, das ja ausschließlich tierischen Ursprungs ist, als Seuche passt bestens zu dieser komplexen Beziehung, diesem Anderssein von Mensch und Tier, von der Einschränkung bis zum Verbot. So sieht der Anthropologe Levi-Strauss in den Höhlenmalereien von Lascaux nicht nur Tiere, die »gut zum Essen« sind, sondern vor allem Tiere »gut zum Nachdenken«. Schon Hunderttausend Jahre bevor Lucy unsere physiologische Grundlage legte, löste der langsame Wandel hin zum Fleischkonsum Schuldgefühle aus, die dann in späterer Zeit ohne Zweifel auch Gurus wie Lulu inspiriert haben, die ersten Ernährungsregeln zu definieren.

## Wenn die Apotheke die Lebensmittel ersetzt

### Wie ein Ernährungsproblem pharmakologisch gelöst wird

Während die Margarinen mit Omega-6 zur »Senkung des Cholesterins« die amerikanischen Haushalte erobern (später dann auch die europäischen), lädt sich auch die Pharmaindustrie zum großen Bankett gegen das Cholesterin ein. Und ihr Auftritt ist ebenso stark wie effizient. Die Pharmaindustrie ist reicher als die Margarinehersteller, und die wiederum sind finanzkräftiger als die Molkereien. In den pharmazeutischen Labors arbeiten ausgezeichnete Wissenschaftler. Sehr schnell finden sie Wirkstoffe, die entweder den Transport oder die Synthese von Cholesterin hemmen. Und wenn Lucys Vorfahren beinahe eine Million Jahre gebraucht hatten, die Eigensynthese von Cholesterin zu entwickeln, so wird diese nun von Chemikern in einigen wenigen Jahren einfach gehemmt. Und es funktioniert. Statine und andere neue Medikamente senken den Cholesterinspiegel im Blut und retten damit sogar Leben. Wie zu erwarten, ist die Wirkung der Medikamente stärker als die der

Nahrungsmittel. Was weniger zu erwarten war, ist das Ausmaß der Entwicklung. Innerhalb von drei Jahrzehnten wurde ein ursprüngliches Ernährungsproblem zu einem rein pharmakologischen Problem ... Eine großartige Premiere in der Geschichte der Menschheit.

Fast sechs Millionen Franzosen nehmen heute Medikamente gegen einen zu hohen Cholesterinspiegel ein. Diese Zahl ist erschreckend hoch. Und wagt man eine zukunftsorientierte Analyse, ist diese sogar noch beunruhigender. Sollten Fettleibigkeit, Diabetes und die anderen Krankheiten, die ihren Ursprung in der Ernährung haben, ebenfalls nur noch eine rein pharmakologische Behandlung erfahren, bekommt man allein beim Gedanken daran schon eine Gänsehaut. Man stelle sich ein Szenario für die Zukunft vor – beispielsweise als Grundlage für das Drehbuch eines Science-Fiction-Films –, wenn einige allmächtige Pharmafirmen Moleküle zur Hand haben, die in der Lage sind, eine Menschheit zu heilen, die an Fettleibigkeit, Bluthochdruck und Diabetes leidet. Noch sind wir weit davon entfernt. Und dennoch: Es ist kaum 50 Jahre her, als diese neuen Krankheiten erstmals auftraten. Findige Forscher erkannten bald den Zusammenhang mit der Ernährung und fanden sogar Stoffe im Blut, die dieses Ungleichgewicht bezeugten. Doch statt sich um die ernährungsbedingten Ursachen zu kümmern und das Übel an der Wurzel zu bekämpfen, findet man nur eine pharmazeutische Lösung, um die Anzeichen, nicht aber die Ursache der Krankheiten auszuschalten.

Dies hier ist wohlverstanden keine Kritik an der Wirkung der Statine und der anderen Medikamente gegen den hohen Cholesterinspiegel. Sie haben sicherlich mehr Leben gerettet, als sie gefordert haben. Nein, wirklich schockierend ist die Zahl von nahezu sechs Millionen Franzosen, die täglich ihre Cholesterinsenker einnehmen. Konzentrieren wir uns nur auf die eigentliche Risikogruppe und lassen theoretisch die Menschen über 65 und die unter 35 Jahre weg sowie den Großteil aller Frauen, die weniger anfällig sind für Herz-Kreislauf-Erkrankungen, so nehmen drei von vier Franzosen diese Medikamente ... Das ist sehr viel, nur um ein ernährungsbedingtes Problem zu bekämpfen. Ein Meinungsstreit über die Wirkung (oder eben das Ausbleiben derselben) erscheint angesichts eines solchen enormen Konsums von Medikamenten unausweichlich. Dr. Michel de Lorgeril ist kein unbeschriebenes Blatt: Als Kardiologe, Ernährungswissenschaftler und Forscher des CNRS[14] arbeitet er im Bereich »Ernährung, Alter und Herz-Kreislauf-Erkrankungen«. Er war Hauptverantwortlicher der vielbeachteten »Lyoner Herzstudie«, die die Wirkung der Kreta-Diät genauer erläuterte. Im Mai 2006 veröffentlichte er einen wissenschaftlichen Artikel, der möglicherweise Geschichte schrei-

---

14 Centre Nationale de Recherche Scientifique/Staatszentrum für wissenschaftliche Forschung

ben wird. Nach einer brillanten Analyse von verschiedenen Arbeiten über Cholesterinsenker und über die eher schwache Wirkung von so viel Arznei bemerkt er, dass diese Medikamente zwar die Zahl der Herz-Kreislauf-Zwischenfälle zu reduzieren vermögen, jedoch keinen Einfluss auf die Sterblichkeit haben. Weiter bemerkt er mit viel Herzblut und einem Schuss Ironie: »Weshalb sich so viel Mühe geben und so viel Geld vergeuden, um einen vermutlichen Serienkiller (also das Cholesterin) aufzuhalten und dabei keinerlei Hoffnung zu haben, die Zahl der Opfer zu verringern ...«

Weniger schockierend als amüsant ist in diesem Zuge auch Werbung gewisser Pharmafirmen, die versichern, dass die erwähnten Statine auch von Personen eingenommen werden dürfen, die einen normalen Cholesterinspiegel haben. Die Wirkung der Produkte ist also gut, auch wenn sie offensichtlich in diesem Fall nicht die Synthese von Cholesterin hemmen sollen. So gibt es denn wohl keine allgemeingültige Wahrheit im großen Reich des Cholesterins. Die Wirksamkeit der Medikamente auf Statinbasis ist zweifellos gut. Aber bei ihrer Entwicklung war man sich einig, dass es Medikamente sind, die als Alternative angewendet werden sollen. Das heißt wenn die erste Therapiemaßnahme, also eine Umstellung der Ernährung, fehlschlagen sollte. Heute werden diese Medikamente aber oftmals als Anfangsmaßnahme verschrieben (vor oder anstelle einer Diät) und das ist, gelinde gesagt, schockierend. Die große Mehrheit der Experten ist sich einig, dass Cholesterinsenker heute viel zu häufig verordnet werden. Vier cholesterinsenkende Statine rangieren in der Spitzengruppe der zehn meistverkauften Medikamente Frankreichs. Allein von den Kosten dieser vier Medikamente müssen jährlich mehr als eine Milliarde Euro von der Krankenversicherung übernommen werden. Und auch wenn aus den Unterlagen der CNAM[15] klar hervorgeht, dass in beinahe zwei Dritteln der Fälle die Verschreibung ungerechtfertigt ist, nimmt sie konstant zu (plus fünf Prozent im Jahr 2005), insbesondere als Erstverschreibung. Die jüngsten Entdeckungen der fanatischen Verfechter eines niedrigen Cholesterinspiegels sind recht bizarr. Die Geschichte beginnt in einem Fjord in Skandinavien. Wenn hier die langen Tage des nordischen Sommers angebrochen sind, bringen all die laichenden Fische das sonst so stille Wasser des Fjords beinahe zum Kochen. Aber auf einmal, Ende der 50er-Jahre laichen die Fische nicht mehr ab, sie pflanzen sich nicht mehr fort und verschwinden. Zum Glück gibt es zahlreiche Forscher an den Universitäten Finnlands, die sich sehr für das Leben der Fische interessieren. Und wie es alle guten Forscher tun, versuchen auch sie zu verstehen, weshalb die Fische ihre Fortpflanzung eingestellt haben und weshalb ausgerechnet nur in diesem einen Fjord? Und hier kommt das Cholesterin ins Spiel. Wenn wir

---

15 Caisse Nationale d'Assurance Maladie/Staatliche Krankenversicherung

uns erinnern, spielt es eine wichtige Rolle als Ausgangssubstanz der Steroidhormone, die essenziell sind für die Fortpflanzung – für Fische wie auch für viele andere Tiere. Nun, die Fische in diesem Fjord hatten einfach kein Cholesterin mehr, oder jedenfalls nicht mehr genug, um sich fortzupflanzen. Die Lösung des Rätsels war, dass am einen Ende des Fjords eine Papierfabrik ihre Abwässer ins Meer leitete. Und in diesen Abwässern fand man eine pflanzliche Substanz, die mit dem Cholesterin verwandt ist, man nennt sie Phytosterol. Sie gleicht dem Cholesterin, genug um den Stoffwechsel der finnischen Fische zu täuschen. Das Wasser ist also voller Phytosterol, und die verwirrten Fische nehmen kein Cholesterin mehr auf oder synthetisieren keines mehr, weil ihr System meint, bereits über genug davon zu verfügen ... Und deshalb können sie auch keine Hormone mehr produzieren, um sich fortzupflanzen ... und sind folglich einfach verschwunden.

Das ist eine ökologische Katastrophe: Ich weiß leider nicht, was aus dem stillen Fjord geworden ist. Die Forscher aber, die den ganzen Mechanismus entdeckten, haben sofort einen Weg gesucht, dies alles auf den Menschen zu übertragen und meldeten auf die Verwendung von Phytosterol als Hemmer der Cholesterinabsorption ein Patent an. Die Phytosterole hindern das Cholesterin daran, die Darmwand zu passieren, sie verhindern also nicht die körpereigene Produktion (im Gegensatz zu Medikamenten wie den Statinen), sondern nur die Aufnahme aus der Nahrung. Das ist zwar etwas, das Fische zum Aussterben bringt, jedoch keiner Katze etwas antut, geschweige denn ein Menschenleben rettet. Aber aus der Papierfabrik ist ein Produzent von Molekülen für die Pharmaindustrie geworden. Das ist erstaunlich und ohne Zweifel intelligent: Und sicherlich auch sehr nützlich für Menschen, deren Cholesterinstoffwechsel außer Kontrolle geraten ist und Cholesterin im Überschuss produziert oder absorbiert. Aber für die Menschheit insgesamt scheint das nicht sonderlich brillant zu sein. Dennoch findet man heute Phytosterol in allen Lebensmittelgeschäften, sei es in Margarinen, Joghurts, Fruchtsäften und vielen weiteren Artikeln. In einigen Ländern ist sogar mit Phytosterol angereichertes Coca-Cola erhältlich.

Das läuft doch prima, oder besser: Das verkauft sich doch prima! Der Markt für Phytosterol wird von Experten auf 250 Millionen Dollar jährlich geschätzt. Oder anders gesagt 10.000 Tonnen (bei einem täglichen Verzehr von zwei Gramm pro Person) für eine erwartete Absenkung des LDL-Cholesterins um zehn Prozent, wobei der Nutzen in Bezug auf eine bessere Gesundheit des Herz-Kreislauf-Systems noch nie in einer Studie an der »Normalbevölkerung« bewiesen wurde! Aber wenigstens für die Fische eine gute Nachricht, die nun wieder laichen können, in einem Meer frei von Phytosterol.

Kürzlich hat eine französische Versicherungsgesellschaft angekündigt, dass sie ihren Kunden den Kaufpreis für solche Margarine zurückerstatten wolle. Das hinterlässt bei uns ein eher ungutes Gefühl ...

All jene, die genetisch dazu veranlagt sind, zu viel Cholesterin aufzunehmen oder zu produzieren, haben ja eine gute Lösung mit den wirksamen Statinen.

Aber alle, die eine genetische Tendenz zur Fettleibigkeit haben, warten hingegen immer noch ungeduldig auf die Entwicklung von Medikamenten, die die Fettsynthese und Fetteinlagerung hemmen.

Auf jeden Fall ist es ein schlechtes Zeichen, wenn man eine 100-prozentige pharmakologische Lösung sucht für ein Problem, das zu 100 Prozent durch falsche Ernährung entstanden ist. Es wäre viel nachhaltiger, sich darum zu bemühen, den Zusammenhang zwischen Umwelt und Gesundheit wieder mehr zu achten: Dieser wurde in den letzten Jahrzehnten sträflich missachtet.

## »Omega-3«

### Die erstaunlichste ökologische Korrelation

Es gibt zumindest eine Gemeinsamkeit zwischen Omega-3 und Cholesterin. Über beide Themen ist sehr viel geredet und geschrieben worden. Dutzende von Büchern beschreiben die Wirkungen und die Nomenklatur der Omega-3-Fettsäuren. Durchforsten wir die wissenschaftliche Literatur, treffen wir auf Hunderte neuerer Artikel, die den Omega-3-Fettsäuren eine heilsame Wirkung bei nahezu allen Krankheiten zuschreiben: von der Depression über Herz-Kreislauf-Erkrankungen zu Diabetes, Alzheimer bis zu gewissen Krebserkrankungen ...

Überraschend, gerade so, als hätte man mit einem Schlag ein Wundermolekül entdeckt – ein neues Elixier, das aber wenig glaubhaft wirkt, denn es scheint nahezu alle Krankheiten gleichermaßen zu heilen.

Es gibt nur eine Logik hinter dieser ganzen Geschichte: Wenn die Omega-3 bei allen Gebrechen so gut wirken, dann liegt es ohne Zweifel daran, dass sie auf unseren Tellern fehlen.

Ist alles über Omega-3 gesagt worden, alles geschrieben worden? Möglicherweise nicht! Eine Sache ist nicht diskutiert worden, und die ist vermutlich die wichtigste: Wie ist es überhaupt zu dieser Mangelsituation gekommen? Was sind die Zusammenhänge dieses offensichtlichen Mangels, der offenbar aus all den Neuerungen unserer Ernährung und der Nahrungskette entstanden ist? Die konstante Verschlechterung des Verhältnisses zwischen Omega-6 und Omega-3 ist zweifellos ein Zeichen für die Missachtung der feinen, aber dafür nicht weniger wichtigen Beziehung zwischen Gesundheit und Umwelt.

Es ist genau diese Beziehung, von der mein Freund Lucien spricht, wenn er, angelehnt an sein Bienenhäuschen, die Zerbrechlichkeit des Ökosystems beschreibt, in dem seine Bienen in ihrem Umfeld die Komponenten finden müssen, die sie für die Herstellung ihres Gelée royale benötigen. Diesen Zusammenhang nannte Ancel Keys, der Vater der Ernährungsepidemiologie, »ökologische Korrelation«. Das Verhältnis von Omega-6 zu Omega-3, das sich in letzter Zeit als Resultat unseres veränderten Produktions- und Konsumverhaltens immer mehr zu unseren Ungunsten entwickelt hat, ist dabei lediglich die Messgröße für diesen Zusammenhang.

## Eine lange Geschichte und erstaunliche Informationslücke

### Weshalb interessieren sich die großen Firmen nicht dafür?

Die Geschichte der Omega-3 beginnt schon vor beinahe zwei Jahrhunderten mit einem erstaunlichen französischen Wissenschaftler: Michel Eugène Chevreul. Er wurde im Jahr 1786 geboren und beschäftige sich, wie schon sein Vater, mit der Biochemie der Lipide. Er wurde 103 Jahre alt, aber ich kann seine Ernährung nicht mit ruhigem Gewissen empfehlen. Sie war sehr streng und schloss jeglichen Konsum von Gemüse, Wein, Milchprodukten und Fisch aus ... Während sich die meisten anderen Chemiker für nichts anderes interessierten als für Mineralstoffe, beschäftigte sich Chevreul mit organischen Fetten und veröffentlichte 1823 seine chemischen Forschungen über Fette tierischen Ursprungs. Wir schulden ihm Dank für beinahe all unsere Grundkenntnisse über natürlich vorkommende Fette. Inmitten seiner zahlreichen Entdeckungen und neuen Ideen blieb eine fast unbemerkt: Er fütterte Hunde mit genau definierten unterschiedlichen Mengen an Proteinen, Kohlenhydraten und Lipiden. Normalerweise können alle Tiere Fett synthetisieren. So wie Kühe Gras zu Butter machen, Schweine Kartoffeln zu Schmalz. Und auch wir Menschen können sehr effizient den Zucker, der ach so verführerischen Süßigkeiten oder Alkohol in Fettpölsterchen verwandeln. In den Experimenten Chevreuls ist das Olivenöl die einzige Fettquelle. Eigentlich traurig und sehr erstaunlich: Die Hunde sterben nach einer gewissen Zeit. Vor diesen Versuchen glaubte er, die Tiere könnten alle verschiedenen Fettklassen selbst herstellen. Chevreul schloss damals daraus, dass einige Fette lebensnotwendig sind und dass die Hunde diese offensichtlich nicht selbst synthetisieren können. Seine Schlussfolgerung war, dass diese so wichtigen Fette wohl nicht im Olivenöl enthalten seien. Hundert Jahre später präzisierten amerikanische Forscher mit Versuchen an Ratten die Erkenntnisse von Chevreul.

Diese lebenswichtigen Fette, die von den Tieren nicht selbst synthetisiert werden können, sind ganz spezielle Fettsäuren – und zwar die mehrfach ungesättigten: Fettsäuren, die ausschließlich pflanzlichen Ursprungs sind und für Mensch und Tier essenzielle Bedeutung haben ...

Lucien, seine Bienen und das Gelée royale haben uns also auf die richtige Fährte gebracht: Auf die der Zusammenhänge zwischen Gesundheit und Umwelt und zwischen dem Gleichgewicht von unseren Feldern und unserem Körper.

Um es zu vereinfachen, nannten die amerikanischen Forscher diese mehrfach ungesättigten Fettsäuren »Vitamin F«. Das war im Jahr 1923. Der Körper des Menschen kann sie nicht herstellen, sie sind aber lebenswichtig: Das war genau die Definition für Vitamine ...

Die Wissenschaft macht Fortschritte, Stein auf Stein.

Schon bald unterschied man beim Vitamin F zwischen zwei verschiedenen Familien: Omega-6 und Omega-3. 1982 ging gar ein Nobelpreis an eine schwedische Forschergruppe, die erklären konnte, weshalb denn diese »Omegas« essenziell für unseren Körper sind. Sie dienen als Grundlage für die Synthese unzähliger Moleküle, die das Leben auf Zellebene regeln, ähnlich wie Hormone, aber eben auf der Ebene jeder einzelnen Zelle. Man nennt diese Moleküle »Zellmediatoren« oder »Botenstoffe«, weil sie Nachrichten zwischen Zellen vermitteln. Es sind dieselben, die uns Lucy schon einige Kapitel früher vorgestellt hat. Zu diesen »Quasi-Hormonen« gehören auch Prostaglandine.

Unser alter Bekannter aus dem ersten Teil des Buches, der dänische Epidemiologe Dyerberg (der, der die Inuit beobachtete) sprach den Omega-3 eine schützende Wirkung für den Herz-Kreislauf-Bereich zu. Genau so wie bei den negativen Wirkungen des Cholesterins stützten sich die Vermutungen über die positive Wirkung der Omega-3 zunächst auf Beobachtungen. Die Kreter und die Japaner von der Insel Kohama, die beiden Spitzenreiter bezüglich Langlebigkeit, haben gemeinsam mit den Inuit einen sehr hohen Omega-3-Spiegel im Blut. Und wie beim Cholesterin folgten den Theorien, die sich auf epidemiologische Daten stützten, ernährungswissenschaftliche Experimente.

Aber im Gegensatz zu den Cholesterinstudien, wo zwar das Cholesterin, nicht aber die Sterblichkeit sank, waren die Omega-3-Studien außerordentlich erfolgreich: In allen Versuchen verringerte sich die Anzahl der Herzinfarkte und die Sterblichkeit in einem überaus erstaunlichen Ausmaß.

Einige Jahrzehnte danach erstaunen aus heutiger Sicht nicht etwa die spektakulären Resultate dieser Studien, sondern vielmehr die gleichgültigen Reaktionen auf diese Entdeckungen. Eine der besten Studien war die Lyoner

Studie, die von französischen Forschern des INSERM[16] Ende der 80er-Jahre durchgeführt wurde, und deren erste Resultate 1994 publiziert wurden, also vor über 15 Jahren. Der Hauptverantwortliche dieser später auch als »Lyoner Herzstudie« bekannten Arbeit heißt Michel de Lorgeril. Wir haben ihn bereits im Kapitel über das Cholesterin mit einem seiner zahlreichen wissenschaftlichen Artikel erwähnt. In der Lyoner Studie arbeitete er mit einem anderen brillanten Wissenschaftler zusammen: Serge Renaud. Zwei Gruppen von 300 Freiwilligen, die bereits einmal einen Herzinfarkt erlitten hatten, wurden ausgewählt. Die Kontrollgruppe erhielt eine Diät reich an Omega-6. Diese entsprach der Diät, die seit den 60ern empfohlen wurde, um den Cholesterinspiegel zu senken. Die Versuchsgruppe erhielt eine Diät, die reich war an Omega-3 (wohlverstanden mit viel Rapsöl). Nach zwei Jahren wurde die Studie, die eigentlich fünf Jahre lang laufen sollte, von der Ethikkommission (einem Gremium, das jeweils Versuche an Menschen bewilligt und überwacht) gestoppt. Der Grund dafür war, dass es in der Gruppe »Omega-6« zu 16 Todesfällen infolge eines neuerlichen Herzinfarkts kam und »nur« zu dreien in der »Omega-3«-Gruppe. In der »Omega-6«-Gruppe gab es außerdem zehn plötzliche Todesfälle, demgegenüber keine in der »Omega-3«-Gruppe. Von da an war es unmöglich, solche Studien unter den gleichen methodischen Voraussetzungen zu wiederholen. Die Ethikkommission, bestehend aus Wissenschaftlern mit dem jeweils neuesten Erkenntnisstand, würde eine Ernährung, wie sie die Vergleichsgruppe erhalten hatte und deren negative Auswirkungen bekannt waren, nicht mehr akzeptieren – obwohl diese Ernährung, die reich an Omega-6 ist, noch immer empfohlen wird, um das Cholesterin zu senken. Es gab danach aber noch Dutzende von Studien, deren Standarddiäten mit Omega-3 (meist in Form von Fischölkapseln) ergänzt wurden. Und alle diese Studien brachten ähnliche Resultate wie diejenige von Lyon, oder anders gesagt eine Abnahme der Todesfälle von 50 bis 80 Prozent ... Aber sämtliche Untersuchungen wurden kaum beachtet. Und wir dürfen (und müssen) uns zu Recht fragen, weshalb.

Einige Industrielle und auch die Pharmaindustrie hatten die Resultate der Framingham-Studie über den Zusammenhang zwischen Cholesterin im Blut und dem Risiko, einen Herzinfarkt zu erleiden, sofort aufgeschnappt und überschwemmten sogleich den Markt und damit die Konsumenten mit einer Informationsflut über zu hohes Cholesterin. Aber auch mit Medikamenten und Margarinen, die den Cholesterinspiegel senken, mit Gebäck ohne Cholesterin (dafür mit einem Haufen Palmöl ...) und vielem mehr. Bei Omega-3 passierte nichts dergleichen, obwohl alle Versuche vielversprechend waren,

---

16 Institut National de la Santé et de la Recherche Médicale/Staatliches Institut für gesundheitliche und medizinische Forschung

zahlreiche Beweise existieren und offizielle Stellen zu einer Erhöhung von Omega-3 in unserer Nahrung raten.

In den bereits erwähnten Ernährungsempfehlungen der AFSSA[17] heißt es bereits im Jahr 2000: Das Problem des Omega-6-Überangebots in unserer Ernährung soll an dieser Stelle noch einmal betont werden, da es zu einer Konkurrenzsituation mit den Omega-3 kommt ... die zu einem erhöhten Risiko für Herz-Kreislauf-Erkrankungen und Krebs führt.

Wohlgemerkt, dieselben offiziellen Ernährungsempfehlungen, die uns, wie wir uns erinnern, schon keine allgemeingültigen Empfehlungen zur Senkung des Cholesterinspiegels machten, weisen nun auf ein Zuviel an Omega-6 und einen Mangel an Omega-3 in unserer Nahrung hin.

Die »offizielle« Empfehlung der Experten lautet also, dass man den Verzehr von Omega-3 steigern und dabei den Konsum von Omega-6 im Auge behalten sollte. Aber nichts geschieht ... Cholesterin ist ein sehr ernstes Thema, die Omega-3 aber scheinen nur eine Modeerscheinung, ein Marketing-Gag zu sein. Dennoch sind die Wirkungen der Omega-3 durch die Wissenschaft viel umfassender und besser dokumentiert, als diejenigen des Cholesterins. Es existiert ein statistischer Zusammenhang zwischen erhöhtem Omega-3-Spiegel im Blut und einem Rückgang der Herz-Kreislauf-Erkrankungen. Er ist um einiges deutlicher, viel »signifikanter«, als der Zusammenhang zwischen einem erhöhten Cholesterinspiegel (Gesamtcholesterin oder das »schlechte« LDL-Cholesterin) und einer Zunahme der Herz-Kreislauf-Erkrankungen. Aber in jedem Fall belegen sämtliche Interventionsstudien, dass die Zahl der Herz-Kreislauf-Erkrankungen abnimmt, sobald das Verhältnis zwischen Omega-6 und Omega-3 sich zugunsten des Letzteren entwickelt – gleichermaßen, ob es in tierischer oder pflanzlicher Form verzehrt wird. Auf jeden Fall verringert sich die Sterblichkeitsrate ganz enorm (in manchen Studien um bis zu 80 Prozent).

Nun fragen wir uns: Weshalb gibt es so viele Informationen über Cholesterin und so wenig über Omega-3?

Seit 1975 kennen die Wissenschaftler in den pharmazeutischen Labors die Wirkung der Omega-3-Fettsäuren und insbesondere die hohe Wirksamkeit zur Verflüssigung des Blutes, den gerinnungshemmenden Effekt. Die Arbeiten der dänischen Epidemiologen und auch die der zukünftigen schwedischen Nobelpreisträger sind publiziert. Omega-3-Fettsäuren werden aus Fischöl gewonnen und gereinigt. Versuche sind in Arbeit, um Verfahren zur

---

17 Agence Française de sécurité sanitaire des aliments/Französische Amt für Lebensmittelsicherheit

Patentreife zu bringen, mit denen die Moleküle besser geschützt und noch wirksamer werden können.

Aber schnell müssen die Forscher erkennen, dass die Omega-3 allen Versuchen widerstehen, aufgeschlüsselt, konzentriert, raffiniert oder umgewandelt zu werden. Die Omega-3 sind definitiv Nährstoffe, also Lebensmittel und keine Medikamente … Einige Jahre später haben die Pharmakonzerne alle Experimente eingestellt, mit diesen Molekülen Medikamente herzustellen, die zwar sehr wirksam und sehr sicher, aber eben nicht patentierbar sind … Sie wandten sich daraufhin der Produktion von cholesterinsenkenden Medikamenten zu, mit den bekannten (wissenschaftlichen wie wirtschaftlichen) Folgen. 30 Jahre später haben sich die Dinge noch nicht geändert und werden sich vielleicht niemals ändern.

Ein großer Nahrungsmittelkonzern hatte sich an der berühmten Lyoner Herzstudie beteiligt und die im Versuch verwendete Margarine mit viel Omega-3 hergestellt, die so viele Leben gerettet hatte. Die Ethikkommission verpflichtete daraufhin das Unternehmen, diese Margarine auch nach Studienende für jene Freiwilligen weiterhin herzustellen, die daran teilgenommen hatten. Diese Margarine kam aber bei uns nie in den Handel. Der Markt sei noch nicht bereit dazu, war ihr Kommentar. Tatsächlich waren sie aber gerade dabei, eine phytosterolhaltige Margarine zu entwickeln. Die rettet zwar keine Leben, aber sie ist patentgeschützt, und der Hersteller hat weise vorausgesehen: Sie verkauft sich sehr gut und teuer.

Weder Pharmaindustrie noch Lebensmittelbranche haben also wirtschaftliches Interesse daran, die Öffentlichkeit darauf aufmerksam zu machen, dass unsere Nahrung zu wenig Omega-3 und zu viel Omega-6 enthält. Und hier stoßen wir auf ein altbekanntes Problem: Vorbeugung und Aufklärung sind aus wirtschaftlicher Sicht weniger einträglich als die Bekämpfung der Symptome. Außerdem besteht bei den Omega-3 ein enormes Kommunikationsdefizit. Das wäre ja eigentlich die Sache der Wissenschaftler, nicht der Industrie. Aber wie immer in der Welt der Wissenschaft werden hitzige Fachdiskussionen geführt über die verschiedenen Omega-3-Gruppen oder über die ideale Form der Omega-3 in der Ernährung. Selbst bei der Nomenklatur ist man sich nicht einig: Während die Bezeichnung »Omega-3« von der biochemischen Klassifizierung stammt, die in den 60er-Jahren von allen übernommen wurde, ist sie heutzutage etwas aus der Mode geraten. Die Wissenschaftler sprechen von den n-3-Fettsäuren oder nennen sie einzeln beim Namen, wie zum Beispiel die alpha-Linolensäure, EPA oder DHA, wenn sie früher einfach »Omega-3« sagten. Die breite Bevölkerung verliert wegen all dieser Begriffe verständlicherweise den Überblick.

Was dann durchdringt, ist dermaßen unklar und uneinheitlich, dass die eigentliche Botschaft verloren geht, über die sich die Welt der Wissenschaft ja sogar einig wäre: Es bedarf einer Korrektur unserer Zufuhr an Omega-3 und Omega-6 mit der Nahrung. Dies ist eine Aufgabe von höchster Wichtigkeit im Interesse einer gesunden Ernährung und der Volksgesundheit schlechthin – viel wichtiger als der verbissene Versuch, den Cholesterinspiegel zu senken, denn dies macht medizinisch gesehen kaum Sinn, ja kann sogar schädlich sein, wie wir später noch sehen werden.

## Omega-6 und Omega-3: Das unzertrennliche Paar

### Und wie ihr Gleichgewicht ausschließlich von unserer Umwelt abhängt

Lucy fand beide Fettsäuren noch in einem ausgeglichenen Verhältnis in ihrer Umwelt vor. In ihrem Körper regulierten sie alle wichtigen Funktionen, angefangen bei der Fortpflanzung bis hin zur Immunität, dabei nicht zu vergessen die Blutgerinnung und die Widerstandsfähigkeit gegen Krankheitserreger. Unsere Umwelt hat sich verändert, die Funktionen in unserem Körper werden aber noch genau so gesteuert. Wir können Omega-6 und Omega-3 noch immer nicht selbst synthetisieren, und für ein harmonisches Gleichgewicht, damit unsere Physiologie reibungslos funktioniert, müssen wir beide von außen zuführen. Wir müssen sie also in unserer Umwelt und dann in unseren Mahlzeiten finden.

In Lucys Umwelt kamen beide Omega-Familien vor:

Omega-6, das sind die Reservefette der Samen, die Lucy in der warmen Jahreszeit sammelte, und die ihr ermöglichten, sich ihre eigenen Depots anzulegen, um den Winter zu überstehen. Omega-3 sind Strukturlipide der Pflanzen, die auch im Fleisch »magerer« Tiere zu finden sind. Sie ermöglichen das Überleben, auch wenn die Nahrung nicht im Überfluss vorhanden ist, der Körper aber dennoch seine Funktionen erfüllen muss.

Unlängst gelang es einer amerikanisch-chinesischen Gruppe von Wissenschaftlern, eine transgene Maus zu züchten. Die eingesetzten Gene aus Pflanzen bewirkten, dass spezifische Enzyme gebildet wurden, mit deren Hilfe die Maus Omega-3 selbst synthetisieren konnte. Danach wurden diese Gene in das Erbgut eines Schweins eingebaut. Die Presse griff sofort die Existenz dieses transgenen Schweins auf, welches eigene Omega-3 synthetisieren konnte wie ein ganz gewöhnlicher Grashalm oder eine Alge. Der nächste Schritt wäre nun wohl das Klonen eines transgenen Menschen, der das korrekte Gleichgewicht von Omega-6 zu Omega-3 selbst regelt, einfach indem er sich beispielsweise einige Klee-Gene »ausleiht« ...

So könnten sich die gentechnisch veränderte Maus, das Schwein oder auch der Mensch durch die Magie einer, zugegebenermaßen etwas perversen Wissenschaft aus der Abhängigkeit von ihrer Umwelt loslösen. Die Omega-3, die ihre Blutgerinnung, ihre Fortpflanzung, ihr Immunsystem, ihre Entzündungen regulieren, müssten nun nicht mehr mit der Nahrung aufgenommen werden. Der Fortschritt, den wir hier der Gentechnik verdanken, macht uns »unabhängig«! Wir könnten anbauen, was wir wollten und essen, worauf wir Lust hätten. Unsere zurechtgebogenen Gene kümmerten sich um den Rest und garantieren uns eine eiserne Gesundheit. Nun gut, vielleicht sollte man noch erwähnen, dass die Lebenserwartung dieser transgenen Tiere extrem klein ist – dennoch genug Stoff, um darüber nachzudenken.

Von dieser (traurigen) genetischen Manipulation einmal abgesehen, ist es unmöglich – und ich hoffe, es wird immer unmöglich bleiben –, dass ein höher entwickeltes Tier seine eigenen Omega-3-Fettsäuren ex nihilo, also aus dem Nichts, herstellen kann, so wie es bei Pflanzen geschieht. Die Tatsache, dass besagter Forscher für sein bizarres Projekt überhaupt die nötigen Mittel auftreiben konnte und überhaupt jemanden davon überzeugen konnte, zeigt, dass durch die verlorene Balance in unserer Umwelt und in unserem Verhalten enorme Probleme im Bereich der öffentlichen Gesundheit entstanden sind. Gewiss gibt es noch zahlreiche andere Moleküle, die unser Körper nicht selbst herstellen kann. Aber wenige davon sind absolut lebensnotwendig. Das Besondere an diesem »Vitamin F« oder besser diesen Omega-6 und Omega-3 ist ja, dass wir sie nicht selbst synthetisieren können und sie sich im Stoffwechsel teilweise als Gegenspieler ideal ergänzen, damit unser Körper gut funktioniert. Wir sind folglich auf eine ausgewogene Natur angewiesen, aus der wir die Omegas in einem ausbalancierten Verhältnis aufnehmen können, damit unser Stoffwechsel sich ebenfalls im Gleichgewicht befindet.

Ancel Keys sprach also durchaus zurecht von einer »ökologischen Korrelation«. Und auch mein Freund Lucien hatte Recht, als er auf die Zerbrechlichkeit des Ökosystems rund um seinen Bienenstock hinwies. Es gibt also definitiv einen Zusammenhang zwischen der Umwelt und den Funktionen in unserem Organismus. Alles (oder auf jeden Fall vieles) in unserem Körper wird durch das Duo Omega-6 und Omega-3 reguliert. Wir müssen nicht nur darauf achten, dass es in unserer Nahrung enthalten ist, sondern zusätzlich auch, dass wir beide im richtigen Verhältnis aufnehmen.

Das AFSSA[18] empfiehlt deshalb folgende Nährstoffaufnahme: Die Zufuhr von Omega-3, die momentan in Frankreich laut Erhebungen durchschnittlich zwi-

---

18 Agence Française de sécurité sanitaire des aliments/Französisches Amt für Lebensmittelsicherheit

schen 0,5 und einem Gramm pro Kopf und Tag liegt, ist auf mehr als zwei Gramm pro Tag zu erhöhen.

Die Behörde empfiehlt für unsere Mahlzeiten ein Verhältnis von fünf Teilen Omega-6 auf einen Teil Omega-3. Das aktuelle Verhältnis beträgt zwischen 15/1 und 25/1 je nach Region und Bevölkerungsgruppe.

Aber es ist oft schwierig, die Wahrheit zu erkennen, sie auszusprechen und sie auch anzunehmen. Dass die Omega-3 eine so gute Wirkung bei sehr vielen Krankheiten darstellen, liegt ganz einfach daran, weil sie viel zu wenig in unserer Nahrung vorkommen und weil das Verhältnis Omega-6/Omega-3 mit unserer heutigen Ernährung völlig aus der Bahn geraten ist. Das Problem beginnt schon an der Basis unserer Nahrungskette: Auf den Feldern, in den Futtertrögen der Nutztiere, es zieht sich durch die Regale der Supermärkte und endet schließlich in Lilis Kühlschrank.

Das unausgewogene Verhältnis Omega-6/Omega-3 ist nichts anderes als ein Zeichen für das biologische Ungleichgewicht in unserer Nahrungskette. Ich mag den Begriff »Bio-mega-3«. Was kann es »Biologischeres« geben, als Moleküle, die auf den Feldern wachsen, mit dem Gras sprießen und auch in den Algen heranwachsen, diesen am Ursprung des Lebens auf unserer Erde stehenden Organismen?

Natürliche Moleküle, die auf der Wiese wachsen, die entstehen, sobald die ersten Grashalme im Frühling sprießen ... Aber weshalb sollte das die chemische oder die Pharmaindustrie überhaupt interessieren? Und plötzlich versteht man. Hier handelt es sich nicht um komplizierte Medikamente, es winken keine Patente und fette Gewinne. Es geht »lediglich« um natürlich vorkommende Moleküle, zu denen alle Zugang haben.

## Wo also findet man diese Omega-3?

### Was für eine dumme Frage ...

Normalerweise müsste ich jetzt, genau an dieser Stelle, wie in jedem anderen Artikel oder Buch über Omega-3, eine lange Liste derjenigen Lebensmittel zusammenstellen, die viel davon enthalten, damit jeder eine praktische Hilfe erhält, wie er seinen persönlichen Bedarf befriedigen kann. Selbstverständlich tue ich das aber nicht.

Wir sind in unseren Erläuterungen auf die Omega-3 gestoßen, als wir die »ökologischen Korrelationen« etwas genauer anschauen wollten und aufgrund der Daten der Epidemiologen: Die Japaner essen viel Fisch und Rapsöl, die Inuit leben von Robben und Walfleisch, die Kreter schätzen viel Gänsefleisch, Schnecken, Kaninchen und Portulak. Weiter interessant an dieser

Kreta-Diät: ziemlich schnell schrieben Epidemiologen das Geheimnis für ihre Langlebigkeit den Omega-3 zu (denn im Blut der Kreter fand man eine doppelt so hohe Konzentration davon als bei anderen Mittelmeerbewohnern). Welcher Teil der Nahrung jedoch dafür verantwortlich ist, blieb rätselhaft.

Es war Dr. Simopoulos, die uns auf die richtige Spur führte, denn des Rätsels Lösung war in der Ernährung der Tiere zu suchen: Eier aus Kreta enthalten zehnmal mehr Omega-3 als amerikanische Eier. Dasselbe gilt für den Schafskäse auf dieser griechischen Insel, dessen Verhältnis von Omega-6/Omega-3 sehr viel ausgewogener ist als bei einem Käse aus Kuhmilch made in USA.

Wir können nicht über die Qualität der Eier und Milchprodukte sprechen, ohne dabei einen Blick auf die Fütterung der Hühner, Schafe und Kühe zu werfen. In Kreta essen die Menschen gern und oft Kaninchen und Gänsefleisch – wie kam es dazu? Ihre felsige Insel eignet sich kaum für den Getreideanbau, der in Mitteleuropa hingegen die Grundlage für die Fütterung der Schweine und Hühner darstellt. Und schon haben wir ein wunderbares Beispiel für die »ökologische Korrelation«. Die Kreter züchten Kaninchen und Gänse, die sich mehrheitlich von Gras ernähren. So wird Omega-3 aus dem Gras im Fleisch der Tiere angereichert, genau so, wie es bereits bei den von Lucys Vater gejagten Wildtieren vor der Entwicklung der Nutztierzucht der Fall war. Man kann also nicht genau sagen, welche Nahrungsmittelgruppen reich oder arm an Omega-6 oder Omega-3 sind – das hängt stark davon ab, wie sie produziert wurden. Das trifft für Pflanzen zu, noch mehr jedoch für tierische Produkte: Rapsöl zum Beispiel ist reich an Omega-3, das haben wir bereits gehört. In der Zwischenzeit existieren jedoch bereits »low linolenic« Rapssorten (auch HOLL-Raps genannt: high oleic – low linoleic), das heißt sie enthalten nur noch sehr wenig Omega-3.

Leinsamen bilden eine Ausnahme im Pflanzenreich, denn sie legen ihre Fettreserven in Form von Omega-3 an. Aber vor einigen Jahren baute man in Kanada (der führende Leinproduzent weltweit) hauptsächlich Leinsorten an, die reich waren an Omega ... -6. Diese »Solin« oder »Linola« genannten Sorten enthalten kaum noch Omega-3. Um die Bedürfnisse der Margarineindustrie zu befriedigen, hatten die Saatgutlieferanten einfach Omega-3-freie Sorten gezüchtet.

Auch Fische können, wie schon erwähnt, keine Omega-3 synthetisieren und sind vollständig auf ihre Nahrung angewiesen. Wenn die Fische jedoch aus einer Zucht stammen und mehrheitlich mit Mais und Soja gefüttert werden, enthält ihr Fleisch natürlich große Mengen an Omega-3 – viele wissenschaftliche Artikel bestätigen diese Erfahrungen, auch wir selbst haben solche Arbeiten verfasst.

Milchprodukte sind nach allen vorliegenden Erhebungen die wichtigste Quelle für Omega-3 in Frankreich. Aber natürlich nur unter einer Bedingung: Die Kühe müssen Gras fressen können oder allenfalls Leinsamen, wie bei Lucien. Es wäre schön, wenn dies bei allen der Fall wäre.

Eier, Fleisch, Fisch und andere tierische Produkte waren schon immer natürliche Faktoren für Omega-3 in der Nahrungskette. Es ist eher unnatürlich, dass es heute Milchprodukte gibt, die keine Omega-3 enthalten, was ungefähr so absurd ist, wie Orangen ohne Vitamin C. Es gibt doch tatsächlich Milch, die zuerst entrahmt, anschließend mit Fischöl angereichert und zum Schluss als »Milchgetränk reich an Omega-3« verkauft wird: Ein perfektes Symbol für eine Welt, die Kopf steht.

Noch bilden die Meeres- und Landtiere das Bindeglied zwischen unseren Böden und Meerestiefen, wo Gras oder Algen wachsen, die voller Omega-3 stecken, die unserem Körper eben fehlen.

Leider gibt es kein Rezept, um das Gleichgewicht zwischen Omega-6 und Omega-3 schnell wieder herzustellen. Es reicht sicherlich nicht, jeden Tag einen Löffel voll Rapsöl und eine Fischmahlzeit einzunehmen, wie uns früher weisgemacht wurde. Im Gegenteil, wir müssen beim Ursprung unserer Ernährung anfangen oder besser gesagt »bei ihren Wurzeln«. Die Wurzeln einer soliden Nahrungskette im Zusammenspiel zwischen Feldanbau, Tradition, Gaumenfreude und Nährstoffbedarf.

Wir sprachen auch anlässlich der näheren Betrachtung der jüngsten Veränderungen unserer Ernährungsgewohnheiten von Omega-3. Gerade solche Veränderungen in der gesamten Nahrungskette sind verantwortlich für die Mangelsituation und die damit verbundenen Konsequenzen. Aber wenn unsere Produktionsmethoden und unser Konsumverhalten nicht mehr in der Lage sind, das Gleichgewicht aufrechtzuerhalten, was erwartet uns dann in Zukunft?

# Ein biologisches Ungleichgewicht auf Großvaters Feldern macht seine Enkel dick

## Die Eltern essen, und die Kinder bezahlen die Zeche
## Warum werden die Babys bereits ab dem sechsten Monat dick?

### Über die Frühentwicklung des Fettgewebes

Seit den 80er-Jahren wird Fettleibigkeit, in der Fachsprache Adipositas, als Massenphänomen und Gesellschaftsproblem betrachtet und nicht mehr nur als Folge eines individuellen Verhaltens. Der Kampf gegen diese Epidemie ist zu einem dringlichen Anliegen aller westlichen Länder geworden. Die Hauptursache dafür wird vorzugsweise mit einem »quantitativen« Ansatz betrachtet: Man isst zu viel und bewegt sich zu wenig.

»Aber möglicherweise gibt es einen anderen Grund. Wenn der Index für Fettleibigkeit (das heißt das Verhältnis zwischen Gewicht und Körpergröße, auch Body-Mass-Index – BMI – genannt) bei den unter einjährigen Kindern weiter so zunimmt, in einem Alter, wo Milch meist die einzige Nahrung ist, kann man doch nicht McDonalds, den Knabbereien, dem Fernseher und der mangelnden sportlichen Betätigung die Schuld in die Schuhe schieben.«

Diesen Satz verdanken wir Gérard Ailhaud, einem emeritierten Biochemieprofessor, Direktor einer Forschungsabteilung des CNRS[19] und außerdem ehemaligen Präsidenten der Französischen und der Europäischen Gesellschaft der Adipositasforschung. Seine Arbeit ist in der ganzen Welt anerkannt. Er arbeitet als Zellbiologe auf sehr hohem Niveau und leitet heute das Forschungslaboratorium des CNRS in Nizza, wo insbesondere das Fettgewebe erforscht wird. Trotz seiner 60 Jahre spricht er von seiner Arbeit mit der Leidenschaft eines jungen Forschers und auch, wie man das so oft bei Wissenschaftlern auf solch hohem Niveau findet, mit einer Bescheidenheit und Demut, sodass seine Vorschläge allgemein akzeptiert werden.

Als junger Zellbiologe erforschte Gérard Ailhaud die Differenzierung der Zellen in unserem Körper. Es gibt noch viele unbeantwortete Fragen auf diesem Gebiet wie zum Beispiel: Warum wird aus einer noch »undifferenzierten« Zelle (oder Stammzelle) später eine Muskelzelle (Myozyt) oder eine Knochenzelle (Osteozyt) oder eine Fettzelle (Adipozyt)? Während mehrerer Jahrzehnte hat man versucht, die Mechanismen aufzudecken, die einen undifferenzierten Zellhaufen zu Fettgewebe werden lassen. Man wollte ver-

19 Centre Nationale de Recherche Scientifique/Staatszentrum für wissenschaftliche Forschung

stehen, wie die Entwicklung abläuft, wie die Zellen nach und nach die Fähigkeit erlangen, Fett zu produzieren, es einzulagern und schließlich, wie ihr Umfang zunimmt und weshalb sie manchmal auch absterben.

Um zu verstehen, wie es zu Fettleibigkeit kommt, muss man zuerst die Abläufe kennen, die bei der Entstehung von Fettgewebe eine Rolle spielen. Denn es sind diese Zellen, die mit den Überschüssen unserer Mahlzeiten fertig werden müssen. Dabei sind zwei Faktoren entscheidend: die Anzahl der Fettzellen und ihre Größe.

Am Beispiel von Lucy haben wir die komplexen Vorgänge erläutert, wie die Fettzellen gebildet werden und welche äußeren Faktoren hier eine regulierende Funktion ausüben:

— Hormone, die am Ende der Stillzeit, in der Pubertät und in der Menopause ausgeschüttet werden – also in all den Entwicklungsphasen, in denen das Leben besonders viel von uns fordert und wir auf Reserven angewiesen sind (in diesen Momenten hatte Lucy jeweils deutlichere Rundungen um die Hüften).

— Insulin: Dieses Hormon wird in der Bauchspeicheldrüse ausgeschüttet, wenn der Blutzuckerspiegel steigt (wir sind auch bei Lucy auf die Schlüsselrolle des Insulins aufmerksam geworden, als sie sich an den langen Sommertagen den Bauch voll schlagen konnte mit Fleisch, Beeren und Samen).

— Prostaglandine: Hier handelt es sich um sogenannte »Zellmediatoren«, deren Synthesemechanismen von den Nobelpreisträgern von 1982 entdeckt wurden und die aus Omega-6 entstehen (wir erinnern uns wieder an Lucy: Wie die Samen, die sie gesammelt hatte, gleichzeitig den Appetit erhöhten und an ihre Fähigkeit, Fettdepots unter der Haut anzulegen).

Betrachten wir Lucys Leben, ihre Bedürfnisse, Fettreserven anzulegen, wenn es genügend Nahrung in der Natur gab, erscheinen all die Vorgänge im Körper so einleuchtend: Die Hormone in den kritischen Phasen des Lebens, die Kohlenhydrate und Reservefette der Pflanzen in der günstigen Jahreszeit. Sie stimulieren den Aufbau der Fettreserven und ermöglichen es, Energie für schwerere Zeiten einzulagern.

Gérard Ailhaud und die anderen Mitglieder seiner Forschungsgruppe haben diese Vorgänge ausführlich beschrieben. Mithilfe von fortschrittlichen Analyseverfahren, Zellkulturen, Versuchstieren (Mäusen, in ihrem Fall), leistungsfähigen Computerprogrammen, viel Sachwissen, aber auch Intuition ist es ihnen gelungen, aufzudecken, welches Prostaglandin wann und wo wirkt. Die Funktionsweise der Hormone ist zweifellos Lucys Erbe.

Das Insulin erlaubt dem Körper, Nahrungsüberschüsse als Energiereserven anzulegen, bevor dann das Glucagon und die Katecholamine die gespeicherte Energie wieder in den Kreislauf einschleusen, wenn Lucy beispielsweise vor dem Bären flüchtete oder ihre Nachfahrin heute Basketball spielt. Aber wenn wir ständig an etwas knabbern und den Durst mit gezuckerten Getränken löschen, ist das Insulin auch immer gegenwärtig, und die Fettzellen vermehren sich pausenlos. Die erste Quintessenz daraus: Keine Knabbereien mehr zwischen den Mahlzeiten und ab sofort keine zwei Stücke Zucker mehr in den Kaffee während der Zehn-Uhr-Pause.

Auch bei der Bedeutung der Omega-6 scheinen diese Mechanismen sinnvoll zu sein: Schon Lucy bemerkte, wie sich das Öl aus den Samen zum Polster um ihre Hüften verwandelte. Mit einem Verhältnis von 20 Omega-6 auf eine Omega-3 in unserer heutigen Ernährung kann man sich deshalb leicht vorstellen, was für Folgen dieses entgleiste Konsumverhalten mit sich bringt.

Mein Freund Lucien hat auch hier wiederum Recht (das wird langsam unheimlich): Wenn etwas irgendwo in der Natur schief läuft, wird uns irgendwann einmal die Rechnung vorgelegt.

Zu Lucys Zeiten, als Omega-6-Fettsäuren noch recht selten vorkamen, rundeten sich ihre Hüften und ihr Bauch nur während der wirklich ertragreichen Zeit des Jahres. Heutzutage, unter »Dauerbeschuss« von Insulin und Omega-6 sind solche Rundungen bei einigen von Lucys Nachfahren ziemlich außer Kontrolle geraten.

Ganze Horden von Forschern haben dieses Phänomen untersucht. Mäuse, die mit einem Futter reich an Omega-6 gefüttert wurden, setzten Fett an. Bekamen sie eine Diät, die genau gleich viele Kalorien enthielt und ebenso viel Fett, allerdings mit einem ausgeglichenen Verhältnis von Omega-6 zu Omega-3, nahmen sie lediglich einige Gramm zu. Selbstverständlich kann man Studien wie diese nicht beim Menschen durchführen. Aber Versuche, die mit Kulturen von menschlichem Fettgewebe durchgeführt wurden, zeigten, dass dieselben Mechanismen ablaufen. Omega-6 ist ursächlich an der Entwicklung des Fettgewebes beteiligt: Einige Moleküle der Omega-6-Familie werden in der wissenschaftlichen Literatur als »Fettbildungsbomben« bezeichnet, und genau das sind sie! Und weil das Fettgewebe ja sehr früh in der Entwicklung angelegt wird, bestimmt bereits die Ernährung der schwangeren oder stillenden Mutter die Anzahl der Fettgewebezellen des Babys bei der Geburt und während der Stillzeit.

# Die Kinder werden von Generation zu Generation dicker

## Wenn die Ernährungsweise der Großeltern den Hüftumfang ihrer Enkel mitbestimmt

Markant an der Entdeckung von Ailhaut sind insbesondere die Langzeitfolgen unserer Ernährungssünden. In den Mäuseexperimenten ist es ein Überschuss an Omega-6 im Futter der Mutter und sogar der Großmutter, der die kleinen Mäuschen fett werden lässt. Mit exakt der gleichen Diät werden die Mäuse fetter als ihre Mütter, die wiederum schon fetter wurden als ihre eigenen Mütter und Großmütter. Von Generation zu Generation haben die Mäuse mehr Fett an den Rippen. Das liegt an der eigenen Ernährung – Überschuss an Omega-6 – und ebenfalls, und das gibt zu denken, an der Ernährungsweise der Mutter und Großmutter, die an diesem übermäßigen Fettansatz Mitschuld tragen.

*Omega-6, Omega-3 und gesättigte Fettsäuren:*

*Fettgewebe und generationsübergreifende Auswirkungen*

*Wir sahen bereits, dass nicht alle Fette die gleichen Auswirkungen bei der Entwicklung des Fettgewebes haben.*

*Omega-6 fördern das Wachstum des Fettgewebes durch Vermehrung der Anzahl der Zellen.*

*Gesättigte Fettsäuren wiederum fördern das Wachstum des Fettgewebes durch Größenwachstum der einzelnen Zellen.*

*Omega-3 hingegen reduzieren die Bildung und den Transport von Fetten und wirken als Gegenspieler der Omega-6 bei der Vermehrung der Fettgewebszellen.*

*Zahlreiche Tierversuche waren notwendig, um all dies zu beweisen. Dutzende Arbeiten wurden in der wissenschaftlichen Presse veröffentlicht, die allesamt bestätigten und auch erklärten, dass die verschiedenen Fette unterschiedliche, teilweise sogar gegenteilige Funktionen in der Entwicklung des Fettgewebes übernehmen.*

*Aktuelle Versuche, die über mehrere Generationen von Mäusen durchgeführt wurden, brachten Erstaunliches zutage. Erhalten mehrere Generationen von Mäusen dieselbe Diät mit viel Maisöl (60 Omega-6 zu einem Teil Omega-3), werden Unterschiede von Generation zu Generation sichtbar: Mäuse der dritten Generation sind »fetter« als ihre Mütter, die bereits »fetter« sind als die Großmütter, die wiederum schon mehr Fettgewebe angelegt hatten als die Urgroßmütter, die ursprünglichen »Kontrolltiere«.*

Die drei Generationen von Mäusen »auf Maisdiät« haben dennoch alle gleich viel gefressen, qualitativ wie quantitativ.

Die dicken Enkelinnen haben nicht mehr gefressen als ihre (dünneren) Großmütter. Sie haben genau die gleiche Menge an Omega-6 aufgenommen.

In diesem Versuch vergleicht man also nicht zwei verschiedene Futter, sondern die Wirkung derselben Diät von einer Generation zur nächsten, man sieht also, dass die Nahrung, die die Mutter und die Großmutter zu sich genommen haben, einen Einfluss auf die Entwicklung von »Adipositas« bei nächsten und übernächsten Generation hat.

Gut, ein Tier (sei es »Mensch« oder Maus), nimmt zu, weil es »zu viel« isst ... und weil es dieses »Zuviel an Energie« in seinem Fettgewebe einlagert, aber ...

Übergewicht und Wachstum des Fettgewebes sind abhängig von der Art der Fette und Kohlenhydrate und nicht allein von der Menge der darin enthaltenen Kalorien. Nicht alle Fette sind gleich. Omega-6 kombiniert mit gesättigten Fetten (wie sie beispielsweise in einer Margarine aus Palmfett und klassischem Sonnenblumenöl vorkommen) stellen den »idealen Mix« für den Aufbau von Fettgewebe dar.

Sogar bei exakt derselben Diät, qualitativ wie quantitativ, gibt es Unterschiede von einer Generation zur nächsten.

Es scheint, als ob Adipositas und Übergewicht nicht auf eine einzelne quantitative Ursache zurückgeführt werden kann (wie: »Ich esse zu viel und bewege mich nicht genug«). Andere Erklärungsansätze wurden verfolgt, die alle die qualitativen Ursachen aufdecken, die sicherlich eine sehr wichtige Rolle spielen.

Gehen wir davon aus, dass die mit Mäusen im Labor gewonnenen Erkenntnisse auf Menschen übertragbar sind, verstehen wir besser, weshalb die Fettleibigkeit von Jahrzehnt zu Jahrzehnt immer mehr zunimmt, obwohl wir uns nicht unbedingt weniger bewegen oder mehr essen. Der Schluss liegt auf der Hand, dass unsere Nahrung ein Überschuss an Omega-6 enthält, gepaart mit schnell abbaubaren Zuckern und gesättigten Fettsäuren, und das schon viel zu lange.

Philippe Guesnet ist Forschungsleiter der INRA.[20] Als Gehirnspezialist leitet er den Forschungsbereich, der sich mit der Regulierung der Hirnfunktionen durch Lipide beschäftigt. Ein amerikanischer Forscher namens Jensen schlug ihm vor, er solle den Zusammenhang zwischen dem Fettsäuremuster der Muttermilch und dem des Gehirns untersuchen.

Also studierte er alle Informationen der letzten 60 Jahre zur Zusammensetzung der Muttermilch und auch von Milchpulver (Muttermilchersatz). Bei der Muttermilch erlebte er eine Überraschung. Eigentlich nimmt man an, nichts sei so dauerhaft und unveränderlich wie die Zusammensetzung dieser Milch, die direkt aus den Brüsten der Mütter stammt. Es existieren zahlreiche Mythen über die Entstehung der Welt, über die Milchstraße und anderes, die einen Bezug haben zur Muttermilch, der ersten Nahrung der Menschen und Symbol der Reinheit. Aber genau diese Muttermilch ist nicht mehr die, die sie einmal war, vor 10, 20, 30 und sicher auch vor 40 Jahren.

Vor 40 Jahren, das war noch bevor die ganzen irreversiblen Veränderungen in der Nahrungskette in Gang kamen, enthielt die Muttermilch fünf Teile Omega-6 auf einen Teil Omega-3. Heute liegt das Verhältnis der Muttermilch bei 20, wenn nicht sogar 25 Omega-6 auf eine einzige Omega-3-Fettsäure ... Und auf besorgniserregende Weise folgt der Adipositas-Index bei den Babys exakt der Kurve des Verhältnisses von Omega-6 zu Omega-3 in der Muttermilch. Kein Grund, sich jetzt darüber aufzuregen, wissen wir doch schon, dass die Ernährung der Mutter das Wachstum des kindlichen Fettgewebes bereits vor der Geburt beeinflusst. Unlogisch ist aber, dass die schwangeren Mütter trotzdem die gleichen Zucker, Öle und Fertigprodukte essen, dieselben Eier, dasselbe Fleisch wie alle anderen.

Philippe Guesnet untersuchte auch den künstlichen Muttermilchersatz. Einige Produkte, die vor gut zehn Jahren verkauft wurden, hatten ein Verhältnis von 60 Omega-6 auf eine Omega-3 ...

Es ist unschwer zu erkennen, dass die Fettleibigkeit des Babys ihren Anfang bereits im Bauch der Mutter nimmt. Zahlreiche Forscher der ganzen Welt kamen schon vor geraumer Zeit zu diesem Schluss, Gruppen, die Versuche mit menschlichen Zellkulturen oder Versuchstieren durchführen, Wissenschaftler, die Kinder von der Geburt bis ins Erwachsenenalter begleiten. Die Arbeiten dieser Gruppen zeigen deutlich, dass das unwiderrufliche Wachstum des Fettgewebes bereits in der Schwangerschaft beginnt und durch die Ernährung der schwangeren und dann stillenden Mutter stark beeinflusst wird. Diese Arbeiten sind eigentlich nichts Revolutionäres, sie sind lediglich das

---

20 Institut National de la Recherche Agronomique/Staatliches Institut für Forschung in der Agronomie

Resultat eines wissenschaftlichen Konsenses. Der übermäßige Omega-6-Gehalt der Milch provoziert einen Anstieg der Anzahl der Fettgewebezellen, die Jahre später nur darauf warten, sich mit Fett zu füllen: bei den ersten mit Bier durchzechten Nächten oder Nachmittagen mit stark gesüßten Getränken und Gebäck voller Zucker und gehärtetem Palmfett.

Haben sich die Dinge nun geändert, seit man das weiß? Eigentlich nicht ... Kürzlich sprach auf einem Kongress ein Forscher über die Zusammensetzung von Muttermilchersatz für Frühgeburten und deren wahrscheinliche Vorbestimmung, dick zu sein. Es gibt Produkte, die ein ausgewogenes Verhältnis von Omega-6 und Omega-3 aufweisen. Diese werden aber kaum gekauft, weil sie etwas teurer sind als die anderen Omega-6-reichen Produkte. Sie sind überrascht? So viel zum Stellenwert, den die Vorbeugung bei uns einnimmt. Der geringe Mehrpreis für diese ausgewogene Milch wäre gut angelegt in Anbetracht der zu erwartenden Kosten für die Behandlung der Folgen.

Erlauben Sie mir, noch einmal auf die Nahrungskette und das natürliche Gleichgewicht, die mir so wichtig sind, zurückzukommen. Die Milch der Mütter in der westlichen Welt enthält nicht nur sehr viel Omega-6 und wenig Omega-3, sondern sie spiegelt insgesamt die Verwirrungen der letzten Zeit in Bezug auf unsere Ernährungsgewohnheiten wider. Manchmal sind auch die Ernährungsempfehlungen falsch, basierend auf irgendwelchen Irrlehren und stark veränderten Produktionsmethoden. Kurz gesagt: Es existiert eine Menge Unwissen im Ernährungsbereich.

Wenn sich die Milch aus der Mutterbrust verändert hat, ist dies nicht zuletzt darauf zurückzuführen, dass auf den Feldern nicht mehr die richtigen Pflanzen angebaut werden und den Tieren nicht mehr das bestmögliche Futter vorgesetzt wird. Somit ist das Essen der Menschen (hier insbesondere der Mütter) nicht mehr das, was es sein sollte. Die Beziehung zwischen der Entwicklung des Fettgewebes und der Ernährungsweise ist besonders empfindlich in jenen kritischen Lebensphasen, in denen sich dieses Gewebe besonders entwickelt: während der Schwangerschaft, am Ende der Stillzeit, in der Pubertät, in den Wechseljahren ... Immer dann, wenn Lucy tagtäglich ums Überleben kämpfen musste. Allerdings haben Forscher gezeigt, dass Fettgewebezellen ein Leben lang neu geschaffen werden können, selbst noch mit 80 Jahren.

Es ist ethisch nicht vertretbar, mit Menschen (im Speziellen bei Frauen und ihren Kindern) dieselbe Art von Versuchen durchzuführen wie mit Mäusen. Aber es sollte möglich sein, zu vergleichen, was bei erwachsenen Menschen passiert, wenn sie sich über einen kurzen Zeitraum an Diäten halten, die beim selben Kalorienmaß ein unterschiedliches Verhältnis von Omega-6 zu Omega-3 aufweisen.

Wir haben kürzlich bei einer derartigen Studie mitgearbeitet, die an 160 Freiwilligen mit Adipositas durchgeführt wurde. Ich werde Ihnen später davon erzählen. Das Ziel war, beim Menschen einige Mechanismen nachzuweisen, die man zuvor in Tierversuchen entdeckt hatte. Das war eine sehr komplizierte Aufgabe und kostete uns einige Jahre Arbeit, um den genauen Versuchsablauf festzulegen, zusammen mit wissensdurstigen Wissenschaftlern und Finanzpartnern, und allem, was sonst noch dazugehört. Während dieser ganzen Zeit waren wir getrieben vom Forschergeist. Wir waren die ersten (oder glaubten es zumindest), die den Mechanismus der Fettgewebsentwicklung auf die Qualität der aufgenommenen Fette beim Menschen zurückzuführen versuchten und nicht nur als Funktion der aufgenommenen Fettmenge.

Aber was für eine Enttäuschung: Unsere Hypothese war bereits früher bewiesen worden, auf eine brillante Art und Weise, unanfechtbar – und völlig zufällig. Jemand war uns schon 40 Jahre zuvorgekommen, denn die fragliche Studie wurde 1966 veröffentlicht.

1966: Die Zeit des Cholesterins. Wissenschaftler stellten Diäten zusammen, die möglichst wenig tierische Fette enthielten, mit dem Ziel, den Cholesterinspiegel zu senken und somit (so glaubten sie noch) die Zahl der Herzinfarkte zu senken. Wir haben aber schon früher gesehen, dass, obwohl der »Cholesterinspiegel im Blut gesunken ist«, der Effekt auf die eigentliche Krankheit (beispielsweise die Zahl der Herzinfarkte) ausblieb.

Die Forscher stellten sich also berechtigterweise die Frage, ob denn ihre Probanden auch brav die vorgegebene Diät befolgten. Das ist recht schwierig zu überprüfen, denn die Versuchsteilnehmer sind eben keine Labormäuse. Es sind Menschen, die all den Versuchungen des Alltags ausgesetzt sind: vom Sonntagsessen bei der Schwiegermutter, die doch so gut kocht, bis hin zur Neueröffnung dieses kleinen schmucken Restaurants im Viertel ...

Eine kalifornische Forschergruppe hatte zur Umschiffung dieser Klippe eine brillante Idee. Zunächst einmal suchte sie sich ihre Studienteilnehmer in Seniorenheimen, wo jeden Tag in einer Kantine gegessen wird: 389 glückliche »Freiwillige« bildeten die Kontrollgruppe, deren Mahlzeiten viel Butter, Eier und Wurstwaren enthielten. 393 andere »Freiwillige« der Versuchsgruppe aßen viel pflanzliches Öl und Margarine. Die Mahlzeiten der beiden Gruppen enthielten genau gleich viele Kalorien, Eiweiß und Fett. Der einzige Unterschied bestand in der Art der Fette. Die gesamte Studie sollte fünf Jahre dauern!

Um ganz sicher zu gehen, dass die Freiwilligen auch wirklich ihre zugeteilten Mahlzeiten zu sich nahmen, führten die Forscher alle vier Monate eine Kontrolle durch. Neben dem Körpergewicht und einer Blutprobe nahmen sie zusätzlich noch eine Biopsie im Fettgewebe vor (Entnahme einer kleinen

Menge Fettgewebe unter der Haut). Diese Idee ist ethisch gesehen keine Glanzleistung, aus wissenschaftlicher Sicht hingegen recht intelligent: Die beiden Diäten unterschieden sich ja einzig in ihrer Fettsäurezusammensetzung, und einen Teil dieser Fettsäuren machen die »Omegas« aus, die nicht durch den Menschen selbst synthetisiert werden können. Findet man jetzt diese Omega-Fettsäuren im Fettgewebe unter der Haut, gibt es dafür keine andere Erklärung, als dass der (Versuchs-)Mensch sie mit der Nahrung zu sich genommen und folglich brav seine Diät gegessen hat: Das ist eindeutig. Heute würde eine Ethikkommission wohl kaum ihre Zustimmung für Versuche dieser Art erteilen, aber zur damaligen Zeit war es offenbar möglich.

Und was schrieben nun die Forscher in einem 1966 erschienen Artikel? Sie berichteten, dass der Cholesterinspiegel der Versuchsgruppe um 14 Prozent im Vergleich zur Kontrollgruppe gesunken war; dieses Resultat gefiel ihnen sehr. Sie stellten zugleich aber auch fest, dass der Omega-6-Gehalt des Fettgewebes der Versuchsgruppe kontinuierlich angestiegen war. Sie fanden einen Anteil von zehn Prozent dieser Fettsäuren im Fettgewebe zu Beginn des Versuches und 30 Prozent am Ende. Auch mit diesem Resultat waren sie zufrieden. Die Freiwilligen haben demnach ihre Mahlzeiten reich an Mais- und Sojaöl sehr zuverlässig eingenommen.

Sie erwähnten aber auch (recht unauffällig am Rand), dass das durchschnittliche Gewicht der Kontrollgruppe (»Butterdiät«) gesunken sei, während das Gewicht der Versuchsgruppe (»Margarinediät«) konstant anstieg. »The reasons for these changes are not clear«, oder zu deutsch, »Die Gründe für diese Veränderungen sind noch unklar«, haben sie wörtlich dazu geschrieben.

So sind sie halt, die wahren Forscher: gnadenlos ehrlich, auch wenn die Resultate nicht dem entsprechen, was sie erwartet haben. Obwohl die Gewichtskurve für die Publikation noch ein wenig zurechtgedrückt wurde, so zeigt sie doch einen Unterschied von fünf Prozent zwischen den beiden Gruppen am Ende der Studie. Die Kontrollgruppe »mit Butter und Wurstwaren« ist dabei die dünnere. Aber das dicke Ende kommt noch: Je mehr Omega-6 im Fettgewebe der Probanden der Versuchsgruppe enthalten war, desto mehr stieg ihr Gewicht. Die statistische Korrelation ist gut (plus 0,54 auf einer Skala von Null bis Eins). Erinnern wir uns noch einmal, dass der gemessene Anteil an Omega-6-Fettsäuren im Fettgewebe aus dem Mais- und Sojaöl stammt und nur zur Überprüfung diente, ob die »menschlichen Versuchskaninchen« (in diesem speziellen Fall finde ich die Bezeichnung angebracht) brav ihre Mahlzeiten ohne Butter, Wurstwaren, Fleisch und Eier zu sich nahmen. Und als Dank: Je genauer sie die Vorgaben befolgten, desto mehr nahmen sie an Gewicht zu.

Ich habe so ausführlich über diese Studie berichtet, da sie sehr speziell ist. Meines Wissens ist es die einzige, in der die Teilnehmer gewogen und zusätzlich Fettgewebsproben entnommen und untersucht wurden. Nur hier wurde eine Korrelation zwischen Gewicht und Zusammensetzung des Fettgewebes berechnet. Außerdem ist die lange Dauer der Studie einmalig. Aber vor allem war sie bezeichnend für das, was in den nächsten 40 Jahren folgen sollte. Alle Ernährungsvorschriften, aber auch alle, sahen eine Reduzierung des Konsums von Butter, Fleisch und Eiern – kurz von tierischen Produkten vor (sie würden ja das Cholesterin erhöhen). Diese Reduktion wurde den Menschen angeraten zugunsten von pflanzlichen Ölen, die hauptsächlich reich an Omega-6 sind. Aber auch die Tiere, von denen wir uns ernähren, bekamen immer mehr Omega-6 zu fressen, was diese Tendenz noch verstärkte. Und heute zeichnet sich bei der gesamten Weltbevölkerung genau das ab, was Seymour Dayton und sein Forscherteam in den Altenheimen in Kalifornien herausgefunden hatten. Die verbissenen Bestrebungen, den Cholesterinspiegel senken zu wollen, fanden ihren Anfang in den 70er-Jahren. Seit den 80er-Jahren ist unser Konsum von Fett ungefähr stabil, dabei wird der Anteil an tierischem Fett aber immer geringer. Der Cholesterinspiegel sinkt – und die Fettleibigkeit verbreitet sich explosionsartig.

Neulich sagte Gérard Ailhaud zu mir: »Manchmal hoffe ich, dass wir unrecht haben ...«, denn seine Ergebnisse zeigen Folgen auf, die uns ratlos machen.

In der kalifornischen Studie von Seymour Dayton sind es die pflanzlichen Fette von Mais und Soja, die die Menschen dick werden ließen, auch wenn die »Kontroll-« und die »Versuchsgruppe« ebenso viel Fett auf ihren Tellern hatten und obwohl die »Versuchsgruppe« tierische Fette zu sich nahm.

Auch wenn es nicht sehr nett ist, das zu sagen, aber die bretonischen Schweine vom Nachbarn meines Freundes Lucien haben einen Stoffwechsel, der demjenigen der kalifornischen Rentner aus Seymour Daytons Studie sehr nahe kommt. Wenn Mais- und Sojaöl die einen fett gemacht haben, dann werden diese beiden Öle auch die anderen fett machen. Ich erinnere mich sehr gut an eine Broschüre, die vor ungefähr zehn Jahren von der Landwirtschaftskammer für die halbstaatliche Gesellschaft der Vereinigung der Viehzüchter vom Departement Vendée herausgegeben wurde, mit dem Titel: »Für ihre Tiere Mais und Soja: das wirkt« ... sicher, zum Mästen der Tiere funktioniert das gut: Zahlreiche Versuche belegen es. Es funktioniert sogar dermaßen gut, dass die Schweinefachleute ein Maximum an Omega-6 im Tierfutter festgelegt haben (was als Folge die Futtermenge an Mais und Soja limitiert), denn das Fleisch wurde zu fett und verkaufte sich entsprechend schlecht! Als ich meinem Freund Lucien (schon wieder er) von Gérard Ailhauds Erfahrungen erzählte, wunderte der sich überhaupt nicht. Kein Züchter, der diese Bezeichnung verdiene, würde seinen Kälbern Mais oder Soja zu fressen geben, denn später würden aus solchen Kälbern viel zu fette Kühe. Und Luciens Vater verwendete am Ende der Mast seines Schlachtviehs, wie alle anderen, am liebsten Lein (reich an Omega-3), denn das wussten alle Züchter, so hatte man nie »zu fette« Tiere.

Aber diese Parallelen in der Funktionsweise von Mensch und Tier haben noch eine weitere Konsequenz. Bei den Nutztieren passiert genau dasselbe wie bei den freiwilligen Kaliforniern der Dayton-Studie. Sie lagern in ihrem Fettgewebe die Omega-6 aus ihrer Mais- und Sojaration an. Und so gesellen sich diese Fette aus dem Fleisch, der Milch, den Eiern, die allesamt ursprünglich reiche Quellen von Omega-3 waren, zu all den anderen Omega-6 aus der restlichen Nahrung und wirken kräftig am Aufbau des Fettgewebes mit.

Ein Stück Zwieback mit Palmfett zum Salat, der mit Sonnenblumenöl verfeinert ist, dazu Keulen von mit Mais und Soja gemästeten Hühnern und schon sind wir bei einem Verhältnis von 20 Teilen Omega-6 auf einen Teil Omega-3, welches wir auch auf unseren Feldern vorfinden. Genau das ist jetzt auf unseren Tellern gelandet, von wo es in unseren Körper und in die Muttermilch gelangt.

## Die klinischen Studien über die »Nahrungskette«

**Wie misst man den Einfluss unserer Umwelt auf unsere Gesundheit?**

Wissenschaftliche Argumentationen sind polizeilichen Untersuchungen nicht unähnlich: Beide kombinieren eine Kette von Beweisen mit einer Prise der nötigen Distanz, um sich nicht von »persönlichen Überzeugungen« leiten zu lassen.

Wir untersuchen nun schon seit über zehn Jahren diesen Zusammenhang zwischen Umwelt und Gesundheit.

Unsere erwähnte, interdisziplinäre Forschungsgruppe besteht aus Medizinern, Agronomen und Wissenschaftlern. Sämtliche Überlegungen basieren auf zahlreichen Tierversuchen und wichtigen Studien mit Menschen, deren sorgfältige Analysen darin einflossen. Bevor wir mit den Studien begannen, waren unsere Hypothesen lediglich Vorahnungen, etwa wie jene von Lucien, wenn er vor seinem Bienenstock steht und die Bienen in ihrer Umgebung beobachtet. Nach und nach bildeten die klinischen Studien eine solide Basis an Beweisen. Dies ist eine Grundlage, die Hoffnungen für die kommenden Jahre weckt, da sie mögliche Lösungen für unsere gesundheitlichen und sozialen Probleme bereithält. Die Erkenntnisse sind ein wichtiger Beitrag für die dauerhafte Rückeroberung unserer Gesundheit, unserer Umwelt und natürlich auch der Verbindung von beiden.

Alle Studien mit Menschen nahmen ihren Anfang auf den Feldern, setzten sich fort in den Kuh- und Hühnerställen, um zu guter Letzt noch einen genauen Blick auf die Teller der Versuchsteilnehmer zu werfen. Dabei haben wir versucht, die Veränderungen auf den einzelnen Stufen der Nahrungskette im Blut der Testpersonen nachzuweisen, obwohl alle auf den ersten Blick genau das Gleiche aßen: also die gleiche Menge an Kalorien, Fetten, Fleisch, Eier, Butter, Käse, Brot und so weiter. Die Nahrungsmittel unterschieden sich einzig in der Art und Weise, wie sie produziert wurden. Jede einzelne Studie hat ihren Anteil am Gesamtbild. Der Reichtum unseres Gedankenaustausches gründet in der beruflichen Heimat der einzelnen Mitglieder unserer Gruppe: Die Agronomen sehen, wie sich die Landwirtschaft und die ganze Lebensmittelindustrie immer mehr loslöst von den Grundregeln der Nahrungskette. Die Mediziner sehen sich mit Krankheiten konfrontiert, die sich in rasendem Tempo ausbreiten und denen sie oft hilflos gegenüberstehen. Die Wissenschaftler stellen schließlich fest, dass wichtige Informationen, die wirklich zur Lösung des Problems beitragen würden, nicht zur Verfügung stehen, da sie aus Privatinteressen von mächtigen Pharmaunternehmen und manchen Lebensmittelkonzernen unter Verschluss gehalten werden. Diese Studien zu realisieren war deshalb ebenso kompliziert wie spannend.

## Veränderungen auf Feld und Acker erkennt man im Blut

### Die ersten Messungen an gesunden Testpersonen

Die letzte Phase unseres Projekts begann mit einer Begegnung. Dr. Bernhard Schmitt ist der zuständige Chefarzt für Diabetes, Endokrinologie und Ernährung im Klinischen Zentrum der Südbretagne in Lorient. Er verkörpert in meinen Augen die höchsten menschlichen Werte im Bereich der Medizinergilde. Neben seiner Aufgabe als Arzt, der sich ganz dem Wohl seiner Patienten verschrieben hat, ist er auch ein ausgezeichneter Wissenschaftler und Mitglied der ausgewählten Expertengruppe für Ernährungsfragen bei der AFSSA. Daneben leitet er noch das CERN,[21] welches die Ausbildung aller medizinischen Berufe in Sachen Ernährung abdeckt und ebenso klinische Studien durchführt. Wir haben uns im Jahr 1998 kennen gelernt. Unsere Ideen zur Verbesserung der Nahrungskette überzeugten ihn sofort, denn er sah darin einen direkten Nutzen für seine Patienten. Seine Patienten sind Bretonen, die am liebsten reine Butter essen. Er wusste genau, wie schwierig es war, sie auf eine »Diät mit Olivenöl« zu setzen. Im Übrigen war er auch nicht restlos von dieser Maßnahme überzeugt und sagte bereits bei

---

21 Centre d'Enseignement et de Recherche en Nutrition/Ausbildungs- und Forschungszentrum für Ernährung

unserer ersten Begegnung zu mir: »Ich glaube, die Idee ist es wert, genauer untersucht zu werden. Denn es ist sicherlich einfacher, die Mittelmeerdiät den Kühen und Schweinen zu verschreiben, die ja dann Butter und Pasteten liefern, als diese Diät meinen Patienten aufzubrummen.« Bald wurde die erste klinische Studie durchgeführt. Daran beteiligt war auch Professor Philippe Legrand von der INRA: Er ist Leiter des biochemischen Labors in Rennes. Auch er ließ all sein Wissen und seine Forschungserfahrung in die Ausarbeitung und Durchführung dieser Studie einfließen.

Unsere erste Studie über die Wirkung der Nahrungskette auf den Menschen begann 1999. Die Analysetechniken und statistischen Verfahren waren zwar die des 21. Jahrhunderts, aber was wir untersuchten, waren die Fütterungstechniken, die Luciens Vorfahren bereits seit Jahrhunderten praktizierten ...

Wir starteten mit der Produktion von Lein oder besser gesagt, mit der Kultivierung von traditionellen Leinsorten.

— Wir kochten die Leinsamen wie Luciens Großvater, um die Verfügbarkeit von Omega-3 zu verbessern (die ist nämlich sehr gering, beinahe Null beim rohen Samen. Traditionellerweise wurden die Samen vor dem Essen immer gekocht: Die guten Omega-3 wollen offenbar verdient sein).

— Anschließend fütterten wir diese gekochten Leinsamen an Milchkühe, Legehennen, Schafe, Rinder, Masthühner und Schweine.

— Schließlich verteilten wir die Produkte von diesen Tieren an zwei Gruppen von je 40 Freiwilligen.

— Die Testpersonen der »Versuchsgruppe« bekamen Fleisch, Wurstwaren, Eier und Butter von mit Lein gefütterten Tieren.

Die Testpersonen der »Kontrollgruppe« konsumierten die gleichen Mengen an Fleisch, Wurstwaren, Eiern und Butter derselben Tierarten, die aber auf konventionelle Weise gefüttert wurden (hauptsächlich mit Mais und Soja). Wir haben also die Tiere »auf Diät gesetzt«, nicht die Menschen (die keine Umstellung in ihrer Ernährung machten), und es war das Blut der Testpersonen, das wir untersuchten. Das war in dieser Art zuvor noch nie realisiert worden!

*Das Protokoll einer nach statistischen Grundsätzen aufgebauten Doppelblindstudie*

*Zunächst gilt es, »gesunde« Freiwillige zu finden, die man dann zufällig auf eine von zwei Versuchsgruppen, A oder B, verteilt. Die nach dem Zufallsprinzip vorgenommene Zuteilung der Probanden bildet die Grundlage für eine saubere statistische Auswertung der Versuchsmessungen. Weder die Freiwilligen, die am Versuch teilnehmen, noch die Wissenschaftler, die die Messungen durchführen, wissen, welches die Kontroll- und welches die Versuchsgruppe ist: Dies nennt man »doppelblind«.*

*Die Studie ist in drei Phasen unterteilt: Zuerst erhalten die Teilnehmer der Gruppe A die Produkte von den Testtieren, die Teilnehmer der Gruppe B entsprechend die Produkte von den Kontrolltieren. Danach folgt eine Übergangsphase und anschließend wird die Produktzuteilung zwischen beiden Gruppen vertauscht. Jeder Versuchsteilnehmer wirkt somit als seine eigene Kontrolle: Diese Art von Versuchsprotokoll nennt man »cross-over«. Alle 14 Tage nimmt man eine Blutprobe bei den Versuchsteilnehmern. Davon trennt man dann das Serum (in dem die Fette der vorangegangenen Mahlzeit enthalten sind) von den roten Blutkörperchen. Ihre Zusammensetzung ist sehr konstant, da sie einige Monate im Blut zirkulieren. Außerdem ist ihre Zusammensetzung repräsentativ für die Zusammensetzung aller Körperzellen. Man bestimmt nun den Anteil an gesättigten, einfach und mehrfach ungesättigten Fettsäuren – zur letzten Gruppe gehören natürlich die Omega-6 und Omega-3 – sowie weitere Parameter im Serum und in den roten Blutkörperchen.*

Die Studie dauerte drei Monate, und ihre Resultate, die 2002 in der wissenschaftlichen Zeitschrift Annals of Nutrition and Metabolism veröffentlicht wurden, übertrafen unsere Erwartungen bei weitem.

Obwohl die Teilnehmer während der zwei Versuchsphasen genau die gleiche Menge an Produkten verzehrten und obwohl die Produkte äußerlich genau gleich aussahen (ein Ei in Gruppe A, eins in Gruppe B, Butter für A, Butter für B), waren dennoch die Resultate der Blutanalysen komplett unterschiedlich: Wenn die Teilnehmer »Standardprodukte« aus der konventionellen Nahrungskette konsumierten, so entsprachen auch die Fettsäureprofile im Blut dem »Standard« – genau so, wie es in der wissenschaftlichen Literatur beschrieben wurde, mit einem Verhältnis von 15 Omega-6 zu einem Teil Omega-3.

Wenn die Teilnehmer aber exakt die gleichen Produkte konsumierten, mit dem kleinen Unterschied, dass sie aus der »althergebrachten« Nahrungskette stammten, sank das Verhältnis (dank Gras und gekochten Leinsamen) innerhalb von 14 Tagen auf zehn Omega-6 zu einer Omega-3. Und das gesamte Fettsäureprofil im Blut dieser bretonischen Freiwilligen sah jenem der Kreter aus der Sieben-Länder-Studie zum Verwechseln ähnlich: viel Omega-3, wenig Omega-6 und gesättigte Fette (trotz 35 Gramm »guter« Butter täglich).

Nach nur 35 Tagen stellte man auch eine rasche Verbesserung der Zusammensetzung der Zellmembranen der roten Blutkörperchen fest, und natürlich auch eine deutlich positive Tendenz im Omega-6-/Omega-3-Verhältnis.

Von der Fütterung von Luciens Kühen und Hühnern bis hin zu den Zellmembranen in Lilis Körper. Erinnert Sie das an etwas?

Die Tiere haben als erste von diesem zusätzlichen Gras und Lein profitiert, durch die man einen Teil von Mais und Soja ersetzt hatte. Und da die Tiere ja großzügig sind, geben sie uns in Form von qualitativ hochwertigen Produkten einen Teil wieder zurück, den wir gerne annehmen, sehr gerne sogar.

Eine der guten Neuigkeiten aus dieser Studie (möglicherweise die beste) betrifft den Gaumen. Wir haben nämlich auch Geschmackstests durchgeführt (natürlich als Blindtests angelegt), bei denen wir die »Standard«-Produkte mit den Produkten aus der »Gras- und Leinproduktion« verglichen. Diese Tests wurden in einem spezialisierten Institut vorgenommen, wo Testkonsumenten in kleinen getrennten Kabinen ein Produkt nach dem anderen verkosteten. Sie bevorzugten eindeutig die »Omega-3«-Produkte, und auch diese Resultate wurden in der wissenschaftlichen Arbeit von 2002 veröffentlicht. Während dieser ersten Etappe waren wir sehr aufgeregt: Wir hatten alle das Gefühl, dass die Rückkehr zu den traditionellen Produktionsmethoden (viel Gras und gekochter Leinsamen, dem »Wundermittel« unserer Großeltern) viel Positives für die Menschen bringen würde – nicht nur für die Gesundheit, sondern auch für den Genuss. Vor diesem Versuch waren all die Ansätze, die Nahrungskette von Grund auf verbessern zu wollen und das Konzept einer »Landwirtschaft im Dienste der Gesundheit« nichts anderes als logisch erscheinende Theorien oder gar verführerische Ideen. Nach diesem Experiment aber war es eine messbare Tatsache. Messbar deshalb, weil es gelungen war, den Weg der Nährstoffe zu verfolgen von Feld und Acker bis hin zu den Bestandteilen der Zellmembrane unseres Körpers.

# Gesunde Kühe helfen uns, Diabetes zu bekämpfen

## Die Wirkung der Nahrungskette auf die Insulinresistenz

Zwei Jahre später hat uns Dr. Bernard Schmitt als Spezialist für die Zuckerkrankheit ermuntert, diese Art von Versuchen weiterzuführen. Dieses Mal mit freiwilligen Diabetespatienten aus seinem Krankenhaus. Wir riefen also wieder das gleiche wissenschaftliche Team zusammen, um zusammen mit dem CERN und der INRA ein Versuchsprotokoll aufzustellen. Die Studie, die im Jahr 2002 durchgeführt und im Jahr 2006 in der wissenschaftlichen Zeitschrift OLC (Oléagineux, Corps Gras et Lipides) publiziert wurde, brachte erstaunliche Resultate zutage. Dieses Mal verbesserten sich nicht nur die Fettsäureprofile im Blut der Gruppe, die tierische Produkte aus der »Lein-Nahrungskette« konsumierte, sondern es verbesserten sich auch einige klinische Werte, die mit Diabetes in Zusammenhang stehen. Insbesondere die Insulinresistenz änderte sich innerhalb von drei Monaten signifikant positiv. Diese Resultate sind von großer Bedeutung, bewegen sich doch die erzielten Veränderungen in einem ähnlichen Rahmen, wie sie auch mit entsprechenden Medikamenten zu erreichen sind.


### *Diabetes und Insulinresistenz*

*Bei der Zuckerkrankheit unterscheiden wir zwei Typen: Diabetes Typ 1 ist eine Fehlfunktion der Insulinproduktion mit genetischem Ursprung. Aber der Typ Diabetes, der sich heutzutage in einem erschreckenden Maß ausbreitet, ist »Diabetes Typ 2«, und seine Ursachen sind zweifellos in der Ernährung und in unseren Gewohnheiten zu suchen. 2,8 Prozent der Weltbevölkerung sind heute von Diabetes betroffen, das sind zwei Millionen Diabetiker in Frankreich. 80 Prozent davon leiden unter Diabetes Typ 2. Das bedeutet: Ihre Zuckerkrankheit ist erworben, nicht vererbt.*

*Im Zentrum dieser Erkrankung (die weltweit alljährlich immerhin drei Millionen Menschenleben fordert) steht ein Mechanismus, der »Insulinresistenz« genannt wird. Das bedeutet, dass die Bauchspeicheldrüse zwar Insulin ausschüttet, dieses Insulin jedoch nicht in gewohnter Weise wirkt. Die Vorgänge, die zu einer solchen Insulinresistenz führen, sind sehr komplex. Sie deuten aber in jedem Fall auf eine Fehlfunktion in unserem Stoffwechsel hin, deren Ursache sehr oft in der Ernährung zu suchen ist.*

In dieser »Diabetes«-Studie liegt für die Teilnehmer der Kern der Untersuchung genau so im Dunkeln wie in der vorhergegangenen. Die Freiwilligen aßen immer noch die genau gleiche Menge von den verteilten Produkten. Nur die Ernährung der Tiere, weit vorne in der Nahrungskette, wurde verändert. Zudem erhielten die Versuchsteilnehmer auch noch Brot, frisch gebacken aus einer Mehlmischung mit gekochtem Leinsamen. Das ist eine sehr alte Praxis, deren Ursprung bereits in den Bäckereien der alten Griechen zu finden ist (die Römer nannten Brot mit Leinsamen »griechisches Brot«).

Die freiwilligen Teilnehmer der Studie waren zufrieden. Während der Zeit von drei Monaten verlangte man von ihnen, dass sie 20 Gramm Butter pro Tag, Käse, Fleisch und zehn Eier pro Woche essen sollen. Sie erzielten vielversprechende Blutwerte, verbesserten ihre »Insulinresistenz« und entdeckten (vielleicht sogar) ihre Freude am Essen wieder. Überraschenderweise beobachtete man auch einen Gewichtsverlust und eine Abnahme des Körperumfangs in der Gruppe, die Produkte aus der Landwirtschaft »im Dienste der Gesundheit« (mit gekochtem Leinsamen im Tierfutter und im Brot) konsumierte. Das hatten die Forscher nicht erwartet. Natürlich wusste man, dass Diabetes und Adipositas zusammenhängen. Aber ein Versuch von »nur« 45 Freiwilligen lässt keine definitiven, statistischen Aussagen über Gewichtsabnahme und Taillenumfang zu.

Die Schlussfolgerung des wissenschaftlichen Artikels über diese Studie lautete: »Diese Resultate ... eröffnen neue Perspektiven, die menschliche Ernährung positiv über die Tierfütterung zu beeinflussen.«

In anderen Worten: Wenn die Nahrungskette berücksichtigt wird, wenn die Tiere gesundes Futter bekommen, so ist dies auch gut für den Menschen. Das ist unsere tiefste Überzeugung. Es scheint auch logisch, ja fast banal – aber dennoch musste man es beweisen. Man muss auch beweisen, dass die Nahrungskette, wie sie heute dasteht, diese »banalen und logischen« Grundsätze nicht mehr respektiert.

In der letzten Studie wurden also die Nährstoffe auf ihrem gesamten Weg entlang der Nahrungskette verfolgt. Man sprach von der ausgezeichneten »Bioverfügbarkeit« der Omega-3 in tierischen Produkten. Alles ist logisch: Lucy hat uns die Physiologie der Jägerin weitervererbt. Wir sind darauf programmiert, die tierischen Nährstoffe zu assimilieren. Sind es wertvolle Nährstoffe, dann ist alles gut! Aber wenn die Nahrungskette sich verschlechtert oder Umweltgifte beinhaltet, dann ist die übermäßige Anreicherung von Nährstoffen (wie zum Beispiel gesättigten Fettsäuren oder Omega-6) oder Schadstoffen (wie zum Beispiel Dioxin) leider ebenso effizient. Weshalb sind wohl die Resultate unserer Studie so deutlich? Wird die Nahrungskette von Grund auf in ihren gesunden und unabänderlichen Grundzügen respektiert, so werden die »ökologischen Korrelationen« zwischen traditioneller Produktion und Gesundheit mit all ihren Auswirkungen offensichtlich. In dieser Studie haben wir eine eindeutige Verbesserung der Gesundheitsparameter kranker Personen beobachtet, nicht aufgrund der verzehrten Lebensmittel, sondern aufgrund der Art und Weise, wie die konsumierten Eier, die Butter, das Fleisch, das Brot und der Käse produziert wurden. Mit diesen Messungen konnten wir also einen positiven Zusammenhang zwischen Landwirtschaft, Tierzucht und der Gesundheit der Menschen nachweisen. Die positiven Effekte, die hier für die menschliche Gesundheit festgestellt wurden, sind möglicherweise auf ein Molekül zurückzuführen, das in der Milch der Kühe zu finden ist, wenn sie gut gefüttert werden. Es ist eine spezielle Fettsäure, die nur Kühe herstellen können, die »mit Omega-3 gefüttert wurden«: Eine interessante Auswirkung von Luciens Fütterungspraktiken auf Lilis Wohlbefinden ...

Und diese Studie hat neue Fragen bezüglich des Zusammenhangs zwischen Fettleibigkeit und der Nahrungskette aufgeworfen.

## Vom Rundgang über Feld und Acker zu den Rundungen unserer Hüften

### Die Wirkung der Nahrungskette auf Parameter der Fettleibigkeit

Als unsere »Diabetes-Studie« 2002 endete, war in Frankreich bereits das Bewusstsein für die Tragweite der sich anbahnenden Adipositasepidemie geweckt. Zahlreiche gezielte politische Entscheidungen wurden gefällt, um die aufkeimende »Seuche« einzudämmen. Man wusste natürlich noch nicht, dass all diese Maßnahmen fehlschlagen würden. Aus den abschließenden Gesprächen mit den Teilnehmern der Studie erwuchsen Ideen für neue Projekte. Als wir den vorliegenden Versuch ausgearbeitet hatten und nach Probanden suchten, wurden wir von Freiwilligen geradezu überschwemmt. Schließlich sollten sie ja auch im Großen und Ganzen das essen, wovon ihnen ihre Ernährungsberater in der Regel zu essen abrieten. Sie waren medizinisch gesehen adipös. Das ist auch nicht verwunderlich, denn Adipositas und Diabetes gehen, wie wir schon gesehen haben, sehr häufig Hand in Hand. So aßen vor dem Versuch praktisch alle Teilnehmer Margarine (meistens mit viel Omega-6 und Phytosterolen, um den Cholesterinspiegel zu senken). Sie mieden zudem fetten Käse und aßen nur wenig Eier und Fleisch. Während des Versuchs verloren alle an Gewicht, aber es fehlte sowohl an der Anzahl Versuchsteilnehmer wie auch an der statistischen Technik, um eindeutig unterscheiden zu können, ob die Qualität der Ernährung ursächlich für die Gewichtsabnahme war oder ob es sich um einen »psychologischen« Effekt handelte (»Ich nehme an einer Studie teil, also achte ich umso genauer darauf, was ich esse ...«).

Als die Studie zu Ende, die wissenschaftlichen Diskussionen geführt und der Artikel veröffentlicht war, stand ein neues Abenteuer an. Dieses Mal handelte es sich um ein Projekt, das aufgrund neuer Resultate aus Tierversuchen, aber auch Studien mit Menschen zum Ziel hatte, den Zusammenhang zwischen der Nahrungskette und der Entstehung von Adipositas aufzuzeigen.

Im Jahr 2005 starteten wir deshalb eine Zusammenarbeit mit dem Labor des CNRS, das sich mit der Entwicklung des Fettgewebes beschäftigt. Aus dieser Zusammenarbeit entstand ein hochwertiger Beitrag in der Zeitschrift Progress in Lipid Research 2006. Der Erstautor dieses Artikels ist Gérard Ailhaud. Es war jedoch das Resultat einer Gemeinschaftsarbeit des Labors des CNRS, zweier Labors der INRA (dem Biochemielabor von Philippe Legrand und dem Labor von Philippe Guesnet, das sich mit Ernährungsfragen und der Regulierung der Hirnfunktionen durch Lipide befasst) und meiner Gruppe.

Der Artikel hat den Titel: Temporal changes in dietary fats, role of n-6 polyunsaturated fatty acids in excessive adipose tissue development and relationship to obesity. Zu Deutsch: Temporäre Veränderungen von Nahrungsfetten, die Rolle von Omega-6 bei der exzessiven Entwicklung des Fettgewebes und das Verhältnis zur Fettleibigkeit.

Viele der in den vorausgehenden Kapiteln präsentierten Aussagen gehen auf diese Forschungsarbeit zurück. Als wir die Veränderungen in der Tierfütterung und der menschlichen Ernährung während der letzten 40 Jahren in Zahlen fassten, stellten wir fest, dass sich das Verhältnis von Omega-6 zu Omega-3 in unseren Mahlzeiten genau gleich entwickelt hat, wie es Philippe Guesnet in der Muttermilch festgestellt hatte. Auch die Gruppe vom CNRS berichtete von ihren Erfahrungen über den Einfluss dieses Verhältnisses auf die Entwicklung von Adipositas bei mehreren Generationen von Versuchstieren.

Wir begnügen uns inzwischen nicht mehr mit Korrelationen, sondern suchen kausale Zusammenhänge. Es ist aus ethischer Sicht natürlich unmöglich, mit einem Experiment zu beweisen, dass die Kinder von mit viel Omega-6-ernährten Müttern als Erwachsene fett werden ... Ebenfalls aus ethischen, aber auch aus finanziellen Gründen ist es unmöglich, das Experiment des kalifornischen Mediziners Seymour Dayton zu wiederholen. Im Jahr 1966 zeigte er, dass Versuchspersonen mit viel Omega-6 in der Nahrung – zur Senkung ihres Cholesterinspiegels – im Laufe der Zeit stark zunahmen. Also versuchten wir, eine klinische Studie vorzubereiten, die in den Augen der Ethikkommission Gnade finden würde. Diese Kommission ist für die Zulassung von Studien mit Menschen verantwortlich.

So stellten wir ein Projekt im Rahmen der paneuropäischen Forschungs-zusammenarbeit »Eureka« auf die Beine. Dieses Unterstützungsprogramm setzte voraus, dass sich Unternehmen und Forschungseinrichtungen in mindestens zwei Ländern mit demselben Thema befassen.

Im Jahr 2004 stellten wir ein internationales Projekt vor, an dem französische und israelische Labors beteiligt waren.

### Das israelische Ernährungsparadox

*Das »israelische (Ernährungs-)Paradox« ist eine interessante Sache: Israel ist das Land, wo weltweit am wenigsten Butter und Wurstwaren konsumiert werden. Die Ernährungsvorschriften der beiden dominierenden Religionen (Judentum und Islam) verbieten den Konsum von Schweinefleisch. Die Vorschriften der »Kaschrut« (jüdische Speisevorschriften) verbieten außerdem den Verzehr von Fleisch und Milch in derselben Mahlzeit, was zur Folge hat, dass nur wenig Butter gegessen wird. Es ist das einzige westliche Land, in dem die pflanzlichen Fette in der Ernährung eine wichtigere Rolle spielen als die tierischen.*

*Des Weiteren wird sehr viel Obst und Gemüse gegessen, 60 Prozent mehr als im Durchschnitt aller Länder der Europäischen Union. Die Israelis ernähren sich eigentlich mit einer Mittelmeerdiät, genau so, wie es in vielen Zeitschriften angepriesen wird:*

· *sehr viel Obst und Gemüse,*

· *wenig Fleisch und wenn möglich weißes Fleisch,*

· *kein oder nur sehr wenig Butter und Wurstwaren,*

· *viel Getreide.*

*Der »israelische« Cholesterinspiegel ist sehr niedrig (genau so wie in der Studie von Dayton 1966), aber der Gehalt an Omega-6 im Fettgewebe unter der Haut ist extrem hoch.*

*Ein Ernährungsprofessor aus Jerusalem hat diesen Gehalt bei operierten Patienten im Hadassah-Spital in Jerusalem gemessen. Sein Name ist Eliot Berry. Er war es, der den Begriff des »israelischen Paradox« einführte, als er ihn als Titel für einen wissenschaftlichen Artikel verwendete. Auf dem Kopf trägt er eine »Kippa«, die typische Kopfbedeckung der praktizierenden Juden. Anlässlich unserer ersten Begegnung hatte er lächelnd mit dem Finger in Richtung seiner Kippa gezeigt und gesagt: »Wissen Sie, ich glaube nicht an vie-*

*les: an Gott natürlich und auch an die Bedeutung des Verhältnisses von Omega-6 zu Omega-3.«*

*Im Unterhautgewebe der Israeli befinden sich etwa 30 Prozent Omega-6, das ist enorm, aber auch einleuchtend, denn zu 85 Prozent wird in der israelischen Küche Sojaöl verwendet. Gewiss kommt auch etwas Olivenöl auf den Tisch, das nur wenig mehrfach ungesättigte Fettsäuren enthält. Dazu ist Sesamöl gebräuchlich, in dem das Omega-6-/Omega-3-Verhältnis außerordentlich hoch ist.*

*Schlussendlich haben die Israelis mit dieser Mittelmeerdiät zwar einen niedrigen Cholesterinspiegel, gleichzeitig aber auch eine der höchsten Raten weltweit für Diabetes, Herz-Kreislauf-Erkrankungen und Adipositas ...*

Unser Projekt wurde 2004 vorgestellt, bewilligt und finanziert. Als starkes Symbol zur Unterstreichung seiner Bedeutung beteiligen sich drei Ministerien an der Finanzierung: Gesundheit, Forschung und Landwirtschaft. Ein zweites Symbol: Die ersten beiden Freiwilligen, die sich zur Teilnahme an der Studie meldeten, waren ein Paar – sie Krankenschwester, er Bauer. Dies werteten wir als besonders gutes Omen: Die Verbindung zwischen Nahrungskette, Landwirtschaft und Gesundheit nimmt langsam Form an.

Der Ablauf dieser neuen klinischen Studie ist identisch zur vorangehenden Studie mit zwei verschiedenen Diäten für die Versuchsteilnehmer. Beide enthalten dieselbe Menge an Kalorien und Fett. Einzig die Herkunft der tierischen Produkte und einige Gramm gekochter Leinsamen machen den Unterschied zwischen der Kontroll- und der Versuchsgruppe aus. Die Teilnehmer der Versuchsgruppe erhalten Produkte, die typisch sind für die Ernährung der 60er-Jahre. Eier, Butter, Fleisch, Wurstwaren – all das von Tieren, die noch nach alter Manier gefüttert wurden, mit ihrer täglichen Portion an Omega-3.

Die Menschen der anderen Gruppe essen die gleichen Lebensmittel, nur dass eben die Butter aus den 60ern durch »Margarine 2000« ersetzt wurde, die den Konsum von Sonnenblumenöl und Palmfett der Franzosen von heute widerspiegelt. Die tierischen Produkte stammten aus konventioneller Produktion, in der Mais, Soja und Raps einen großen Anteil ausmachen. Zum Zeitpunkt, als ich diese Zeilen schreibe, sind die Resultate dieser Studie noch nicht veröffentlicht. Von der riesigen Menge an gesammelten Daten sind immer noch einige auszuwerten. In regelmäßigen Abständen kamen die Studienteilnehmer im Krankenhaus vorbei, wo der Taillen- und Hüftumfang gemessen wurde. Auf einer speziellen Waage konnte mittels Messung des elektrischen Widerstandes im Körper und in Kombination mit dem Gewicht der Fettanteil in der Körpermasse ermittelt werden. Schließlich wurden Blutproben entnommen und im Labor daraus etwa Hundert verschiedene Werte bestimmt, von der Zusammensetzung der Fette bis hin zum Blutzuckerspiegel, den Triglyzeriden, Cholesterin, Transaminasen und noch viele mehr. Der Versuch war in drei unterschiedliche Phasen unterteilt. Jede von ihnen brachte eigene Erkenntnisse:

— Die erste Phase dauerte zwei Wochen. Hier waren die Freiwilligen bereits eingeteilt in ihre Versuchsgruppen, erhielten aber noch keine speziellen Produkte.

— Während einer zweiten Phase von drei Wochen erhielten die Teilnehmer einerseits Lebensmittel (je nach Versuchsgruppe unterschiedlich) und wurden andererseits von Ernährungsspezialistinnen aus dem CERN beraten, die regelmäßig bei den Probanden vorbeischauten und ihnen Vorschläge für das Zubereiten von Mahlzeiten machten.

— Schließlich, während der dritten und letzten Phase von fünf Monaten, wurden keine Lebensmittel mehr verteilt und keine Beratungen mehr durchgeführt. Nach der »Diät«-Phase, in der die Freiwilligen meist sehr motiviert sind, folgte anschließend die kritische Phase nach der Diät, in der die Menschen häufig wieder Gewicht zulegen.

Die erste Überraschung in der Studie war die Anzahl der Freiwilligen: Wir suchten 160 Personen, es meldeten sich aber mehr als Tausend Interessenten innerhalb von nur einer Woche. Nun gut, wir verlangten von unseren Freiwilligen wiederum vollsten Einsatz, denn sie sollten täglich 20 Gramm Butter (oder Margarine in der Kontrollgruppe), 30 Gramm Käse, Wurstwaren, Fleisch und wöchentlich zehn Eier verzehren. Kurz, sie mussten alles essen, worauf sie bisher in Diäten zu verzichten hatten. Bevor der eigentliche Versuch begann, und das war die zweite Überraschung dieser Studie, waren die Versuchsteilnehmer offenbar allein durch das Teilnehmen an der Studie derart motiviert, dass sie in den ersten zwei Wochen, sowohl in der Versuchs- wie auch in der Kontrollgruppe, bereits durchschnittlich 2,5 Kilogramm Gewicht verloren – noch bevor die Ernährungsspezialisten zum ersten Beratungsgespräch vorbeikamen und bevor die ersten Produkte überhaupt verteilt waren. Dies ist der Beweis dafür, dass die persönliche Einstellung bereits innerhalb kurzer Zeit Auswirkungen auf die Ernährung hat. Damit ist der Mensch das vermutlich ungeeignetste »Versuchstier« überhaupt! Aber auf lange Sicht schwindet die Motivation wieder – ein bekannter Effekt, wie wir später sehen werden. In der zweiten Phase bedienten wir uns, genau wie die Epidemiologen vor 40 Jahren, ein wenig der statistischen Spielereien mit Korrelationen: Sage mir, wie dein Körperfett zusammengesetzt ist und ich sage dir dann, ob du dick bist oder nicht ...

## Welche messbaren Beziehungen findet man zwischen Blutwerten und Kriterien der Fettleibigkeit?

Ancel Keys, der berühmte Epidemiologe aus Minnesota, hatte die Idee, zur Beschreibung der Beziehungen zwischen ernährungs- und gesundheitsrelevanten Kriterien, Methoden der »statistischen Korrelation« zu verwenden. Die Framingham-Studie hatte in ihrer Arbeit diese Technik wieder aufgegriffen, um »Risikofaktoren« auszumachen, die sich aus statistischer Sicht im Zusammenhang mit Herz-Kreislauf-Erkrankungen abzeichneten.

In unserer Studie bestimmten wir bei jedem Versuchsteilnehmer die Zusammensetzung der Zellmembrane der roten Blutkörperchen, die abhängig sind von der Ernährung der letzten Monate. Gleichzeitig maßen wir bei allen den Umfang von Taille und Gesäß, das Körpergewicht, den BMI (Body-Mass-Index) und den Fettanteil im Körper.

Damit ist es möglich, einen statistischen Zusammenhang zwischen der Zusammensetzung der Membrane und diesen Messgrößen für Adipositas zu bestimmen. Die Studie hatte noch kaum begonnen und schon fanden wir die ersten interessanten Korrelationen. Zunächst einmal unterschied sich die Zusammensetzung der Blutbestandteile der übergewichtigen Teilnehmer deutlich von denjenigen der gesunden Freiwilligen aus dem vorigen Versuch:

Das Verhältnis von Omega-6/Omega-3 ist doppelt so hoch wie bei den gesunden Versuchsteilnehmern mit normalem BMI der vorangegangenen Studie.

Von den 160 adipösen Studienteilnehmern enthielten diejenigen Membrane der roten Blutkörperchen am meisten Omega-6, bei denen die Waage am stärksten ausschlug. Umgekehrt fand man einen hohen Gehalt an Omega-3 ausschließlich bei denjenigen Personen, die den geringsten Taillen- und Gesäßumfang, das niedrigste Gewicht und den tiefsten Fettanteil im Körper aufwiesen.

Der Blutwert, der am besten mit der Fettleibigkeit »korreliert« (abgesehen vom Taillen- und Gesäßumfang, dem Körpergewicht und dem hohen BMI) ist demnach das Verhältnis zwischen den gesättigten Fettsäuren und Omega-3. Mit anderen Worten: Je mehr gesättigte Fettsäuren und Omega-6 und je weniger Omega-3 im Blut sind, desto stärker ist die Fettleibigkeit der Versuchspersonen ausgeprägt.

Am Ende dieser 90 Tage dauernden zweiten Phase hatte das Blut der Probanden der Versuchs- und Kontrollgruppe nicht mehr dieselbe Zusammensetzung. Scheinbar hatten beide die gleiche Menge derselben Lebensmittel gegessen, aber: In der Kontrollgruppe, die sowohl Produkte von heute wie auch aktuelle Ernährungsratschläge erhalten hatten – kurz gesagt, entspricht das einer Diät, in der die Butter durch Margarine ersetzt wird – laufen Veränderungen im Blut und die negative Entwicklung der Körpermaße (Gesäßumfang, Gewicht, BMI) im Gleichschritt.

In der Versuchsgruppe setzten wir wie gesagt Produkte aus der Nahrungskette in ihrem ursprünglichen Zustand ein, die relativ viele tierische Fette enthielten. Die Tiere, von denen die Produkte stammten, waren jedoch wie es früher üblich war, mit viel Gras und Lein gefüttert worden. Die Veränderungen im Blut der Teilnehmer aus dieser Gruppe standen in einer negativen Beziehung zu allen Indikatoren für Adipositas (Gewicht, Taillenumfang, BMI), was natürlich für jeden einzelnen Probanden wiederum positiv war. Schließlich wurden die Versuchsteilnehmer in der letzten Phase »sich selbst überlassen«. Man gab ihnen nur noch einen Termin, an dem sie sich fünf Monate später »vermessen« und wiegen lassen sollten. Bei diesem Termin hatten die Teilnehmer der Kontrollgruppe (die mit der gewöhnlichen, »heutigen« Diät) das Gewicht, das sie während der drei ersten Monate verloren hatten, wieder zugenommen. Die Teilnehmer der Versuchsgruppe (Ernährung wie vor 50 Jahren) hingegen haben kein oder nur sehr wenig Gewicht zugenommen (viermal weniger als die Kontrollgruppe). Die Gewichtsabnahme war also von Dauer. Die Veränderungen fanden in der Tiefe statt, auf der Ebene der Leber und des Fettgewebes. Sie verhinderten so den berühmten »Jo-Jo-Effekt«, der in der Kontrollgruppe sehr deutlich eintraf. Dann kam der Abend der Bekanntgabe der Ergebnisse an alle Freiwilligen. Mir und meinen Partnern wird er als einer der beeindruckendsten meines Berufslebens in Erinnerung bleiben. Unsere wahre Genugtuung war die Zufriedenheit der Freiwilligen, die sich voller Hoffnung für diesen Versuch gemeldet hatten – ohne dass sie wussten, welcher Gruppe sie angehören sollten. Angesichts der Resultate der beiden Gruppen entdeckten sie, dass es für ihr Gewichtsproblem eine Lösung – und sogar eine von Dauer – gibt. Zahlreiche Diskussionen (und möglicherweise auch ergänzende Studien) werden nötig sein, um die Hintergründe dieser Gewichtsabnahme und der ausbleibenden Gewichtszunahme nach Abschluss des Versuchs zu ergründen. Die »Entfettung« der Leber, die wir in der Versuchsgruppe (mittels der Werte der Transaminasen) gemessen haben, spielt dabei sicherlich eine Rolle, und auch die Veränderungen im Fettgewebe haben gewiss ihren Anteil am positiven Effekt. Neben all den wissenschaftlichen Diskussionen haben wir aber sicherlich auch aufgezeigt, dass eine stabile, traditionsbezogene Landwirtschaft zu einer dauerhaften Gewichtsabnahme beitragen kann. Eine Landwirtschaft mit nachhaltigen Produktionsmethoden: Das ist eine Landwirtschaft, die im Einklang mit der Natur steht und die außerdem eine große Vielfalt von gesunden, mit Respekt für die kommenden Generationen erzeugten Produkte liefert. Dauerhafter Gewichtsverlust bedeutet, nach einer Phase reduzierter Kalorienaufnahme nicht gleich wieder zuzunehmen, aber auch, dass alle Organe in unserem Körper in harmonischer Weise zusammenwirken. Beide Aspekte sind untrennbar verknüpft. Die Vielzahl unserer Resultate zeigt auf, dass der Körper nur ausgewogen funktioniert, wenn auch die Nahrungskette in Harmonie mit der Umwelt ist. Außerdem konnten wir aufzeigen, dass es Antworten im Bereich der Ernährung und der Umwelt auf die brennenden Fragen in Bezug auf die Entwicklung von Adipositas und Übergewicht gibt.

## Warum also breitet sich die Fettleibigkeit explosionsartig aus?

### Die Analyse vieler kleiner Ursachen und ihrer großen Konsequenzen

Im ersten Teil dieses Buchs wurden die Zusammenhänge zwischen Ernährung, Umwelt und unseren Genen aufgezeigt. Im zweiten Teil standen das Verhalten der Konsumenten und Produzenten im Fokus – insbesondere die immer größere Diskrepanz zwischen unseren Genen und den heutigen Lebensmitteln, zwischen Bedarf und Verbrauch. Die neuesten wissenschaftlichen Erkenntnisse über die Rolle von Omega-6, gesättigten Fettsäuren und Zucker auf die Entwicklung des Fettgewebes erlauben es, kohärente Aussagen zur Fettleibigkeit zu machen, insbesondere bei Kindern.

#### Quantitativ betrachtet:

— Im Zeichen der zunehmend sitzenden Tätigkeit nimmt unser Bedarf an Nahrung stetig ab, der Konsum ist dagegen nur ganz leicht gesunken. Das begünstigt die Einlagerung »überschüssiger Energie«.

#### Qualitativ betrachtet:

— Der Konsum von Zucker, der eine Insulinausschüttung auslöst, hat stark zugenommen.

— Der Konsum von Omega-6, das im Körper zu Prostaglandin vom Typ PGI2 wird, hat sich im selben Zeitraum vervielfacht.

So wird die Bildung von Fettgewebe durch Vervielfältigung der Fettgewebezellen begünstigt, die jederzeit bereit sind, überschüssige Energie einzulagern. Der Konsum von gesättigten Fettsäuren ist stark angewachsen (hauptsächlich durch die vermehrte Verwendung von Pflanzenfett in Form von Palmöl, Palmkernöl, Kokosöl und gehärteten Fetten).

## Das begünstigt die Vergrößerung aller Fettzellen

Wenn unsere Ernährung die Vermehrung und Vergrößerung der Fettgewebs-zellen fördert, wen wundert es dann, dass im Rahmen der Ausbreitung von Adipositas bereits von einer Epidemie gesprochen wird? Der Umfang der Ernährungssünden kann an der beeindruckenden Entwicklung neuer Krank-heiten mit Ernährungshintergrund abgelesen werden. Die Entdeckungen der Epidemiologen der Nachkriegszeit haben uns in die falsche Richtung geführt. Es gab Veränderungen auf unseren Feldern und in den Ställen, und man rodete Wälder in Malaysia und im Amazonasgebiet, um die Nachfrage nach günstigen Massenprodukten decken zu können. Auch die Pharmaindustrie hat einen neuen Markt erobert: Sie bietet Substanzen zur Behandlung von Symptomen an, nicht aber zur Bekämpfung der Ursachen, die durch grundle-gende Veränderungen in der Nahrungskette entstanden sind. 40 Jahre Hetz-jagd gegen das Cholesterin haben sich kontraproduktiv ausgewirkt: Die Sen-kung des Lipidspiegels wurde zum Glücksfall für die großen Pharmafirmen und auch einige Nahrungsmittelkonzerne. Der allgemein gültige Ratschlag lautete, tierische Fette durch Margarine zu ersetzen. Der medizinische Kampf gegen die »Völlerei« ist seit 1948 im Gang – und es sieht nicht so aus, als ob er bald beendet wäre. Man hat also Butter wegen all ihrer gesättigten Fett-säuren geschmäht und durch gesättigte oder gehärtete Fette (aus Palmöl) ersetzt – vor allem aber durch Omega-6 und zusätzlich durch Transfettsäu-ren. Zweifellos hat dies zur Senkung des Cholesterinspiegels beigetragen. Und abgesehen davon? Die Veränderungen im Ernährungsverhalten in der letzten Hälfte des 20. Jahrhunderts waren zweifellos viel einschneidender als diejenigen, die sich während der vorangegangenen Jahrtausende ereig-net haben. Viele Wandlungen sind dauerhaft: Heute verbringt niemand mehr täglich zwei Stunden zu Tisch beim Mittagessen, und auch Bauernhöfe mit fünf handgemolkenen Kühen gehören sicher der Vergangenheit an. Man wird keine Kaninchen- und Hühnerställe und Gemüsegärten im Hinterhof eines Hauses mehr finden. Die Veränderungen in der Landwirtschaft und in der Nahrungsmittelindustrie haben zweifellos Gutes hinsichtlich des Komforts und rationeller Abläufe geleistet, die einen Zeitgewinn bedeuten und auch das Haushaltsbudget weniger belasten. Aber ist diese Entwicklung nicht zu einem schwer steuerbaren Schiff auf hoher See geworden?

Die wissenschaftlichen Arbeiten haben einen engen Zusammenhang zwi-schen Ernährung und Gesundheit aufgezeigt. Und auch wir leisteten unseren bescheidenen Beitrag dazu und fanden Zusammenhänge zwischen Pflanzen-bau, Tierernährung und menschlicher Gesundheit. Wir haben bewiesen, dass Lösungen existieren. Mediziner, Wissenschaftler und Agronomen, alle diejenigen, die bei diesen Arbeiten in den letzten zehn Jahren mitgewirkt haben, fordern eine weitsichtige Präventionspolitik, die über den Weg der Ernährung für eine bessere Gesundheit sorgt. Der Vormarsch der Fettleibigkeit ist erschreckend wegen all der damit verbundenen gesundheitlichen Konsequenzen. Es ist aber auch interessant ihn differenzierter zu betrachten, denn die Probleme basieren auf einer Mischung aus individuellem Verhalten einerseits und gesellschaftlichen Trends andererseits. Die Betrachtung: »Wir essen immer mehr und mehr, bewegen uns aber immer weniger«, ist zwar korrekt, reicht aber allein nicht aus. In Großbritannien nahm man im Jahr 1985 im Durchschnitt täglich 2.020 Kilokalorien zu sich, der Anteil an fettleibigen Menschen betrug damals rund elf Prozent. 1990 wurden nur noch 1.870 Kilokalorien täglich verzehrt, der Prozentsatz an Fettleibigen erreichte aber 15 Prozent der Gesamtbevölkerung. Und 1999 ist die tägliche Kalorienzufuhr bei lediglich 1.690 Kilokalorien angelangt bei gleichzeitig 19 Prozent fettleibiger Menschen.[22] In Frankreich beobachtet man dieselbe Tendenz: Von 1965 bis 1994 ging der tägliche Kalorienverzehr um 23 Prozent zurück, während sich in derselben Zeit die Zahl der Fettleibigen verdoppelte.[23] Und sehen wir uns etwas genauer an, was die Franzosen so essen, so können wir uns ziemlich sicher sein, dass die weit verbreiteten Empfehlungen mit der Ächtung der tierischen Fette (als Verursacher der Fettleibigkeit) wohl falsch waren, da der durchschnittliche Verzehr von tierischem Fett seit 1985 kontinuierlich abnimmt.

Aber weshalb werden wir jetzt immer dicker, obwohl wir immer weniger essen? Gewiss gibt der durchschnittliche Verzehr die Unterschiede in den verschiedenen sozialen Schichten nicht wieder, und auch die zunehmend sitzende Tätigkeit hat verheerende Auswirkungen. Und sicherlich kommt es bei der Erhebung des Verzehrs zu einigen Fehlern. Dennoch: Diese klare Parallelentwicklung zwischen reduziertem Kalorienverzehr und der explosionsartigen Zunahme der Adipositas verwirrt. Der Energieverbrauch ist zwischen 1950 und heute deutlich zurückgegangen. Aber ich kann mir nicht vorstellen, dass sich unsere Lebensgewohnheiten zwischen 1980 und 2000 dermaßen verändert haben. Die motorisierte Mobilität und die sitzende Tätigkeit war 1980 ähnlich wie heute. Die gängigen Empfehlungen scheinen also heutzutage überholt. Unser Ernährungsverhalten allein durch Mengenreduktion zu verändern, reicht offenbar nicht aus: Vermutlich essen wir – gemessen am Bedarf – immer noch zu viel. Doch gab es auch und besonders auf der qualitativen Ebene in den letzten Jahren grundlegende Veränderungen: So führen

---

22 Konsumstudie des französischen Ministeriums für Fischerei und Ernährung und Untersuchungen des OECD (Organisation für wirtschaftliche Zusammenarbeit und Entwicklung in Europa) von 2003
23 Nach der Pequinot-Studie und der ASPCC (Konsum- und Kommunikationsvereinigung der Zucker- und Süßwarenhersteller in Frankreich/Association Sucre et Produits Sucrés Consommation et Communication)

die ständigen Knabbereien zwischendurch oder all die gesüßten Getränke zur Einlagerung überflüssiger Energie. Und genau diese überschüssige Energie wird dann in solides Fett umgewandelt.

Ein Blick auf die Entwicklungen der letzten Jahrzehnte vermittelt allerdings kaum Aussicht auf Besserung. Gut, inzwischen wurde der Zusammenhang zwischen Ernährung und Gesundheit aufgezeigt und sogar erklärt. Aber daraus sind aus verschiedenen Gründen keine Konsequenzen gezogen worden: Fehlende Information über Ernährung, die immer mehr, ja zu sehr, zu einer rein medizinischen Frage wird; die Gleichgültigkeit gegenüber den Folgen für die Umwelt bei der Erzeugung neuer Lebensmittel; die Übermacht wirtschaftlicher Interessen in einem Lebensbereich, in dem die öffentliche Gesundheit Vorrang haben müsste ... Das Gemisch dieser Phänomene ist explosiv und hat verheerende Folgen. Und das Fazit ist schlicht ernüchternd: Während sich »neue Krankheiten« und Fettleibigkeit weiter ausbreiten und ein Riesenloch ins Budget der Krankenversicherungen reißen, hat auf den Feldern und Äckern des Landes eine Vereinheitlichung von Marktwert und Qualität Einzug gehalten, die den Landwirten kaum noch Spielraum lässt, sich von der Masse abzuheben und einen Mehrwert für ihre Produkte zu erzielen. Die meisten Lösungen unserer Probleme, die uns die neuen Zivilisationskrankheiten bereiten, liegen wohl in einer qualitativen Veränderung unseres Konsumverhaltens einerseits und der Produktionsmethoden am anderen Ende der Nahrungskette andererseits. An erster Stelle steht hier zweifellos das Problem der Ausbreitung der Fettleibigkeit bei immer jüngeren Kindern. Wie wird unsere Nahrungskette morgen aussehen? Wer wird als Sieger aus dem Duell zwischen Nahrungsmittelbranche und Pharmaindustrie hervorgehen? Welche Rolle werden Landwirtschaft und Konsumenten in diesem »Zweikampf« einnehmen?

Es ist schwierig, die Zukunft vorauszusehen: Doch wir können zumindest versuchen, sie uns vorzustellen, von ihr zu träumen und vor allem dauerhafte Lösungen vorschlagen ...

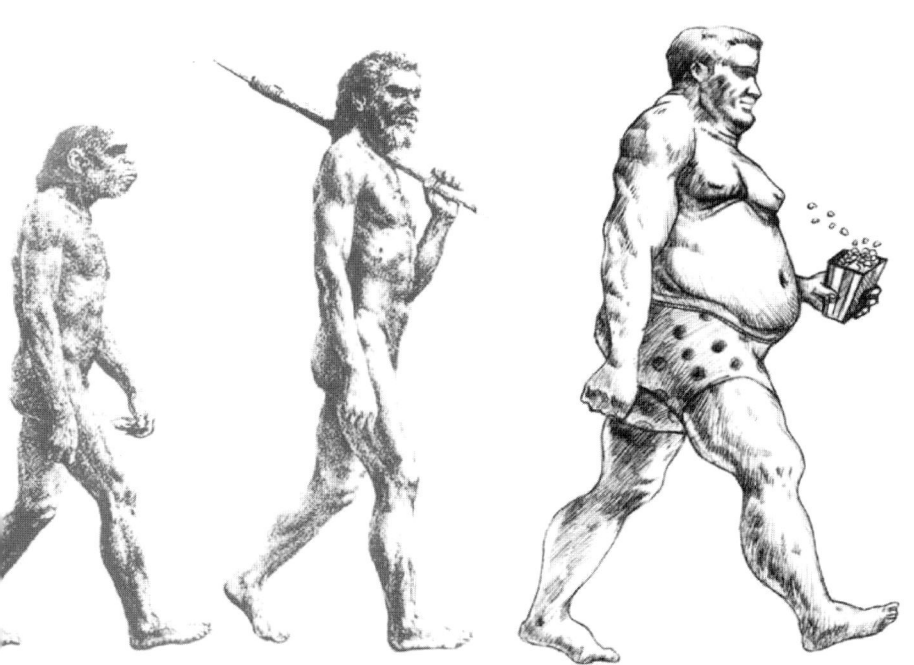

# 4. Wie sehen die Lösungen von morgen aus?

Und wenn wir – vom Feld bis auf unsere Teller – unser aktuelles Ernährungsverhalten für die Mahlzeiten von morgen verändern würden?

## Genau definierte Mahlzeiten mit den notwendigen Kalorien und hohem Genusswert

Nichts geht ohne die Rehabilitierung des Essvergnügens

## Sag Nein zum Naschen!

Vielleicht essen wir zu viel, aber bestimmt essen wir zu oft

Die Ergebnisse der Fragebogenauswertung der freiwilligen Teilnehmer der »Diabetes-Studie« von 2002 war recht erstaunlich. Obwohl die (übergewichtigen und zuckerkranken) Studienteilnehmer allesamt abnahmen, gaben sie in ihrem Fragebogen zum Thema Lebensqualität an, dass sie noch nie so viel Genuss beim Essen verspürt hätten. Und obwohl sie das Gefühl hätten, mehr zu essen als zuvor, verlören sie bei alledem noch an Gewicht ... Weiter konnte man in den Antworten lesen, dass die Probanden nur noch selten Hunger oder das Gefühl hatten, ihnen fehle etwas, wie das bei früheren Diäten der Fall war, wo sie auf vieles verzichten mussten. Hier bekamen sie endlich wieder Dinge zu essen, die ihnen vertraut, vorher jedoch verboten waren. Durch diese neue Wahl verhinderte man, dass sie sich bereits zwei Stunden nach dem Essen erneut an den Vorrats- oder Kühlschrank machten und sich dort wieder die eingesparten Kalorien oder den Zucker holten, der ihr Insulin wieder ansteigen ließ.

Bei den Gründen der Fettleibigkeit ist es schwierig zu unterscheiden, ob es an der Qualität der Lebensmittel oder am Ernährungsverhalten liegt. Wir verbringen heute weniger Zeit bei Tisch, das ist gewiss, aber nicht unbedingt weniger Zeit mit Essen. Das »Snacking«, die leckeren Knabbereien zwischendurch, hat seinen festen Platz in unserem Speiseplan. Überall werden heute Süßigkeiten verkauft, in Zügen, auf Bahnhöfen, an der Bushaltestelle ... Und die einladende Auslage mit Süßigkeiten an der Tankstelle, direkt neben der Kasse: Man bezahlt das Benzin fürs Auto und nimmt gleich auch noch eine Dosis Zucker für den eigenen Motor mit, die das Insulin im Körper ansteigen lässt. Das hat ganz offensichtlich dramatische Konsequenzen, da wir unseren Stoffwechsel ja von Lucy geerbt haben: Denn dieser registriert jeden Zucker, der aufgenommen wird und stoppt sofort seine Mobilisierung der Fettreserven. Mit jedem gezuckerten (möglicherweise auch nur künstlich gesüßten) Pausensnack unterbrechen wir den still ablaufenden Fettabbauprozess, der unsere Organe zwischen den Mahlzeiten mit Energie versorgt.

Aber jede süße und fette Pause stoppt nicht nur die Abbauprozesse, sondern fördert auch die Einlagerung der überflüssigen Energie. Und weil der Pausensnack sehr häufig aus der unheilvollen Mischung von schnell verdaulichem Zucker und gehärtetem Pflanzenfett besteht, ist diese Einlagerung meist von Dauer. Es lebe das gute alte Butterbrot aus Vollkornmehl, mit Butter aus Milch von weidenden Kühen und dazu zwei Stückchen schwarze Schokolade, wie wir es früher beim Nachmittagsimbiss aßen! Unser Körper ist einfach nicht darauf eingerichtet, mit ständigen Knabbereien fertig zu werden, die wir ihm zumuten. Auf dem Weg zur Rückeroberung unserer Gesundheit und nebenbei auch unserer »Bikinifigur« (das gilt auch für Männer ...), müssen wir unser persönliches Verhaltensmuster dieser Erkenntnis anpassen.

## Sagen wir Ja zu Genuss und Qualität ... für alle!

**Denn es ist schwierig, etwas an unserem Essverhalten zu ändern, ohne auch die Lebensmittelqualität zu verbessern**

Bei manchen Ernährungskongressen spielt sich der spektakuläre Teil abseits der großen Hörsäle ab, nämlich während der Pause auf den Gängen oder mittags in der Kantine. Es gibt natürlich auch unter den Ernährungswissenschaftlern fettleibige und magersüchtige. Der durchschnittliche BMI all dieser Spezialisten liegt vermutlich ziemlich nahe am Durchschnitt der Gesamtbevölkerung. Diese Ernährungsfachleute können nicht nur Wörter wie INSULIN, KATECHOLAMIN oder GLUCAGON richtig buchstabieren, sondern sie kennen auch genau ihre Funktion im Organismus. Dennoch hält sie das nicht davon ab, sich in den Pausen auf all das bereitgestellte Gebäck zu stürzen, das bestimmt mindestens 20 Prozent Fett enthält.

Natürlich übertreibe ich ein wenig, aber ... gar nicht mal so viel. Wenn ich dies so darstelle, dann um zu zeigen, dass Wissen allein in der Ernährung nicht ausreicht. Allen Teilnehmer an diesen Kongressen ist bewusst, dass die fetthaltige und gezuckerte Zwischenmahlzeit in der Zehn-Uhr-Pause ungesund ist. Aber selbst mit einem Doktortitel in Ernährungswissenschaften ist es nicht einfach, der Versuchung der kleinen knusprigen Schokokekse zu widerstehen, selbst wenn man weiß, dass sie voller Zucker, überflüssiger Kalorien und gesättigter, ja sogar gehärteter Transfettsäuren stecken ... Den Konsumenten dieser kleinen Freuden also die Schuld in die Schuhe zu schieben, trägt deshalb wohl kaum zu einer gangbaren und allumfassenden Lösung des Adipositas- und Übergewichtsproblems bei.

Die Suche nach dem richtigen Ernährungsverhalten müsste Hand in Hand gehen mit einer Qualitätsverbesserung der Lebensmittel. Der Mensch ist von Natur aus ein Genießer. Eine reichhaltige Mahlzeit, bestehend aus geschmacklich und ernährungsphysiologisch hochwertigen Lebensmitteln, ist die Basis für eine gesunde Ernährung, für eine Ernährungsweise mit festen Mahlzeiten und einem angenehmen Esserlebnis.

Es wäre absolut verhängnisvoll, wenn gesunde Nahrung kein Essvergnügen bereiten könnte. Nach diesem Denkschema entstand der Mythos des Cholesterins und der »bösen« tierischen Fette, als vermeintliche Quelle des Genusses und somit auch Ursache für Todesfälle im Zusammenhang mit Herz-Kreislauf-Erkrankungen. Unsere Studie hat dazu beigetragen, die Schwachstellen dieser Verteufelungstheorien aufzuzeigen. Aber der Geist der 60er-Jahre scheint teilweise noch bis zu Beginn des 21. Jahrhunderts nachzuwirken. In einem kürzlich erschienen Buch durchforsten zwei renommierte Ernährungsspezialisten auf akribische Weise Produkte aus dem Handel und zerlegen sehr detailliert die Etiketten und die Zusammensetzung der Nahrungsmittel in pädagogisch anmutender Weise. Leider entschließen sie sich dazu, die Produkte in eine Ernährungsnorm einzuteilen, welche zwischen »hoher Gaumenfreude« auf der einen Seite und »hoher Ernährungsfreude« auf der anderen Seite reicht: Das ist wirklich schade. Auch wenn das Wort Freude noch mit Ernährung in Verbindung gebracht wird, stiftet diese Art von Aufteilung von sündhaftem Genuss einerseits und trister gesunder Ernährung andererseits bei den Konsumenten wieder einmal Verwirrung. Und außerdem werden all jene entmutigt, die auf dem Gebiet der Fettsuchtbekämpfung arbeiten und schon längst verstanden haben, dass Diätvorschriften, die Gesundheit und Genuss trennen wollen, zum Scheitern verurteilt sind. Nachdem mein Vater mit 65 Jahren einen Herzinfarkt erlitten hatte, gab ihm sein Herzspezialist den Rat, bei jeder Hauptmahlzeit zwei Gläser roten Bordeaux-Weins zu trinken. Während all der folgenden Jahre befolgte mein Vater diesen Rat seines Kardiologen peinlich genau. Wenn er zu mir auf Besuch kam, habe ich ein paar Mal versucht, ihm einen Wein von der Loire oder von anderswo aufzutischen, jedoch ohne Erfolg. Die Vorschrift seines Arztes umfasste allein den Bordeaux, also hat er Wein dieser Provinz getrunken, mit einer Hartnäckigkeit, die einerseits seinen elsässischen Vorfahren, andererseits seiner militärischen Vergangenheit zuzuschreiben war. Aber weshalb musste es Bordeaux sein? Die wissenschaftliche Studie, die dem zugrunde liegt und der die Weinbauern ihr Glück verdanken, handelt von einem Vergleich zweier Gruppen von Arbeitern aus der Region von Nancy. Die einen tranken viel Bier, die anderen Wein. Und es zeigte sich, dass die ersteren viel anfälliger für Herz-Kreislauf-Erkrankungen waren als die zweite Gruppe. Zwar ist es eher unwahrscheinlich, dass diese Arbeiter aus der Studie regelmäßig teuren Bordeaux-Wein tranken, aber die in dieser Studie vorgenommene Verknüpfung der oxidationshemmenden Eigenschaften der Tanine, die teils direkt aus den Trauben, aber auch aus dem Holz der Eichenfässer stammten, mit jener südwestfranzösischen Weingegend brachten dem Bordeaux dieses positive Image als Heilmittel für das Herz. Das ist umso besser – vor allem für die Bordeaux-Produzenten, und bestimmt auch für meinen Vater, der zu all seinen Mahlzeiten etwas Gutes für seine Gesundheit tun konnte, und das auch noch mit Genuss. Hätte ihm sein Kardiologe einen weniger angenehmen Heiltrank »verschrieben«, hätte er diesen Ratschlag wohl kaum mit dem gleichen Eifer befolgt.

Eine dauerhafte Veränderung im Ernährungsverhalten ist ohne Tafelfreuden nicht möglich. Ganz im Gegenteil: Die Wiederentdeckung des genussvollen Essens ist eine Grundvoraussetzung für eine mögliche Änderung unserer Gewohnheiten bei Tisch und für eine Abkehr von der ständigen Nascherei. Genuss bei Tisch ist ein komplexes Erlebnis, das Gaumenfreuden mit geselliger Gemütlichkeit verbindet.

Der Marketingprofessor Mohamed Merdji und der Soziologe Claude Fischler vom CNRS,[24] mit denen unser Forschungsteam zusammenarbeitet, haben anhand von tausend individuellen Fragebögen ein erstaunliches Wörterbuch zur französischen Küche entwickelt. Darin unterscheiden sie zwischen vier verschiedenen Kategorien, angefangen mit der wichtigsten:

— Die regionale Küche, mit einem Wortschatz, der das Ländliche und Bäuerliche widerspiegelt (die Landregion, den Bauernhof, den Markt, den Produzenten ...).

— Essen als gesellschaftlicher Anlass, mit Worten wie Geschmack, Tradition, Familie, Freunde, Zeit, Schaumwein und Eintopf ...

— Die Beschaffenheit und Zusammenstellung der Mahlzeiten, umschrieben mit den Begriffen: Vorspeise, Hauptgang, Dessert, Fisch, Käse ...

— Und schließlich Schlüsselworte zur ausgewogenen, gesunden Küche, die nahe bei denen der regionalen Küche und der Geselligkeit liegen: natürlich, biologisch, ausgewogen, gesund, mediterran.

— Es folgt ganz zum Schluss noch der Teil mit den naturwissenschaftlichen, selektiven Begriffen wie Kohlenhydrate, Lipide, Eiweiße, zucker- und fettfrei.

---

24 Centre Nationale de Recherche Scientifique/Staatliches Zentrum für wissenschaftliche Forschung

Natürlich kennen wir alle das eilig eingenommene Mittagessen im Auto oder in der Warteschlange, die immer öfter die schönen Momente mit Freunden in geselliger Runde ersetzen. Ab und zu setzt sich das Fast Food ganz einfach aus praktischen Gründen durch. Aber der Konsument ist ein komplexes Wesen: Mittags McDonalds, und ein gemütliches Nachtessen mit dem Prädikat »gesund und regional« ist kein Widerspruch und kommt gar nicht mal so selten vor. Die Antworten auf die Fragebögen von Merdji und Fischler zeigen, dass häufig der Wunsch der Vater des Gedankens ist. Zu sagen, man solle weniger zwischendurch naschen und eher richtige Mahlzeiten zu sich nehmen, ist eine Sache, dies dann aber in die Tat umzusetzen ist eine ganz andere. Auch hier kommt der Ernährungserziehung ein großer Stellenwert zu. Aber nur durch den Verzicht auf Genuss erreicht man rein gar nichts.

Die nahe Verwandtschaft der wichtigsten Schlüsselworte aus den drei Richtungen »Genussküche«, »regionale Küche« und »gesunde Küche« geben Anlass zu Optimismus. Es ist zweifellos möglich, eine dauerhafte Veränderung der Ernährungsgewohnheiten durchzusetzen, bei der sich Genuss und Gesundheit ergänzen – und nicht bekämpfen. Eine »gute« Mahlzeit ist der beste Schutz vor der Versuchung des Naschens, die jeweils nach einer unzureichenden und unbefriedigenden Mahlzeit lockt.

Zurzeit ist auf europäischer Ebene oft die Rede von Verordnungen im Bereich der Ernährung, wie zum Beispiel der Etikettierung von Lebensmitteln. Einer der Vorschläge sieht das Anbringen von farbigen Etiketten auf den Produkten vor: Rot für »schlechte« Lebensmittel, die zu viel Fett oder Zucker enthalten, gelb für »neutrale« Lebensmittel und grün für die »guten« Produkte. Natürlich ist dabei nichts vorgesehen, um das Verhältnis von Omega-6 zu Omega-3 zu dokumentieren, obwohl dies zweifellos ebenso wichtig wäre!

In Großbritannien hat man bereits damit begonnen, mit gutem Erfolg, wie es scheint … Die Verkaufszahlen der Produkte mit rotem Etikett sind scheinbar um 40 Prozent gesunken. Aber was geschieht, wenn der Konsument es satt hat, Produkte zu kaufen, die seitens der Behörden besonders empfehlenswert, aber geschmacklich äußerst fade sind? Zweifellos das Gleiche wie am Ende jeder »Jo-Jo-Diät«: Möglicherweise wird es gar schlimmer als zuvor!

Diese Verbotspolitik existiert nun seit rund 20 Jahren. Ein Freund erzählte mir, dass ihm sein Vertrauensarzt bei der letzten Routineuntersuchung empfohlen hatte, künftig auf Butter und Wurstwaren zu verzichten. Mein Freund ist topfit, hat keine besonderen Probleme, weder Übergewicht noch sonst etwas. Er ist nur kürzlich 50 geworden … Und das scheint für seinen Arzt Grund genug zu sein, ihm all diejenigen Produkte zu verbieten, die viel von den »vermeintlich schlechten« tierischen Fetten enthalten.

Eine ausgewogene Ernährung, die auch den Aspekt des Genusses, der Geselligkeit und der Tradition mit einbezieht, kann mit solchen Ratschlägen freilich nichts anfangen. Die Einteilung in »gute« und »schlechte« Lebensmittel ist aus ernährungswissenschaftlicher Sicht völlig absurd. Kein Lebensmittel sollte verteufelt werden, einzig die konsumierte Menge gilt es zu berücksichtigen. Genau diese Logik hat ja seit 40 Jahren dafür gesorgt, dass tierische Fette, die zwar reich sind an gesättigten Fettsäuren, aber auch an einfach ungesättigten und an Omega-3, durch pflanzliche Fette ersetzt wurden, die ebenfalls viel gesättigte Fettsäure enthalten und daneben noch einen großen Anteil Omega-6, mit den schon ausreichend beschriebenen Folgen.

Dieses »Schwarz-Weiß-Denken« ist zweifellos einer der Gründe für die Adipositasepidemie. Es ist niederschmetternd, feststellen zu müssen, dass man die Fettleibigkeit erneut mit den gleichen Maßnahmen bekämpfen will: Jetzt einfach in Farbe (rot, gelb und grün) und mit noch mehr Nachdruck. Bei diesem »Ampelsystem« werden die Lebensmittel anhand ihres Gehalts an Salz, Zucker und Fett eingeteilt. Enthält ein Lebensmittel eines dieser drei Bestandteile in großer Menge, bekommt es dafür die rote Ampel, was manchmal zu seltsamen Schlüssen im Rahmen einer bewussten Ernährung führen kann. So beispielsweise im Getränkeregal: Coca-Cola light bekommt eine grüne Ampel, während Vollmilch eine rote erhalten wird ... Nichts gegen Coca-Cola light, aber trotzdem ... Welch triste Welt!

Dr. Bernard Schmitt stellte fest, es sei leichter, die Ernährungsgewohnheiten der Schweine und Kühe zu verändern, von deren Produkten sich seine Patienten ernähren, als die Essvorlieben der Patienten. Damit beweist er, dass er über Intuition, gute Menschenkenntnis, aber auch über ein großes Mitgefühl für seine Patienten verfügt. Diese Intuition von Dr. Bernard Schmitt, die auf dem täglichen Kontakt mit seinen fettleibigen oder magersüchtigen Patienten basiert, sagt ihm, dass es durchaus Vorteile hat, eine Ernährungsweise zu wählen, die im Einklang mit dem gewohnten Essverhalten dieser Menschen steht (die »verbotenen« Genüsse eingeschlossen). Zugleich werden Lebensmittel verwendet, die sich günstig auf die Vorbeugung von Übergewicht auswirken. Abgesehen von einigen Leuten mit krankhaften Essstörungen werden wir alle früher oder später einmal schwach angesichts einer verführerischen Süßigkeit mit viel Zucker und Fett in einer netten und geselligen Runde. Umso wichtiger ist es, die Qualität der Produkte zu verbessern, aller Produkte, und dabei nicht einzelne zu verteufeln, zu Sündenböcken zu machen, nur weil sie nicht die richtigen Ampelfarben tragen.

Wenn es so einfach wäre, das Einkaufsverhalten nachhaltig mittels dieser Farben zu beeinflussen, würde die Tabakindustrie schon seit langem keine einzige Zigarette mehr verkaufen, steht doch auf jeder Verpackung, dass »Rauchen tötet« ...

Von der Verteufelung von Lebensmitteln bis zur Schuldzuweisung an deren Konsumenten ist es manchmal ein kurzer Weg. Manche selbst ernannten Experten machen es sich leicht und sagen: Man muss nur das Richtige essen, das ist alles! Dem Konsumenten wird einfach gesagt, was er essen soll und was nicht. Samstags wird der Einkauf nicht mehr mithilfe einer Liste getätigt, auf der lauter leckere Dinge und regionale Erzeugnisse stehen, sondern es wird eine Einkaufsliste sein, auf der lauter »grüne« und höchstens »gelbe« Produkte stehen. Die Entwicklungsgeschichte unserer Ernährungsregeln erinnert mich an einen Science-Fiction-Film aus meiner Jugend. Sojajoghurt mit grünem Etikett und Joghurt aus Kuhmilch mit gelbem Etikett, schon befinden wir uns mitten im Film »Jahr 2022 ... die überleben wollen« (englischer Titel: »Soylent green«, dabei kommt Soylent von Soja. Ein Science-Fiction-Film aus dem Jahr 1973, der die Probleme der exzessiven Nutzung endlicher Ressourcen thematisiert).

Für 70 Prozent der Franzosen ist Essen immer noch ein Genuss, 55 Prozent davon verbinden Essen mit einem erfreulichen Erlebnis und gleichzeitig denken 45 Prozent, dass dies wichtig sei für die Gesundheit. Wenn also die Begriffe Genuss und Gesundheit so eng mit dem Essen verbunden sind, weshalb sollte man diese angenehme Koexistenz zerstören und sie durch eine pharmazeutische Logik mit guten und schlechten Produkten verdrängen? Eine richtige Erziehung in Sachen Ernährung lässt sich nicht mit der Einteilung der Lebensmittel in »gut und schlecht« vereinbaren. Umso weniger, als die nur quantitativen Einteilungskriterien höchst umstritten sind.

Wenn einige Lebensmittel tatsächlich gefährlich für die Gesundheit sind, dann müssen sie zweifelsohne verboten werden. So ist das zum Beispiel in Dänemark und erst kürzlich in den Restaurants der Stadt New York geschehen, wo die teilweise gehärteten pflanzlichen Fette und die künstlichen Transfettsäuren verboten wurden. Aber für die anderen Nährstoffe, bei denen es mehr um die Menge und die Art der Zusammensetzung geht, ersetzen die Ampelfarben auf den Packungen ganz bestimmt keine gute Erziehung und Information in Sachen Ernährung.

### Wie kann man Transfettsäuren ersetzen?

*Die Geschichte der Transfettsäuren ist ein hervorragendes Beispiel für manche Absurditäten in unserem Ernährungsverhalten. Diese komplett künstlich erzeugten Fettsäuren fanden in großer Menge den Weg auf unsere Teller, weil eine vereinheitlichte Ernährungsphilosophie die tierischen Fette unter dem Vorwand, zu stark »gesättigt« zu sein, verdrängt hatte. Es dauerte nicht allzu lange, bis man feststellte, dass diese einseitige Sichtweise ein ungesundes Ausmaß angenommen hatte. Denn diese pflanzlichen Transfettsäuren breiteten sich in den Lebensmitteln immer stärker aus, natürlich auch dort, wo besonders Kinder zugreifen (wie zum Beispiel bei Süßigkeiten und Gebäck ...). Inzwischen ist nachgewiesen, dass sie schädlich sind, aber die Nachfrage nach »festen und maschinengängigen« Fetten für die Herstellung von Lilis Schokokeksen bleibt ungebremst. Das immer noch vorhandene Vorurteil gegenüber tierischen Fetten im Zuge einer (angeblich) gesunden Ernährung lässt in der Lebensmittelindustrie noch immer keinen Platz für den Ersatz durch reine Butter. Wir können darauf wetten, dass die Transfettsäuren schließlich durch vollständig hydrierte pflanzliche Fette ersetzt werden ...*

*40 Jahre Unsinn, 40 Jahre vages Herumversuchen, 40 Jahre Lügen, und damit hat sich's: Man verdammt die tierischen Fette aufgrund ihres hohen Gehalts an gesättigten Fettsäuren (etwa 50 Prozent) und ersetzt sie durch teilweise gehärtete Pflanzenfette, die man später wiederum ersetzt durch 100 Prozent gesättigte pflanzliche Fette. So hat man also innerhalb von 40 Jahren den Konsum von gesättigten Fettsäuren gerade bei den am meisten konsumierten Fetten (also den pflanzlichen) nahezu verdoppelt. Ich übertreibe? Leider nein!*

Lucy hat damals Fleisch vom Mammut gegessen, das heutzutage bestimmt mit einem roten Punkt gekennzeichnet würde. Unsere ursprüngliche Ernährung, die auf unser Erbgut abgestimmt ist, aber auch die zahlreichen traditionellen Speisen, die über Generationen des »traditionellen Leons« erarbeitet wurden, wären heute wohl alle rot abgestempelt. Und wenn man dann samstags den ganzen Einkaufswagen voll hat mit »grünen« Produkten, daraus eine geschmacklose Mahlzeit zubereitet und verzehrt, so ist am Abend der Weg vom Sofa zum Vorratsschrank nicht weit, um in guter alter Jägermanier nach Produkten mit einem »roten« Punkt Ausschau zu halten, um sich so den trostlosen Abend zu versüßen. Es ist sicherlich etwas »faul« an unserer Ernährung, aber mit farbigen Etiketten werden wir das verlorene Gleichgewicht nicht wieder herstellen können.

# Ja zu mehr körperlicher Betätigung!

## Lieber mehr Energie verbrennen, als überschüssige Energie einlagern

Lucys Gene scheinen nicht ganz gerecht auf uns alle verteilt worden zu sein. Wir kennen sie alle: Diese Menschen, die unverschämterweise essen können, so viel sie wollen und dabei kein Gramm zunehmen. Wir können uns mit der Vorstellung trösten, wie sie wohl in schlecht gegerbten Fellen in der hintersten Ecke der Höhle in der Härte des Steinzweitwinters gezittert hätten. Zweifellos hätten sie nicht einmal den Monat Oktober in diesem schrecklichen Winter im Jahr 20213 v. Chr. überlebt, sondern wären bei den ersten Frösten jämmerlich erfroren, weil ihr Körper einfach nicht in der Lage war, Fett zu synthetisieren und einzulagern.

Aber wir alle kennen auch die Cousine, die von einer Diät zur nächsten geht und allein beim Anblick einer frittierten Kartoffel mindestens ein Kilo zunimmt. Sie hätte kaum Probleme gehabt vor 20.000 Jahren. Das liegt daran, dass die Mechanismen der Lipogenese (Herstellung und Einlagerung von Fett) sehr komplex sind und von zahlreichen Enzymen abhängen, deren Aktivität durch unsere individuell und entsprechend unterschiedlich vorhandenen Gene programmiert sind. Durch dieses einzigartige Potenzial hat jeder Mensch zur Sicherstellung seines Stoffwechsels seinen eigenen Bedarf an Energie. Die »nervösen« Typen, die ohne Gewichtszunahme viel essen können, haben einen verschwenderischen Energiehaushalt, der viele Kalorien braucht. Die Cousine hingegen, die erfolglos versucht, Pfunde zu verlieren, läuft eher wie ein sparsamer »Dieselmotor«, der sehr wenig Energie benötigt, um über die Runden zu kommen.

Wenn man also mit dem genetischen Potenzial gesegnet ist, mit einem noch so kleinen Bonbon Fett zu synthetisieren, sollte man dieses Potenzial zur Fettherstellung und -einlagerung nicht so voll ausschöpfen. In solch einem Falle ist es ratsam, ganz besondere Aufmerksamkeit auf die Omega-6-Fettsäuren und den Zucker zu richten. Von Zeit zu Zeit auf den Nachtisch zu verzichten, ist eine einfach umzusetzende Maßnahme. Und natürlich müssen die Knabbereien zwischen den Mahlzeiten unbedingt ausbleiben.

Es ist schwierig, vom Kalorienkonsum zu schreiben, ohne dabei auch auf den Energieverbrauch einzugehen. Jedermann würde gerne viel Sport treiben, die allermeisten sind jedoch sportlich kaum aktiv. Genau so wie alle sich gerne mit Freunden zum Essen treffen würden, dann aber doch mittags nur ein belegtes Brötchen essen. Im selben Frankreich, in dem das gesellige Beisammensein und der kulinarische Regionsbezug sehr hoch im Kurs steht, bedienen 1.500 McDonalds-Filialen jeden Mittag zwischen ein und zwei Millionen gestresste Franzosen (zu denen ich mich ebenfalls zähle), die ja eigentlich von Kalbsbraten und Eintopf träumen, mit Hamburgern. Es gibt tausend Möglichkeiten körperlicher Ertüchtigung. Wichtig dabei ist einzig, keine Gelegenheit auszulassen. Eine Strecke zu Fuß zurücklegen, statt des Aufzugs die Treppe zu nehmen ... Es gibt viele Möglichkeiten, die auch einfach umzusetzen sind. Und warum nicht eine Runde joggen nach dem üppigen Mahl vom Vorabend? Mit all dem während des unvergesslichen Abends einverleibten Energievorrat lässt sich ziemlichen lange rennen ...

Das sind Banalitäten, ich gebe es zu. Um Kalorien zu verbrennen muss man sich anstrengen, das weiß jedes Kind. Aber es ist wie mit dem Naschen zwischendurch oder mit dem Rauchen. Man will schon aufhören, aber: »Ich beginne morgen damit!« Ich erinnere mich noch genau an ein Gespräch mit David Servan-Schreiber, der gerade sein Buch »Die neue Medizin der Emotionen« veröffentlicht hatte, das sofort zum Bestseller wurde und eine große Wirkung in der breiten Bevölkerung hatte. Er zeigt darin einfache und sehr durchdachte Möglichkeiten, wie medikamentöse und psychotherapeutische Behandlungen ersetzt werden können – was ihm natürlich zahlreiche Anfeindungen und Hetzkampagnen von den entsprechenden Berufsgilden einbrachte. Er ist davon überzeugt, dass die Gefahr für einen Rückfall nach einer schweren Depression durch ein regelmäßiges 15-minütiges leichtes Joggen wirkungsvoller reduziert wird als durch die Einnahme von Antidepressiva. Als ich mich darüber wunderte, antwortete er mir, dass das eigentlich bekannt sei. Aber trotzdem sei es einfacher, eine Pille zu schlucken, als regelmäßig die Laufschuhe zu schnüren – schließlich würden sich alle damit zufrieden geben: sowohl Patienten wie auch die Pharmaindustrie. Beim Übergewicht ist es genau das Gleiche. Ein regelmäßiger Spaziergang, die Treppe anstelle des Aufzugs, die Freude am Sport mit Freunden und vieles mehr sind einfache, in den Tagesablauf einzubauende Tätigkeiten: Der Energieverbrauch wird erhöht und die überschüssigen Kalorien verpuffen.

Gott bewahre uns vor der Verbreitung von Medikamenten, die die Fettsucht durch Unterbindung der Fettsynthese bekämpfen. Sie könnten wirken, indem das Enzym »Delta 9-Desaturase« oder ein anderes Enzym die Lipogenese blockiert oder indem der PPAR Gamma Antikörper oder einer der zahlreichen Rezeptoren gehemmt werden, die in der Entwicklung der Fettgewebezellen eine Rolle spielen. Oder, noch schlimmer, indem sie die Hungerrezeptoren im Gehirn beeinflussen. Möge Gott uns davor bewahren, dass solche Medikamente als Mittel der »ersten Wahl« zum Einsatz kommen.

Selbst wenn dieser Ratschlag bereits abgedroschen tönt: »Treibe Sport« ist der beste Schutz vor Übergewicht.

# Nein zu Verbotsdiäten!

## Kilos, die schnell verschwinden, sind umso schneller wieder da

Um sein Gewicht zu halten, muss man ständig an dieser Aufgabe arbeiten. Diäten, mit denen man innerhalb von einigen Tagen oder Wochen viel Gewicht verlieren kann, sind nicht nur in den meisten Fällen wirkungslos, sondern oft sogar gefährlich. Hüten wir uns vor Wunderdiäten, die uns vorgaukeln, es reiche, Ende Juni mit einer Diät zu beginnen, um im Juli eine top Bikinifigur zu haben ... 70 Prozent der französischen Bevölkerung (ohne deutlichen Geschlechtsunterschied) geben zu, mindestens einmal pro Jahr eine Diät auszuprobieren. Die Resultate stimmen nachdenklich: Laut der gleichen Quelle gelingt es 75 Prozent der Diätwilligen auch tatsächlich, Gewicht zu verlieren, 90 Prozent von ihnen nehmen die verlorenen Kilos wieder zu oder, noch häufiger, liegen mit dem Gewicht nach einer gewissen Zeit sogar über dem Niveau vor Diätbeginn. Das ist eigentlich nicht erstaunlich: In unserer modernen Welt mit einem permanenten Überangebot an Nahrung verursacht Lucys sparsamer Energiehaushalt große Probleme.

Zwei Drittel unseres Energiebedarfs sind unvermeidbar. Lucy hat ihren Stoffwechsel perfekt darauf abgestimmt, auch in Zeiten der Not überleben zu können. Ihr Herz braucht Energie, um stets zu schlagen, auch das Gehirn muss andauernd gut versorgt sein. Wenn es einmal zu wenig Nahrung hatte, entwickelte Lucys Stoffwechsel neue Wege, um Energie zu sparen. Sind diese »Sparmaßnahmen« einmal eingeschaltet, bleiben die verbesserten Stoffwechselwege meistens erhalten, manchmal gar für immer. Das ist der Grund, weshalb diese Hauruck-Diäten meist »schwerer« enden, als sie begannen.

Energietechnisch gesehen, erscheint dies logisch: Unser Körper registriert, dass die Nahrung knapp wird und stellt sich auf eine längere Periode der Entbehrung ein. Folglich verbessert er den Wirkungsgrad seines Stoffwechsels.

Wenn also die Mammuts diesen Winter nicht auftauchen sollten, werden die Lucys des 21. Jahrhunderts dennoch bis zum Frühling durchhalten, indem sie ihren Stoffwechsel effektiver machen und Kalorien sparen. Die Fettzellen schmelzen nicht, im Gegenteil, bei einem neuerlichen Energieüberangebot wird umgehend noch mehr eingelagert, wie dies nach Ende der Diät oft der Fall ist (wenn die Mammuts aber dennoch kommen sollten, wird der von reichlich Kalorien entwöhnte Körper diese erfreuliche Nachricht »gut aufnehmen«). Es ist also nicht ratsam, sein Gewicht schnell zu reduzieren.

Wer abnehmen will, muss dieses Ziel langfristig ins Auge fassen – jedenfalls nicht erst drei Wochen vor Beginn der Bikinisaison.

Vor einigen Jahren nahm ich an einer von einem Ernährungsspezialisten organisierten Konferenz teil. Dieser Fachmann erklärte, wie wichtig der richtige Umgang mit den Kalorien sei und bemühte dabei den häufig zitierten Vergleich: »Wenn man täglich ein Stück Zucker zu viel in seinen Kaffee gibt, wird sich dieser Zucker in Fett umwandeln und in zehn Jahren können daraus bis zu zehn Kilo Übergewicht werden.« Am Ende der Konferenz stellte ihm jemand aus dem Publikum die folgende, absolut folgerichtige Frage: »Wenn ich jeden Tag ein Stück Zucker weniger in meinen Kaffee gebe, werde ich dann in zehn Jahren zehn Kilo weniger wiegen?« Ich erinnere mich nicht mehr an seine Antwort, aber an sein erstauntes Gesicht! Man kann offenbar die Entwicklung von Übergewicht nicht auf die simple Gleichung »aufgenommene Kalorien minus verbrauchte Kalorien« reduzieren.

Wir verfügen über komplexe »Anpassungsmechanismen«, die in beiden Prozessen der Gewichtskontrolle eine wichtige Rolle spielen: Während einer Phase der Enthaltsamkeit werden Kalorien viel effizienter verbrannt. Danach ist unser Organismus umso besser angepasst, um Energie noch wirksamer in Form von Fett einzulagern. Dies ist sicherlich der Hauptgrund für das Versagen der meisten Diäten, die darauf beruhen, weniger zu essen und die deshalb den unrühmlichen Namen »Jo-Jo-Diäten« erhalten haben. Im Gegensatz dazu können durch einen Mehrverzehr an Kalorien gegenteilige Mechanismen ausgelöst werden, welche die überschüssige Energie verbrennen. Aber offensichtlich haben diese Abläufe ihre Grenzen. Es macht keine Probleme, den »einen« Zucker zu verbrennen. Aber wenn es dann mehrere Stücke Zucker sind, ist dieser Anpassungsmechanismus überfordert, was unvermeidlich zur Einlagerung der überschüssigen Energie führt: Zunächst in einem vielleicht unschönen, später sogar in einem gefährlich ungesunden Ausmaß.

Erfolgreiche Diäten sind demzufolge dem Stoffwechsel angepasst. Sie kombinieren Essvergnügen mit sorgfältiger Wahl der Produkte über eine längere Zeit:

— Ein leicht reduzierter Kalorienkonsum, der nicht dazu verleitet, zwei Stunden nach dem Essen zum Vorratsschrank mit den Keksen zu laufen und der es ermöglicht, die Diät über einen längeren Zeitraum ohne zu großen Verzicht durchzustehen.

— Der Genuss bei Tisch muss erhalten bleiben, denn ohne Gaumenfreuden hält wohl kaum jemand eine Diät über längere Zeit durch.

— Eine dauerhaft gute Qualität der Produkte ist unabdingbar.

— Ballaststoffe müssen ein fester Bestandteil der Ernährung sein, denn sie helfen mit, die Insulinausschüttung zu mindern.

— Auch Omega-3 sollten in allen Mahlzeiten vorhanden sein, denn sie spielen eine wichtige Rolle bei der Verbrennung (oder Beta-Oxidation, wie es die Experten nennen) der überschüssigen Kalorien.

- Sie reduzieren den Transport und die Synthese von Fett auf Dauer und verhindern den »Jo-Jo-Effekt«.
- So wenig wie möglich »schnellen« Zucker, Palmöl und gehärtetes Fett.
- Ein ausgewogenes Omega-6-/Omega-3-Verhältnis ist ebenfalls zu beachten.

Auf jeden Fall sollte man die Etiketten auf den Produkten lesen, denn sie liefern viele wertvolle Informationen. Die Liste der Inhaltsstoffe muss auf den Verpackungen immer abgedruckt sein, das konnten wir bei Lilis Einkäufen sehen. Manchmal stehen da aber auch seltsame, ausweichend formulierte Dinge, wie die »HVNI« (Huiles Végétales Non Identifiées – nicht identifizierbare Pflanzenöle). Trotz allem sind mitunter wichtige Angaben dabei. Ist auf einer Packung der Nährwert angegeben, steht dazu leider meist nur der Gehalt an Gesamtlipiden, oder wenn, dann allenfalls noch die Menge an gesättigten Fetten. Meist fehlt aber bedauerlicherweise die Angabe, wie viel Omega-6- und Omega-3-Fettsäuren im Produkt enthalten sind.

## Qualitativ hochwertige Produkte für alle

### Fettleibigkeit sollte kein Armutszeugnis sein

Laut der OBEPI-Studie[25] ist Fettleibigkeit direkt und eng mit dem Haushaltseinkommen verbunden. Während in Haushalten mit einem mittleren Einkommen 13 Prozent der Menschen fettleibig sind, steigt dieser Anteil in der Gruppe mit den niedrigsten Einkommen (weniger als 900 Euro/Monat) auf 19 Prozent, liegt bei 15 Prozent bei Monatseinkommen von 2.000 Euro und sinkt weiter auf »lediglich« neun Prozent, wenn das Einkommen rund 3.000 Euro monatlich beträgt und erreicht mit fünf Prozent die tiefste Frequenz in der Bevölkerungsschicht mit den höchsten Einkommen (5.000 Euro und mehr pro Monat). Der Hüftumfang ist also umgekehrt proportional zur Größe des Geldbeutels. Diese Beziehung findet man in allen Ländern der Welt wieder. Aber warum? Wie immer gibt es dafür mehr als einen Grund. In zahlreichen Fachartikeln gibt man der mangelnden Erziehung im Ernährungsbereich die Schuld, manchmal auch der fehlenden körperlichen Tätigkeit und fast immer dem hohen Preis für qualitativ hochwertige Lebensmittel. Keine dieser Erklärungen ist für sich genommen ausreichend. Die dritte (die hohen Kosten der Lebensmittel) macht hingegen ratlos. Denn das würde bedeuten, dass diejenigen Haushalte, die für Lebensmittel am wenigsten Geld zur Ver-

---

25 Bericht über die Entwicklung von Adipositas in Frankreich zwischen 1997 und 2006

fügung haben, am häufigsten den ernährungsbedingten Erkrankungen und der Adipositas ausgesetzt sind. Oder anders gesagt, je billiger die Nahrungsmittel, desto ungesunder sind sie auch.

Sollte das stimmen, wäre es sehr beunruhigend. Die Banalisierung der Lebensmittel und die Jagd nach dem »Schnäppchenpreis« sind ein wichtiger Faktor. Zum anderen gibt es zu Beginn des dritten Jahrtausends die zunehmende Tendenz von Lebensmittelhandel bis zum Harddiscounter, wenige Artikeln auf einer übersichtlichen Fläche anzubieten: immer billigere Lebensmittel, damit die Nahrungsgüter einen stetig kleiner werdenden Anteil am Budget ausmachen. Diese Geschichte ist allen Profis in der Lebensmittelverarbeitung und im Handel bekannt: Fragt man eine Verbrauchergruppe nach den Hauptkriterien beim Kaufentscheid für ein Lebensmittel, stehen an erster Stelle Qualität, Herkunft und Geschmack – der Preis rangiert in solchen Umfragen weit hinten und spielt nur bei 20 Prozent der Käufer eine wichtige Rolle. Lässt man dieselbe Gruppe von Testpersonen hingegen in einem Supermarkt einkaufen, rückt plötzlich der Preis an die erste Stelle und beeinflusst die Kaufentscheidung zu 80 Prozent, die vielgelobte Qualität hat nur noch 20 Prozent Einfluss. Wenn es also tatsächlich eine umgekehrt proportionale Beziehung zwischen der ernährungswissenschaftlichen Qualität der Lebensmittel und ihrem Preis gibt, so ist dies eine sehr gefährliche Entwicklung. Denn es ist eindeutig ein Schritt in die Richtung einer Zweiklassengesellschaft: Die Armen werden immer fetter, die Reichen immer schlanker.

Wie konnte es so weit kommen? Wie kann eine Gesellschaft, die laut entsprechender Verbraucherbefragungen vom Bezug zur Region, von liebevoll zubereiteten Speisen träumt, von Produkten, die von kleinen idyllischen Bauernhöfen stammen, sich auf Tiefpreisangebote mit wenig Geschmack oder geringem Nährwert stürzen? Das ist umso erstaunlicher, wenn wir bedenken, dass 80 Prozent der Verbraucher sich von tiefen Preisen angezogen fühlen. Diese Tendenz betrifft zweifelsohne auch sozial besser gestellte Schichten, die eigentlich mehr Geld für ihre Nahrungsmittel ausgeben könnten (zur Erinnerung: das durchschnittliche Haushaltsbudget sieht »nur« noch 15 Prozent der Gesamtausgaben für Nahrungsmittel vor).

Welche Schlüsse lassen sich daraus ziehen? Die Verbesserung der Ernährung muss über eine qualitative Aufwertung der am meisten konsumierten Lebensmittel erfolgen, damit sich diese Kluft nicht vergrößert: Zwischen denen, die sich Qualitätsprodukte leisten können und sich ohnehin schon Fragen zu ihrer Ernährung stellen und der anderen Bevölkerungsschicht, der es sowohl an Ernährungsbildung wie auch Geld fehlt. Die Jagd nach dem tiefsten Preis geht einher mit der Banalisierung der Produkte.

Es ist doch so, ein Ei ist ein Ei, weshalb soll ich mehr dafür bezahlen, wenn es von einem artgerecht gefütterten und gehaltenen Huhn gelegt wurde? Es gibt Eier von Freilandhühnern, von Bodenhaltungshühnern, von Biohühnern, von Hühnern aus der Region, Eier, die am Vortag gelegt worden sind (teilweise sogar solche, die am Morgen des selben Tages gelegt worden sein sollen: vermutlich werden bald auch Eier vom nächsten Tag zu kaufen sein) und noch viele weitere ... Hat man all diese Eier einmal aus der Verpackung genommen, gleichen sie sich eben – wie ein Ei dem anderen.

Aber abgesehen von ihrer gleichartigen äußeren Erscheinung unterscheiden sich die Eier durchaus. Wenn wir schon bei den Eiern sind, erinnern wir uns an den Artikel der Frau Dr. Simopoulos, der amerikanischen Kinderärztin mit griechischen Wurzeln, die Eier vom Bauernhof ihrer Verwandten in Griechenland verglichen hatte mit den Eiern »made in USA« aus dem Supermarkt ihres Wohnortes Washington. Mit einem naiven, erstaunten Unterton veröffentlichte sie einen wunderbaren Artikel in der wissenschaftlichen Zeitschrift »New England Journal of Medicine«.

Was für die Hühner von Frau Simopoulos aus Griechenland zutrifft, gilt auch für alle anderen tierischen Produkte. Unsere Forschergruppe hat den Zusammenhang zwischen der Tierernährung und der Qualität der so erzeugten Produkte aus verschiedenen Blickwinkeln betrachtet und ist zu recht erstaunlichen Ergebnissen gelangt. Wer schon das Kapitel über die Kreta-Diät gelesen hat, weiß, wie gesund der Verzehr wilder Schnecken ist. Aber die meisten Schnecken, die auf unseren Tellern »landen«, stammen aus Schneckenfarmen und werden gefüttert mit ... Mais und Soja. Man wird kaum noch viel Omega-3 darin finden. Das gleiche gilt für die Fische aus Fischzuchten wie zum Beispiel Karpfen, Barsche oder Welse, die zu den meistverzehrten Arten der Welt gehören. Sie werden mit Mais und Soja gefüttert und sind »wertvolle« Quellen für Omega ... -6. Der Rat der Kardiologen, mehr Fisch zu essen, sollte somit auch die Aufforderung beinhalten, auf die Herkunft der gekauften Fische und deren Fütterung zu achten.

Die wahre Herausforderung für die Lebensmittelindustrie wird in Zukunft nicht mehr die weitere Verbilligung ihrer Produkte sein (schließlich sind die Preise schon sehr niedrig), sondern das Anbieten von gesunden, schmackhaften Produkten, also solche mit einem hohen ernährungsphysiologischen Wert. In Anbetracht des geringen Anteils der effektiven Produktionskosten am Endverkaufspreis eines Produktes scheint dieses hoch gesteckte Ziel durchaus erreichbar. Mithilfe einiger Zahlen lässt sich am Beispiel der Eier belegen, welche Mehrkosten für eine Verbesserung der »inneren« Qualität wirklich anfallen würden.

## Über die Produktionskosten eines Eis und die Deckung des Bedarfs an DHA (Docosahexaensäure) der französischen Bevölkerung

Der durchschnittliche Franzose isst pro Tag etwas weniger als ein Ei, zum Beispiel als Frühstücksei oder in Form von eihaltigen Produkten wie Gebäck oder Mayonnaise.

Für das Huhn dient das Ei der Arterhaltung. Deshalb sind im Ei alle wertvollen Stoffe für die Ernährung des jungen Kükens in den ersten Tagen nach dem Schlüpfen enthalten (Überlebensnahrung): Als erstes einmal das unverzichtbare Cholesterin, aber auch komplizierter aufgebaute Fettsäuren als Strukturfette, leicht aufnehmbare für das ganz junge Küken bestimmte »Phospholipide«. Unter all diesen Fettsäuren findet man auch die Decosahexaensäure (es ist eine Fettsäure aus der Familie der Omega-3, wohl die am kompliziertesten aufgebaute Fettsäure von allen), ein wichtiger Bestandteil im Gehirn, auch im Frontallappen, dem Sitz des logischen Denkens.

Der empfohlene Verzehr dieser Decosahexaensäure liegt beim Erwachsenen bei mindestens 120 Milligramm täglich und bei 250 Milligramm täglich für schwangere und stillende Mütter. Daran lässt sich ableiten, wie wichtig diese Fettsäure für ein gesundes Wachstum und die Entwicklung eines Kindes ist.

Kleine Anmerkung am Rande: Forscher nennen diese Fettsäure meist abgekürzt DHA, schließlich ist die aus dem Griechischen entliehene Bezeichnung Docosahexaensäure nicht unbedingt für den täglichen Sprachgebrauch geeignet. Ich schreibe sie hier nur aus, um Ihnen einen hilfreichen Tipp für die nächste Scrabble-Partie zu geben!

Diese DHA hat also sehr wichtige Funktionen, die sie nur dank ihrer komplizierten Struktur erfüllen kann. Dieser komplexe Aufbau ist eine bauliche Meisterleistung, die die ersten Tiere auf unserer Erde sicher noch nicht synthetisieren konnten. Auch der Mensch kann nur sehr geringe Mengen davon herstellen. Erstaunlicherweise verfügt die schwangere Frau über spezielle biologische Mechanismen, die es ihr erlauben, mehr davon zu produzieren, damit die Versorgung des Ungeborenen mit diesem wichtigen Stoff in dieser sensiblen Phase der Entwicklung gesichert ist.

Da sie sehr aufwendig herzustellen ist, findet man die DHA nur relativ selten in der Natur. Genauer gesagt nur in tierischen Produkten und da insbesondere an zwei Orten: in Raubfischen aus kalten Gewässern (zum Beispiel im Lachs) und im Ei.

Der Lachs reichert DHA unter seiner Haut mit ganz anderen physiologischen Vorgängen als das Huhn an. Der Lachs stellt die DHA übrigens nicht selbst her, sondern nimmt diese besondere Omega-3-Fettsäure mit der Nahrung auf, aus anderen Fischen, die sie wiederum durch den Verzehr von kleineren Meerestieren wie Garnelen erhalten haben, welche ihrerseits DHA-haltige Algen gefressen haben – es ist immer wieder die gleiche Geschichte in der Nahrungskette.

Ein durchschnittliches Ei ist 50 Gramm schwer und enthält zwischen 10 und 100 Milligramm DHA: Ein zehnfacher Unterschied, der allein durch die Ernährung des Huhns bedingt ist. Ernährt sich das Huhn vegetarisch, stellt es das DHA aus pflanzlichem Omega-3 her, das es mit der Nahrung aufnimmt, zum Beispiel in Form von Kräutern oder Leinsamen (das ist vergleichbar mit einer schwangeren Frau – obwohl ich mich sofort für diesen nicht ganz schmeichelhaften Vergleich entschuldigen möchte, wenn er auch biologisch gesehen vollkommen korrekt ist, denn das Huhn will sich mit dem Ei ja ebenso fortpflanzen).

In unseren in der wissenschaftlichen Literatur veröffentlichten Versuchen haben wir eine Steigerung des DHA-Gehaltes im Ei von 10 auf 100 Milligramm erreicht, indem wir im Futter der Hühner fünf Prozent des herkömmlichen Sojas oder Rapses durch gekochte Leinsamen ersetzten, sonst blieb alles gleich.

Ein Legehennenhalter kauft das Futter für seine Hühner zu einem durchschnittlichen Kilopreis von 0,20 Euro ein.

Ein Legehennenfutter, das die oben angegebene Menge an Omega-3 enthält, kostet den Tierhalter höchstens 0,015 Euro mehr pro Kilo.

Ein Huhn frisst pro Tag ungefähr 120 Gramm Futter, um daraus ein Ei zu erzeugen. Aufs Ei umgerechnet betragen die Mehrkosten also 0,015 x 0,12 = 0,0018 Euro, oder 0,18 Eurocent pro Ei.

Eine Schachtel mit sechs Eiern kostet zwischen ein (Käfighaltung) und zwei Euro (Freilandhaltung). Der mittlere Preis für ein Ei beträgt somit zwischen 17 (Käfighaltung) und 33 Cent (Freilandhaltung).

Im Übrigen gibt es keine Unterschiede in Bezug auf die Inhaltsstoffe bei Eiern aus Käfighaltung, aus Freilandhaltung oder von Biohühnern. Denn, wir erinnern uns, »das Huhn legt sein Ei mit dem Schnabel«, was bedeutet, dass allein die Ernährung und nicht die Haltung die Zusammensetzung des Eis beeinflusst.

*Was für eine Idee: Man könnte ganz einfach zwei Drittel des Bedarfs an DHA der französischen Bevölkerung ohne Überfischung der Weltmeere decken, ohne ökologische Probleme mit den fleischfressenden Zuchtfischen zu verursachen, und auch – für die hartnäckigsten Gegner – ohne die Zufuhr des Cholesterins zu erhöhen.*

*Laut Meinung aller namhaften Spezialisten auf diesem Gebiet führt dieser Ansatz zu einer erheblichen Verbesserung der Versorgungssituation in der Bevölkerung, und im Übrigen werden Eier, die auch eine wertvolle Eiweißquelle darstellen, in den »unteren« Bevölkerungsschichten mit Gewissheit mehr konsumiert als Nordseelachs.*

*Dieser Fortschritt in der Ernährung hat jedoch seinen Preis. Nämlich exakt ein Prozent Mehrkosten für Eier aus Käfighaltung und 0,5 Prozent für Eier aus Freilandhaltung.*

*Das ist nicht viel ... faktisch bedeutet das für eine vierköpfige Familie Mehrkosten von rund 2,60 Euro pro Jahr.*

Würden alle französischen Hühner so gefüttert, wie die auf dem Hof von Frau Simopoulos in Griechenland, könnte ein gewichtiges Ernährungsproblem durch präventive Maßnahmen mit Mehrkosten von lediglich 2,60 Euro pro Familie und Jahr gelöst werden.

Aber offenbar ist das nicht ganz so einfach. Wenn wir uns die Zeit genommen haben, den farbig gedruckten Text sorgfältig zu lesen, werden wir unschwer feststellen, dass der Preis eines Eis zur Hauptsache durch Verpackung, Transport, Steuern und so weiter bestimmt wird. Und bewegt sich die Herstellung nur ein kleines bisschen außerhalb der Standardproduktionskette, wachsen die Kosten schnell ins Unermessliche. Ein Produktionsschritt daneben und die Kosten verdoppeln, ja verdreifachen sich sogar. Wollen wir nachhaltig eine Zweiklassenernährung vermeiden, so ist es unumgänglich, dass diese auf eine bessere Ernährung und Gesundheit ausgerichtete Produktion von Nahrungsmitteln aus dem Nischendasein heraustritt und eine für alle erschwingliche Massenbewegung wird. Was für das Ei zutrifft, gilt auch für alle anderen tierischen Produkte. Ich werde Ihnen nicht noch einmal am Beispiel der Milch zeigen, was ich mit den Eiern gerade getan habe, aber wenn wir uns die Bedeutung der Fette in der Milch vor Augen führen (33 Gramm durchschnittlicher Tagesverzehr pro Person), wäre es nicht ganz richtig, diesen Punkt zu übergehen. Betrachten wir die Fütterung der Kuh mit Gras und Leinsaat statt mit Mais und Soja, so beträgt der Unterschied 20 bis 40 Prozent der Palmitinsäure (dieser »schlechten« gesättigten Fettsäure, die ihren Namen der Ölpalme verdankt).

Bei den oben angegebenen 33 Gramm täglich entsprechen 20 Prozent weniger einer geringeren Aufnahme an Palmitinsäure pro Person von rund 6,6 Gramm.

Eines der Ziele des PNNS[26] ist es, den Verzehr gesättigter Fettsäuren in der Bevölkerung um ein Viertel zu senken. Eine geringfügige, aber konsequente Änderung in der Fütterung unserer Milchkühe würde ausreichen, um dieses Ziel zu erreichen (natürlich nur unter der Voraussetzung, dass die Verwendung von Palmöl und gehärteten Pflanzenfetten in Halbfertig- und Fertigmahlzeiten nicht weiter zunimmt). Das Interessante an diesen Überlegungen ist, dass die Mehrkosten für den Konsumenten letztlich nicht mehr betragen, als diejenigen zur Erhöhung der DHA im Ei: Sie bewegen sich lediglich im Hundertstelbereich. Genau so wie diese leicht geänderte Fütterungspraxis es ermöglichen würde, gesunde Milch zu einem massentauglichen Produkt werden zu lassen, darf es keine gesonderten Sammelwege, Sonderschritte in der Verarbeitung der Milch, aufwendige Verpackungen und Transporte sowie eine ungünstige Platzierung im Regal mehr geben. Denn diese könnten den Einzelhändler dazu veranlassen, den Preis für das Endprodukt zu verdoppeln, um sich nicht mit diesen kleinen Absatzposten herumärgern zu müssen.

Mehrkosten im einstelligen Prozentbereich des Budgets für Lebensmittel, welche in einem durchschnittlichen Haushalt wie erwähnt nicht mehr als 15 Prozent des Gesamtbudgets ausmachen, scheinen mir auch für sozial schlechter gestellte Familien vertretbar. Aber das setzt eben voraus, dass alle an der Produktionskette Beteiligten daran interessiert sind, Lebensmittel mit einem verbesserten Nährwert auf den Markt zu bringen – zum Wohle aller und nicht nur für eine kleine betuchte Minderheit der Bevölkerung.

## Junkfood, gesunde Lebensmittel, Bioprodukte und funktionelle Lebensmittel

### Auf dem Weg zu einer doppelgleisigen Ernährung

Wir können von einer nahen Zukunft träumen, in der wir Produkte finden, die in Übereinstimmung mit der Natur produziert werden, sehr gut schmecken, Genuss bereiten und qualitativ hochwertige Nährstoffe enthalten und außerdem für jedermann erschwinglich sind.

Für den Moment bleiben diese Verhältnisse eine Vision, obwohl sie eigentlich machbar wären und offensichtliche Vorteile aufweisen – aber leider ist es eben nur ein Traum. Ein kurzer Rundgang in einem Supermarkt gibt uns diese Gewissheit. Während sich in den Tiefpreisregalen Produkte stapeln, die ich auch nicht vor Ablauf des Verfallsdatums essen würde, findet man in anderen Bereichen zahlreiche Artikel, die sich nur ein kleiner Teil von Privilegierten leisten kann oder die man sich nur für besondere Anlässe in den Einkaufswagen legt.

Bei den teuren Produkten findet man häufig das Attribut »gesund« als Verkaufsargument. An erster Stelle bei den gesunden Lebensmitteln stehen zweifellos die Bioprodukte. Von ihnen versprechen sich die meisten Konsumenten auch einen gesundheitlichen Vorteil im Vergleich zu konventionell erzeugten Lebensmitteln. Auch wenn der eigentliche Sinn der biologischen Landwirtschaft der Schutz der Umwelt ist, so kaufen die meisten Menschen Bioprodukte (zu 80 Prozent kaufentscheidend), weil sie »gut für die Gesundheit« seien. Im besten Fall ist das eine schöne Idee, schlimmstenfalls Betrug, in jedem Fall aber eines: ein Irrtum. Biomais und Biosoja, das an Biohühner verfüttert wird, hat keinen Einfluss auf den Nährstoffgehalt des Bioeis. Und auch ein kaltgepresstes Biosonnenblumenöl hat noch genau so viele Omega-6-Fettsäuren (wenn nicht sogar noch ein wenig mehr) als jedes andere Sonnenblumenöl.

Kommen wir nun zu den kalorienreduzierten Lebensmitteln. Eigentlich eine logische Reihe: biologisch und kalorienreduziert. Das ist es, was die Verbraucher laut der erwähnten Fragebögen unter Produkten für eine gesunde Ernährung verstehen – solche mit den Prädikaten: natürlich, biologisch, zuckerfrei und fettarm.

Von Zeit zu Zeit findet man neben fett- und zuckerreduzierten Produkten auch solche, denen der eine oder andere Inhaltsstoff zugesetzt wurde. Die lächerlichen Phytosterole haben dabei eine besondere Rolle übernommen. Sie machen sich breit in vielen Verkaufsregalen, bei den Margarinen, bei den Milchprodukten in »Pseudo-Joghurts« (natürlich ohne Milch) und in einigen Getränken, in manchen Ländern sogar in Brot und Käse. Diese Verbissenheit zur Senkung des Cholesterinspiegels um jeden Preis ist mittlerweile in nahezu allen Verkaufsbereichen zu beobachten. Die Absenkung des Cholesterinspiegels ist zum Sport geworden, der mithilfe von Animationen, Sonderangeboten und Gutscheinen bald jeden Samstagmorgen in den Margarineregalen der großen Supermärkte ausgeübt wird.

Man findet von allem ein bisschen in diesen Produkten mit speziellen Zusätzen. Häufig machen diese Zusätze ja noch einigermaßen Sinn. Die kürzlich erschienene, groß angelegte epidemiologische Studie, publiziert unter dem Namen SURVIMAX, hat aufgezeigt, dass in Frankreich ein Mangel an einigen Vitaminen und Spurenelementen herrscht. Wer sich weniger bewegt, isst auch weniger. Wenn nun weniger und außerdem auch zu wenig abwechslungsreich gegessen wird (in stark raffinierten Lebensmitteln befinden sich nur noch wenige Vitamine und Spurenelemente), scheint es auf den ersten Blick durchaus sinnvoll, diese Nahrung zusätzlich mit Vitamin D, Folsäure, Calcium und anderen Stoffen zu ergänzen. Der Zusatz dieser Mikronährstoffe ist leicht vertretbar, denn deren Beimischung zu den entsprechenden Grundnahrungsmitteln lässt sich ohne übermäßigen Mehrpreis umsetzen. Ich erinnere mich noch gut an eine bekannte Milchmarke, die alle ihre Milchprodukte mit Vitamin D versetzte, ganz ohne Preiserhöhung. Die Industrie macht dies in der Regel, um sich zu differenzieren, um sich von den Mitbewerbern abzuheben und gleichzeitig die eigene Marke zu stärken.

Zu meinem Leidwesen findet man auch Produkte mit der Auszeichnung »reich an Omega-3«. Dies geschieht jedoch auf eine derart fragwürdige Weise, dass man eigentlich keine Lust mehr hat, sich über den Wert der Omega-3 in der Ernährung aufzuhalten. Das ist schade:

Es wird schwierig, Verbrauchern zu erklären, dass der Mangel an Omega-3-Fettsäuren ein gesellschaftliches Problem ist, das uns alle betrifft und von der Verschiebung des Gleichgewichts in unserer Nahrungskette herrührt. Kompliziert wird die Aufklärung nicht zuletzt auch durch Milch, Brot oder Margarine »reich an Omega-3«, bei denen ein »innovativer« Geist die glorreiche Idee hatte, konzentriertes Fischöl zuzusetzen.

Außerdem wird es schwierig, das gesamte Ausmaß der Omega-3-Problematik im Rahmen der öffentlichen Gesundheit klar zu machen, wenn es zum Werbegag einiger Speiseölproduzenten degradiert wird. Die weisen stolz darauf hin, dass ihre Produkte angereichert sind mit Omega-3, aber auch mit Omega-6, manchmal sogar mit Omega-9! Das ist zwar technisch und juristisch problemlos machbar, aber aus ernährungswissenschaftlicher Sicht kompletter Unsinn. Omega-3, Omega-3 und -6, und sogar Omega-3, -6 und -9. Das erinnert unweigerlich an die Nassrasierer mit ein, zwei, drei und nun sogar vier Klingen. Kürzlich stieß ich (zufälligerweise) auf eine Omega-3-angereicherte Margarine, die 20-mal mehr Omega-6 als Omega-3 enthielt und dessen zweithäufigster Bestandteil in der Liste der Zutaten gehärtetes Palmöl war.

So ist es nicht einfach, dem Verbraucher verständlich zu machen, dass es sich beim Mangel an Omega-3 zuallererst um ein Problem handelt, das auf der direkten Verbindung zwischen Umwelt und Gesundheit beruht. Schwierig auch deshalb, weil Nahrungsmittel durch Zugaben von Fischöl oder anderen Ölen und Ölsaaten angereichert werden, bei denen der Omega-3-Gehalt nicht konstant und somit die vom Stoffwechsel aufgenommene Menge ungewiss ist. Schließlich ist es für den Verbraucher schwer nachzuvollziehen, dass ein hoher Gehalt an Omega-3 eines Produkts primär davon abhängt, wie ursprünglich es erzeugt wurde. Auf den ersten Blick scheint der Einklang mit der Natur gewahrt, wenn das Bild auf der Verpackung eines geriebenen »Pseudo-Emmentalers« Kühe auf Alpenweiden zeigt und überdies noch der hohe Gehalt an Omega-3 hervorgehoben wird. Wer sich dann jedoch die Mühe nimmt, die Packungsinformation etwas genauer unter die Lupe zu nehmen (dies ist wörtlich gemeint), dem wird klar, dass dem geriebenen Käse Rapsöl beigegeben wurde (wahrscheinlich mit unbekannten, technologisch ausgefeilten Methoden, da dies ja nicht so einfach ist), der verliert rasch seine Illusionen ... Kostet man davon – was nicht gerade leicht fällt – vergeht einem schlagartig das Interesse an jeglichen Omega-3 ... Das ist wirklich schade! In Tat und Wahrheit hätte dieser Artikel ohnehin nichts im Käseregal zu suchen ...

Es gibt Hunderte von Zeitungsartikeln, die solche »gesunden« Nahrungsmittel, funktionelle Lebensmittel, Functional Food oder wie auch immer sie genannt werden kritisch zerpflückt haben. Eine Zeit lang wurden sie auch als »Nutraceutical« bezeichnet. Dieses zusammengesetzte Wort ist befremdlich. Es besteht aus zwei Begriffen, die eigentlich nicht zusammen sein dürften: Nahrung (Nutra-) und Pharmazeitikon (Medikament). Diese beiden Grundbegriffe in einem Atemzug zu nennen ist schockierend. Nahrungsmittel sind ja da, um zu nähren. Sie enthalten zahlreiche Nährstoffe, die wir täglich benötigen, um gesund zu bleiben, sozusagen als Vorbeugung. Das Medikament jedoch heilt, es ist, von wenigen Ausnahmen abgesehen, für Kranke bestimmt und wird meist nur über eine gewisse Zeit eingenommen. Auch wenn es Medikamente gibt, die täglich verabreicht werden, so handelt es sich dabei immer noch um die Behandlung einer spezifischen Erkrankung, während Lebensmittel natürlich von allen Menschen verzehrt werden. Versetzt man nun Nahrungsmittel mit Medikamenten, so ist dieses schlichtweg absurd. Medikament und Nahrungsmittel haben nichts gemeinsam, zudem wirken sie im Körper vollkommen anders.

### Nahrungsmittel oder Medikament?

*Im Eiweiß der Milch gibt es sogenannte »bioaktive Peptide«.*

*Eiweiße oder auch Proteine sind komplex zusammengesetzte Ketten aus Einzelbausteinen, nämlich den Aminosäuren. Diese »Peptide« der Milch sind zweifellos Nährstoffe und trotzdem haben sie eine wichtige, aktive Funktion (vergleichbar mit den Nährstoffen im Gelée royale, die die Gene der zukünftigen Bienenkönigin zu aktivieren vermögen).*

*Manche Abfolgen von Aminosäuren sind in der Lage, eine biologische Wirkung zu erzielen und werden so zu »bioaktiven Peptiden«, mit zum Beispiel beruhigenden und entspannenden Eigenschaften.*

*Die Wirkung solcher Peptide ist vergleichbar mit der von Beruhigungsmedikamenten. Wer also entspannt schlafen möchte, nimmt statt der Schlaftablette am Abend einfach ein Glas warme Milch?*

*Nun, ja und nein, aber eher ja. Denn diese spezifischen bioaktiven Peptide der Milch können nur sehr schwer die Darmwand passieren und als Ganzes aufgenommen werden: Sie sind zu groß. Das Medikament aber schafft das natürlich sofort, so wie wir es von ihm erwarten. Aber in Stresssituationen sendet das Gehirn Signale aus, die bewirken, um es vereinfacht zu sagen, dass diese bioaktiven Peptide die Darmwand passieren und dann ihre Wirkung entfalten können.*

*Das ist der Unterschied zwischen einem Medikament und einem Nährstoff. Ein Medikament ist so geschaffen, dass es wirkt und zwar sofort, auch dann, wenn es für den Körper nicht unbedingt notwendig ist und auch wenn dies manchmal zu unerwünschten Reaktionen führen kann. Manche Nährstoffe sind in der Lage, den Blutfettgehalt zu senken. Offenbar wirken sie aber nur, bis ein gewisser unterer Wert erreicht ist. Im Zustand der Homöostase (so wie es sein sollte, also im Gleichgewicht) haben sie keine Wirkung mehr. Zur Senkung des Blutfettes gibt es auch Medikamente, die stärker wirken als diese Nährstoffe. Sie senken die Werte sogar über den Sollwert hinaus ab. Das alles sind Gründe gegen diese widernatürliche Vermischung von Lebensmitteln und Medikamenten.*

Die große Beachtung und insbesondere die Kritik der funktionellen Lebensmittel hängt sicher auch damit zusammen, dass sie zufälligerweise in die Schusslinie zwischen Pharmakonzernen und Lebensmittelindustrie geraten sind, wo selbstredend starke wirtschaftliche Interessen herrschen. Die Entwicklung unserer Konsumgewohnheiten und unsere Nachfrage nach immer günstigeren Lebensmitteln lässt der ursprünglichen Nahrungsmittelproduktion – von der Landwirtschaft bis zum Verarbeitungsbetrieb – kaum mehr Spielraum für einen Zusatzverdienst. Die Profite werden anderswo gemacht. Wir haben schon über Millionen von Franzosen interviewt, die täglich ihre Medikamente zur Senkung des Cholesterinspiegels einnehmen. Daneben stehen in den Regalen der Apotheken und Drogeriemärkte immer mehr Nahrungsergänzungsmittel, Mahlzeitersatzpülverchen, Stärkungsmittel aller Art, so als ob man die schlechte Qualität dieser billigen Grundnahrungsmittel, des Junkfoods, durch solche gesundheitsfördernde Produkte kompensieren müsste. Beinahe zwölf Prozent der Franzosen kaufen regelmäßig Nahrungsergänzungsmittel, rund vier Prozent erwerben Mahlzeitersatzprodukte und nahezu acht Prozent entscheiden sich für biologische Produkte, wenn dies möglich ist. Kürzlich hat in der Schweiz das sehr vertrauenswürdige Bundesamt für Gesundheit (BAG) Empfehlungen zum Konsum von Omega-6 und Omega-3 erlassen. Wie es üblich ist, wird zunächst die Bedeutung einer ausgewogenen und abwechslungsreichen Ernährung hervorgehoben. Weiter beschreibt dieser Bericht, die unzureichende Versorgung mit Omega-3 und den Überschuss an Omega-6 und deren Folgen. Das Amt unterstreicht schließlich (und endlich!), dass die Empfehlungen zur Reduktion der Cholesterinzufuhr für den Großteil der Bevölkerung keinen Sinn machen. Bis hier ist alles wunderbar dargestellt, jedoch ändert sich das rasch: Denn in dieser Verlautbarung folgt der Hinweis, dass es strikt verboten sei, anzugeben, welche Mengen an Omega-3 in tierischen Grundnahrungsmitteln enthalten seien. Das BAG empfiehlt daraufhin die Einnahme von Omega-3 in Form von Nahrungsergänzungsmitteln! Natürlich, die Pharmaindustrie ist bemerkenswert mächtig in der Schweiz und die Landwirtschaft befindet sich am Rande des Ruins. Vermutlich sitzen in diesen »offiziellen« Kommissionen von der Pharmaindustrie gut bezahlte Experten. Wissenschaftler würden an dieser Stelle zum Schluss gelangen, dass es zwischen der Bedeutung der Pharmaindustrie für die Schweiz, der Nähe dieser von der Pharmaindustrie ausgewählten Experten in den öffentlichen Instanzen und dem erstaunlichen Inhalt dieses Ernährungsberichts keinen kausalen Zusammenhang gibt ... Bei dieser zuletzt genannten Aussage läuft es mir kalt den Rücken hinunter. Wir können nur hoffen, dass diese Empfehlung kein Vorbild für andere Länder wird. Diese Nahrungsergänzung mit Omega-3 ist an sich keine schlechte Sache (besonders in der augenblicklichen Situation). Wenn dies aber dazu führt, dass sich die Qualität der Fette in tierischen Lebensmitteln nicht verbessert und lediglich Produkte der Pharmaindustrie empfohlen werden, um die schlechte Qualität derselben zu kompensieren, ist das jedenfalls sehr beunruhigend. Ah, ich habe vergessen, auf das Motiv hinzuweisen, weshalb es verboten sein soll, den Omega-3-Gehalt von tierischen Produkten anzugeben: Sie enthalten Cholesterin – Cholesterin aus der Nahrung, dessen Konsum nicht eingeschränkt werden muss, sagen dieselben Experten ... Sehr erstaunlich! Ich habe mich einmal mit der Verantwortlichen einer großen französischen Verbraucherorganisation über die Idee unterhalten, gesunde Lebensmittel zu einem geringen Mehrpreis zu verkaufen. Als Vertreterin der Verbraucher stand sie dieser Idee prinzipiell sehr kritisch gegenüber. Denn schließlich gehe es ja um die Gesundheit, und die sollte gratis sein, argumentierte sie ... Sieh mal einer an! Ich erzählte ihr mein Beispiel der Eier, bei denen der Mehrpreis ungefähr ein Prozent ausmacht. Dies erschien ihr in der Tat wenig, aber es sei immer noch zu viel. Ich erklärte ihr daraufhin, dass der Preisunterschied zwischen einem Ei, das von einem Freilandhuhn gelegt worden ist und einem von einem Käfighuhn 50 bis 100 Prozent ausmachen könne. Und das, obwohl die Zeitschrift, die von eben dieser Verbraucherorganisation eine Studie veröffentlicht hatte, die zu dem Schluss kam, dass sich die Eier weder geschmacklich noch in der Zusammensetzung unterschieden. Darauf entgegnete sie, das sei ja klar, dass für Freilandeier mehr bezahlt werde: Es gehe ja schließlich um das Wohlergehen der Hühner und das dürfe sehr wohl einen Preis haben.

Aber ist es denn nicht möglich, das Wohlergehen der Tiere, die besondere Rücksichtnahme auf die Umwelt und die neuesten ernährungswissenschaftlichen Erkenntnisse unter einen Hut zu bringen in Form einer nachhaltigen Landwirtschaft, die sowohl in unseren Köpfen, für Wiesen und Äcker und auf unseren Tellern Gutes tun würde? Und wenn das alles auch noch bezahlbar wäre, ohne riesigen, zusätzlichen Aufwand, ohne beträchtliche Mehrkosten? Also mit einer Landwirtschaft, die sich wirklich der Gesundheit der Verbraucher verschreiben würde?

## Eine Landwirtschaft im Zeichen der Gesundheit?

**Lassen sich die Ziele der Gesundheitsvorsorge mit den Zielen der landwirtschaftlichen Produktion vereinbaren?**

Innerhalb eines Jahrhunderts sind die Kosten für Lebensmittel in Westeuropa enorm zurückgegangen. Musste man im Jahre 1900 noch rund eine Woche arbeiten, um sich ein Hühnchen leisten zu können, brauchte es immerhin noch einen Tag Arbeit im Jahr 1950, während man heute gerade noch ein bisschen mehr als eine Stunde werken muss.

Möglich wurde dies durch die unglaublichen Fortschritte der Landwirtschaft in diesem Zeitraum. Heute produzieren die 800.000 französischen Bauern weitaus mehr als ihre Großeltern, in einer Zeit, als es noch mehrere Millionen Bauern gab. In Frankreich gibt es kaum mehr Nahrungsknappheit. Die Selbstversorgung mit Lebensmitteln ist gesichert, jedenfalls bei allen Produkten, die unseren Breitengraden angepasst sind. Alles wird sehr sorgfältig hergestellt, mit Qualitätskontrollen während der Produktion und mit Methoden, die zunehmend Rücksicht auf die Umwelt nehmen. Und da es heute offensichtlich nicht mehr nur darum geht, möglichst große Ernten einzufahren, gibt es eine weitere große Herausforderung für die Bauern in Frankreich, und auch anderswo: Die Herausforderung, den Mitbürgern Nahrungsmittel zu liefern, die für sie gesund sind und gleichzeitig die Abläufe in der Nahrungskette respektieren.

Es gibt für die Landwirtschaft Möglichkeiten, sich dieser Herausforderung zu stellen, wie ich hier an zwei aktuellen Beispielen zu erläutern versuche: Das eine ist das Beispiel der Kuh, die als Verwerterin von »Nebenprodukten« des Traktors angesehen werden kann, das andere ist das Beispiel der grünen Kuh, die sich um die Ozonschicht kümmert.

## Die Ozonkuh und die Erdölkuh

**Eine Landwirtschaft, die sich der Umwelt und der Gesundheit verschreibt, oder eine Landwirtschaft mit der man Petrodollar spart**

### Die »grüne« Ozonkuh

Das Problem der »Löcher« in der Ozonschicht scheint ein enormes ökologisches Problem zu sein. Auf unserer überbevölkerten und·industrialisierten Welt entstehen »Treibhausgase«, die unserer Umwelt schaden und mit Sicherheit in naher Zukunft zu einer großen Last werden. Zu diesen Treibhausgasen zählen das Kohlendioxid und natürlich auch das Methan. Methan entsteht in industriellen Produktionsabläufen, kann dort aber relativ gut unter Kontrolle gehalten werden. Ein weiterer und bedeutender Teil des Methans wird jedoch durch all die friedlichen Wiederkäuer produziert, die im ersten ihrer vier Mägen eine große Vielfalt an Mikroorganismen beherbergen. Darunter sind auch Bakterien, die als Methanogene bezeichnet werden, weil sie eben Methan bilden. Und genau dieses Gas macht nun einen nicht zu vernachlässigenden Anteil der Treibhausgase aus. Soll man nun alle Kühe, Ziegen, Schafe, Yaks, Kamele und Lamas verbieten, weil sie unserer Umwelt schaden?

## Die Ernährung der Kuh, die Qualität der Milch und die Methanproduktion

*Vor einigen Jahren standen wir einerseits in Kontakt mit einem Molkereikonzern und andererseits mit einer Forschergruppe der INRA. In mehreren unserer wissenschaftlichen Arbeiten in den 90er-Jahren haben wir uns mit der Frage auseinandergesetzt, ob das Futter einen Einfluss auf die Lebensgemeinschaft der Mikroorganismen im Vormagensystem der Kühe hat. In der Tat haben die Kühe ein eigentliches »inneres Ökosystem«, zusammengesetzt aus Millionen von Bakterien, Pilzen und Protozoen, die symbiotisch in den Vormägen zusammenleben. Dieses ausgeklügelte Ökosystem erlaubt es den Kühen, wie auch allen anderen Wiederkäuern, die für uns unverdaulichen Ballaststoffe aus dem Gras als Nahrung zu nutzen. Wir können erahnen, dass Änderungen in der Futterzusammensetzung dieses heikle Ökosystem beeinflussen können. Daher nahmen wir die Protozoen unter die Lupe, die den größten Teil der Mikroorganismen in den Vormägen der Kühe (auch Pansen genannt) ausmachen. Je mehr Omega-3 im Futter war, desto weniger Protozoen fand man. Dies ist nun ein wenig kompliziert, aber gleichzeitig auch interessant. Sehr interessant sogar, denn Protozoen sind eigentlich eine Art Parasiten, die sich von Bakterien ernähren und in besonders großer Zahl vorkommen, wenn die Futterrationen viel Stärke (wie in Mais und Getreide) enthalten. Außerdem leben diese Protozoen eng mit den sogenannten Methanogenen zusammen (sie tauschen ständig gegenseitig Energie aus). Die Protozoen sind auf die Omega-3 schlecht zu sprechen. Frisst die Kuh Gras oder Leinsamen, so verschwinden sie – und mit ihnen die methanbildenden Bakterien. Die Kühe also, die Milch mit einem ernährungsphysiologischen Mehrwert bilden, produzieren gleichzeitig weniger Methan.*

Ich gebe ja zu, dass der obige Text nicht sehr poetisch ist, dennoch sind wichtige Feststellungen darin enthalten. Ausgehend von diesem Wissen hat man begonnen, die Methanproduktion von Kühen zu messen, die unterschiedliche Futterrationen erhielten. Ich überlasse es ihrer Fantasie, sich auszumalen, wie diese Messungen genau durchgeführt wurden (Methan ist ein sehr flüchtiges Gas. In einigen Experimenten ist beschrieben, wie man den Kühen Hauben über den Kopf stülpte, die das Methan einfingen, dessen Konzentration dann anschließend gemessen wurde ...). Verglichen mit einer Futtereinheit bestehend aus »Mais + Weizen + Soja« vermochte eine Ration mit Leinsamen den Ausstoß an Methan um 30 Prozent zu senken.

Diese Zusammenhänge sind relativ schwierig durch Versuche zu beweisen, aber dennoch klingt es sehr einleuchtend: Je weniger Methan die Kühe produzieren, desto größer ist der ernährungsphysiologische (und auch geschmackliche) Wert der Milch, der Butter und des Käses. Die Begründung: Die winzig kleinen Bakterien im Pansen sind offenbar sehr empfindlich auf Veränderungen ihrer Umgebung. Es existiert eine Vielfalt an verschiedenen Bakteriengemeinschaften, die über sehr unterschiedliche Stoffwechsel verfügen. Je nach Art entstehen unterschiedliche Fettsäuren, die wiederum als Grundlage für die Herstellung von Milch dienen. Wenn jetzt Luciens Kuh gekochte Leinsamen zu fressen bekommt, so produziert sie weniger Methan und ihre Milch enthält weniger Fett. Außerdem besteht das Fett aus mehr ungesättigten Omega-3-Fettsäuren und weniger ungesättigten Omega-6-Fettsäuren als in einer gewöhnlichen Milch. Aus dieser Milch mit dem aus ernährungsphysiologischer Sicht günstigen Fettsäuremuster kann dann Käse von bester Qualität und Butter mit einer weicheren Konsistenz (also besserer Streichfähigkeit) hergestellt werden, genau so wie es der Verbraucher gerne mag.

Auch wenn sich mit diesen Erkenntnissen keine Schlagzeilen machen lassen, so sind sie doch allemal interessant, nicht wahr?

Es ist einfach alles optimal eingerichtet im »Chemielabor« der Natur. Das spricht für die Einhaltung des gesamten Gleichgewichts, für den Respekt vor der Umwelt. Und auch wenn die Theorie dazu komplex und nicht ganz einfach zu verstehen ist, die Botschaft daraus ist allemal kristallklar. Wenn es gelingt, das natürliche Gleichgewicht zu wahren, so profitieren alle davon: die Umwelt und die Kuh, da sie gesund bleibt und qualitativ hochwertige Produkte liefern kann. Aber auch der Mensch tut etwas für seine Gesundheit, wenn er auf diese Weise erzeugte Milch, Käse oder Butter konsumiert.

Gelingt es hingegen nicht, dieses Gleichgewicht zu wahren, so verschmutzt die griesgrämig dreinblickende Kuh die Umwelt und ruiniert meine Gesundheit ... So macht das Leben auf unserer Erde doch keinen Spaß!

## Von der Erdölkuh

Bereits seit einigen Jahrzehnten taucht in der Debatte rund um die Zukunft der Landwirtschaft immer wieder das Thema »grüner Treibstoff« auf. Aus Getreide oder besser gesagt aus den Produkten, die bei dessen Fermentation entstehen (Bioethanol) oder aus Ölsaaten, oder eben aus Produkten dieser Pflanzenöle (Biodiesel) sollen erneuerbare Brennstoffe hergestellt werden, die die Umwelt weniger belasten und eine Alternative zu den fossilen Brennstoffen darstellen. In Brasilien und in den Vereinigten Staaten fährt bereits ein beträchtlicher Teil der Fahrzeuge mit Mais oder Soja. Mit den hohen Erdölpreisen hat die Biotreibstoffproduktion auch in Frankreich stark zugenommen. Wie Pilze schießen Fabriken aus dem Boden, um Bioethanol und Biodiesel zu produzieren. In geringerer Anzahl, auch dank neuartiger Ölpressen zur Verarbeitung geringerer Mengen, tauchen solche kleinen Anlagen auch direkt auf den Bauernhöfen auf. Die Geschichte klingt eigentlich gut – jedenfalls zu Beginn: Der Landwirt baut Raps an, erntet die Körner und presst sie in der hofeigenen Presse. Das Öl, das er gewinnt, kann er dann direkt in den Tank seines Traktors füllen. Als Zugabe zum konventionellen Kraftstoff erlaubt es beträchtliche Einsparungen an fossilem Brennstoff. Das Prinzip scheint überzeugend. So viele Vorteile auf einmal: Der Landwirt produziert seinen eigenen Kraftstoff, dieser ist wirtschaftlich, und die Transportwege sind kurz.

Sehen wir uns jedoch etwas genauer die andere Seite der Presse an, um auf die Nachteile zu stoßen. Wenn nämlich viel Öl gepresst wird, so entsteht auch viel Ölkuchen. Dieser Rückstand der ausgepressten Rapssamen ist als Futter für die Kühe vorgesehen. Bei diesen einfachen Ölpressen enthält der Ölkuchen immer noch ziemlich viel Öl: zwischen 12 und 20 Prozent. Und das kann zu einem Problem werden. Denn Rapsöl ist zweifellos für die menschliche Ernährung sehr gut. Aber was für den Menschen von Vorteil ist, muss nicht auch für die Kuh gut sein (die Geschichte vom Fleisch, das zwar für den Menschen gesund ist, nicht aber für die Kühe, ist leider hinreichend bekannt). Ein wichtiger Bestandteil im Rapsöl ist die Ölsäure, die ihren Namen der Olive verdankt. Ein Öl also, dass schon fast für hochwertige Ernährung steht – jedenfalls für den Menschen. Dies trifft aber nicht auf die Kühe zu, denn ihre Pansen sind mit dieser Ölsäure überfordert, da sie in der natürlichen Nahrung, dem Gras, nicht vorkommt. Werden die Millionen von Mikroorganismen im Vormagensystem der Kuh dieser Ölsäure ausgesetzt, so sind diese erstmals überrumpelt und reagieren mit einer zusätzlichen Produktion von Methan, gesättigten Fettsäuren, aber auch Transfettsäuren, die man sonst in der Milch nicht findet und die auch für den Menschen sehr ungesund sind. Die Kuh ist eben eher konservativ und dann auch noch nachtragend. Für eine artgerechte Ernährung wird sie sich erkenntlich zeigen. Wird sie aber falsch gefüttert, entgegen dem, was normalerweise in der Nahrungskette für sie vorgesehen ist, wird sie krank, und die Butter aus ihrer Milch ist kaum mehr wert als gehärtetes Palmfett, da sie ebenso viele gesättigte und Transfettsäuren enthält. Außerdem schadet die Kuh der Atmosphäre durch eine übermäßige Methanproduktion.

Ich habe Ihnen diese beiden Geschichten erzählt, um Ihnen zu zeigen, vor welcher Wahl die Landwirtschaft heute steht. Die Kuh ist kein Abfalleimer, in den man mit gutem Gewissen alle schlecht verarbeiteten Nebenprodukte unserer Industrie werfen kann. Die Geschichte mit dem gepressten Raps beginnt gut, aber sie kann böse enden. Grüne Brennstoffe sind eine gute Sache, wenn man sich die Mühe macht die gesamten Folgen abzuschätzen und dabei auch auf die Bedürfnisse der Kuh Rücksicht nimmt und genau beurteilt, wie viel und von welcher Qualität Pressrückstände dieser Brennstoffherstellung in die Futterration passen. Aber in Wirklichkeit hat sich leider kaum jemand darum gekümmert, welche Auswirkungen die Verfütterung dieser »Ölsäure«-Kuchen auf die Gesundheit der Wiederkäuer und auf die Qualität der Milch hat. In einigen französischen Departements hat der Departementsrat beschlossen, diese Ölpressen auf landwirtschaftlichen Betrieben sogar zu subventionieren. Und hier liegen all die Probleme der heutigen Landwirtschaft, in der die genauen Ziele unklar sind und, wie im vorliegenden Fall, lediglich die Frage interessiert, wie die Kosten für den Treibstoff verringert werden können und die Qualität der Nahrung schlichtweg übersehen wird.

Unsere »grüne Ozonkuh« erzählt aber eine ganz andere Geschichte: Die Geschichte einer Landwirtschaft, die gleichzeitig Rücksicht nimmt auf das Gleichgewicht der Natur, das Wohlergehen der Tiere, die Qualität der hergestellten Produkte und nicht zuletzt auch auf die Gesundheit der Menschen – und der Umwelt. Auf diese Landwirtschaft sollten wir bauen, im Interesse der kommenden Generationen.

## Jacques und die Schweine

**Es ist möglich, den Nährwert der Produkte auch ohne höhere Preise und Einbußen beim Geschmack zu verbessern**

Jacques kümmert sich um Schweine. Jacques Mourot ist dennoch weder Schweinezüchter noch Landwirt. Er ist Forschungsleiter bei der INRA[27] in der Nähe von Rennes. Sein Institut nennt sich SENAH.[28] Hier ist der Name gleich Programm. Wir arbeiten seit vielen Jahren zusammen, und diese Zusammenarbeit ist durchwegs erfreulich. Jacques, als aufrichtiger, ja manchmal schon fast philosophischer Mensch aus dem Burgund, beweist bei jedem unserer Treffen, dass er Humor hat, gleichzeitig aber auch ein gutes Menschengefühl. Dies ergibt zusammen mit seinem Fachwissen und seinem Forschergeist eine ausgesprochen erfolgreiche Mischung.

Möglicherweise sticht jemandem von Ihnen bei der nächsten Einkaufstour Speck, Schinken, Pastete oder Wurst mit der Aufschrift »natürlich hoher Gehalt an Omega-3« ins Auge. Diese Produkte treiben einigen Möchtegern-Experten die Zornesröte ins Gesicht, denn sie verwechseln Ernährungslehre mit Medizin und führen Listen von Nahrungsmitteln, die verboten sein sollten (alles im

---

27 Institut National de la Recherche Agronomique/Staatsinstitut für Agrarforschung
28 Système d'Elevage, Nutrition Animale et Humaine/Institut für Produktionssysteme, Tier- und Humanernährung

gleichen Topf: Butter, Zigaretten, Mettwurst, Speck ...). Wenn jemand nun das Glück hat, überraschenderweise diese »merkwürdigen« Produkte auf den Theken der Fleischabteilung seines Supermarktes zu sehen, so kann er sicher sein, dass Jacques zu einem großen Teil dafür verantwortlich ist.

Ein Institut, das sich gleichzeitig mit tierischer und menschlicher Ernährung beschäftigt, interessiert sich insbesondere für die Zucht von Schweinen, dessen Gesundheit, die Qualität der Fleisch- und Wurstwaren, dem Genusswert dieser Produkte und zu guter Letzt natürlich auch für das Wohlergehen des Verbrauchers. Dies ist durchaus sinnvoll, denn Schweinefleisch ist die in Frankreich meist verzehrte Fleischsorte. Nach den pflanzlichen Fetten und dem Milchfett steht das Schweinefett an dritter Stelle der am meisten konsumierten Lipidquellen: Im Durchschnitt rund zwölf Gramm pro Einwohner, und natürlich hängt die Qualität dieses Fetts direkt von der Art und Weise der Schweinefütterung ab.

In der Schweinemast fand in den letzten 30 Jahren eine erstaunliche Entwicklung statt: Die Schlachthöfe fordern Schweine, die immer weniger Fett auf den Rippen haben. Die Jagd nach dem Cholesterin und den tierischen Fetten allgemein, die in den 60er-Jahren in den Straßen von Framingham, Massachusetts und in einem Labor in Minneapolis, Minnesota, begonnen hat, wirkt sich bis tief in die ländlichen und beschaulichen Gegenden Frankreichs aus. Und weil die Nachfrage nach fettigen Wurstwaren folglich sank, hielten die Schlachthöfe logischerweise lieber nach mageren Tieren Ausschau. Jahrtausendelang wurde das Hausschwein gemästet, um möglichst rasch fett zu werden, damit es die Menschen mit Schweineschmalz versorgen konnte. Nun aber musste es abspecken und ihr »BMI« sank entsprechend rasch. Die Metzger entwickelten ein System zur Ermittlung des Schlachtpreises, das die mageren Schweine bevorzugt. Man spricht hier aber nicht mehr vom BMI, sondern vom MFA, dem Magerfleischanteil ...

Die Rückenspeckdicke (Fettauflage auf dem Schweinerücken) wird im Schlachthof gemessen: Je dünner sie ist, desto mehr Geld erzielt der Schweinemäster pro Kilo Schlachtgewicht.

Dies ist eine sehr effiziente Methode. Die Mastschweine haben in den letzten 40 Jahren im Durchschnitt die Hälfte ihres Fetts verloren. Der durchschnittliche Fettgehalt ging von 40 Prozent auf nunmehr 20 Prozent zurück.

Und auf dem Teller geht die »Abmagerungskur« weiter, jedenfalls beim sichtbaren Fett: Die Speckschwarte oder das Stück Fett von der Schweinelende landet bestenfalls noch im Futternapf des Hundes, im ungünstigeren Fall geht es wohl zum Abfall. Zur großen Genugtuung der »geistigen Jünger« von Ancel Keys ist Schweinefleisch zu einem mageren Fleisch geworden, auch wenn es diese Errungenschaft offenbar noch nicht in die Nährwerttabellen der Ernährungsmediziner und Diätspezialisten geschafft hat. Denn dort sind noch Werte angegeben, wie sie vor längerer Zeit einmal aktuell waren oder sie stammen aus anderen Ländern, anderen Kontinenten, wo Schweine noch fett sein dürfen.

Das Fazit: In den letzten 40 Jahren ist der Konsum von Schweinefleisch in Frankreich deutlich angestiegen (um nahezu 50 Prozent), aber der Verzehr von Schweinefett hat sich kaum verändert oder ist allenfalls leicht gesunken. Ein eindrückliches Beispiel, wie ein landwirtschaftlicher Produktionszweig sich veränderten Ernährungstrends anpassen kann.

Aber es gibt Länder, in denen es weitaus schlimmer ist. In der Schweiz zum Beispiel haben sich die Schweinezüchter (jedenfalls im Moment noch) an absurde Regelungen zu halten. Denn das Fleisch wird beurteilt anhand einer sogenannten »Fettzahl«, die diejenigen bestraft, die »Diätfleisch«, reich an ungesättigten Fettsäuren, produzieren. Je mehr gesättigte Fettsäuren also das Fleisch enthält, desto besser wird es bezahlt. Die Begründung dafür ist genau so dumm wie das Bezahlungssystem selbst. Je höher näm-lich der Anteil an gesättigtem, harten Fett ist, desto besser lässt sich die daraus hergestellte Wurst oder Salami schneiden. Somit haben die Schwei-zer »Wurstexperten« der Verbreitung des ernährungsphysiologisch wertvol-len, weichen Fettes einen Riegel vorgeschoben. Das ist eigentlich unglaub-lich und entspricht so gar nicht den neuesten wissenschaftlichen Erkennt-nissen, aber alles muss seine Ordnung haben ... Es scheint also momentan ratsam, bei den Schweizer Wurstwaren nicht allzu kräftig zuzulangen. Dafür umso empfehlenswerter ist der Schweizer Käse aus den Bergen, vollgestopft mit Omega-3 direkt von den Alpweiden ... Er ist bemerkenswert köstlich und absolut einwandfrei. Auch wenn dies die Amtsstellen nicht laut aussprechen und schon gar nicht zu Papier bringen.

## Vom Schwein zum Menschen

Das Schwein genießt in unserer Gesellschaft nicht dieselben Sympathien wie die Kuh. Während wir fasziniert davon sind, wie es die Kuh schafft, aus sim-plem Gras Milch oder auch Fleisch zu produzieren, und das nur dank ihrer vier Mägen und Millionen von in Symbiose zusammenlebenden Mikroben, so hat das Schwein ein Verdauungssystem, das unserem sehr ähnlich ist. Alles, was sich dieser gezähmte Allesfresser einverleibt, könnten auch wir Men-schen essen und verwerten. Im SENAH-Institut dreht sich die gesamte For-schung ums Schwein. Einerseits um die Zucht, andererseits ums Schwein, das dem Menschen als Nahrungsquelle dient und nicht zuletzt um das Schwein als Modell zur Erforschung spezifischer Fragen, die uns Menschen betreffen. Alles zusammen genommen eine reichhaltige Quelle für neue Erkenntnisse.

Zu Beginn unserer Zusammenarbeit untersuchte Jacques Mourot die Auswirkungen der Wiedereinführung von Omega-3 in der Schweinefütterung.
Wiedereinführung deshalb, weil Schweine bereits früher mit Gras und Lein
gefüttert worden waren. Schweinefett besteht zu einem Großteil aus ungesättigten Fettsäuren, und das Verhältnis von Omega-6 zu Omega-3 beträgt
ungefähr zwölf zu eins. Das ist viel zu hoch (obwohl es eine vorgeschriebene
Begrenzung der Omega-6-Fettsäuren im Tierfutter gibt) und liegt weit über
dem Verhältnis, wie man es vor 40 Jahren noch im Schweinefleisch vorfand.

Die Ergebnisse der ersten Versuche auf einen Nenner gebracht: Die Omega-3-
Schweine erzeugten mehr Fleisch als die herkömmlich gefütterten, und dazu
waren sie auch noch mager. Das ist interessant sowohl für den Schweinemäster wie auch für den Schlachter, der mehr Fleisch und Schinken mit weniger
Fett verkaufen kann.

Bei der Analyse der Fettsäuren fand man dreimal mehr Omega-3 und weniger Omega-6. Das Fleisch wurde auch »blind« verkostet, um die sensorischen
Eigenschaften zu beurteilen. Dabei wurden Braten, Schinken und Wurstwaren der Omega-3-Schweine als zarter und geschmackvoller beurteilt, als die
der anderen Gruppe.

Alles gute Nachrichten! Die Geschichte wird aber erst in den Labors der
Wissenschaftler richtig faszinierend, wenn diese uns erklären, warum die
Schweine weniger Fett produzieren und das Fleisch besser schmeckt.

Geschmack ist etwas Kompliziertes, aber auch etwas sehr Amüsantes. Der
Geschmack von Fleisch wird charakterisiert durch seine »Saftigkeit«. Kurz
gesagt enthält das Fleisch der Omega-3-Schweine weniger Fett und vermag
so mehr Wasser zurückzubehalten. Diese eigentlich »physiologische« Eigenschaft hat zur Auswirkung, dass das Fleischstück im Mund als »saftig« emp-
funden wird. Dieses Beurteilungskriterium wird beim Omega-3-Fleisch sys-
tematisch verbessert (die Saftigkeit beinhaltet zwei Dinge: nämlich, dass
sich beim Kauen eines Fleischbissens schmackhafter Fleischsaft und zusätzlich auch Speichel im Mund ansammelt). Und eine weitere gute Nachricht
folgt: Beim Braten verliert dieses Fleisch weniger Wasser. In Zahlen sieht
das so aus: Von 100 Gramm gekauftem Schweinefleisch bleiben nach dem
Braten noch 90 Gramm Fleisch und zehn Gramm herrlicher Fleischsaft. Dieser
lässt sich im Mund aus dem Fleisch »kauen«, wobei uns das sprichwörtliche
»Wasser im Mund zusammenläuft« – jedenfalls beim Omega-3-Fleisch. Beim
Omega-6-Fleisch hat man eine Ausbeute von ungefähr 80 Gramm Fleisch und
der Saft als Geschmacksträger bleibt größtenteils in der Bratpfanne zurück.
Die Arbeit der Forscher in Rennes trägt Früchte in Form von Hunderten von
Seiten mit der Entschlüsselung der Mechanismen der Fettgewebsentstehung
beim Schwein, der Beurteilung der Qualität von allen möglichen Fleisch- und

Wurstwaren und zum Teil beinahe »esoterisch« anmutende Dinge, wie zum Beispiel die Beziehung zwischen Bauchumfang und der Anzahl der Fettgewebszellen im Unterhautgewebe eines Schweines. Oder die Messungen der »Reißfestigkeit« und »Entspannungszeit« von Streichleberwurst (jawohl, das kann man tatsächlich ermitteln). Aber schlussendlich führen all diese Arbeiten zur selben logischen und unumstößlichen Aussage: Wenn man die Tiere gut ernährt und Haltung sowie Fütterungsmethoden den Bedürfnissen anpasst, so ist es möglich, die Gesundheit der Tiere positiv zu beeinflussen und gleichzeitig auch den Nährwert und den Geschmack der daraus erzeugten Produkte. Der Beweis, dass wir mit unseren Vermutungen richtig lagen, Jacques sei Dank!

Wenn die heutige Wissenschaft mit ihren modernen Untersuchungsmethoden in der Lage ist, alte Praktiken unserer Vorfahren zu erklären und nachzuvollziehen, so finde ich das sehr sympathisch. Die Fleischproduzenten haben schon immer den Lein anderen Futtermitteln vorgezogen, denn Lein ist die einzige Ackerpflanze in unseren Breitengraden, die mehr Omega-3 als Omega-6 enthält. Die bretonischen Viehzüchter fügten dem Futter schon immer eine Art Brei aus gekochten Leinsamen zu, speziell den Muttersauen rund um den Geburtszeitpunkt der Ferkel. Dank der INRA wissen die heutigen Züchter auch, dass sich ihre Großväter im Laufe der Zeit eine exzellente Fütterungspraxis angeeignet hatten, die sehr sinnvoll und überaus schlau war ... und immer noch ist.

Aufgrund dieser Erkenntnisse und wegen der Erfahrungen der Vergangenheit hat sich die Verwendung von Lein in der Schweinezucht in Frankreich schon beinahe wieder etabliert. Und das zum Vorteil sowohl des Züchters als auch des Verbrauchers. Die große Masse produziert natürlich noch nicht auf diese Weise, aber die Entwicklung zeigt in die richtige Richtung und unterstreicht einmal mehr, dass sich die Produktionsweise verändern lässt, wenn jede Stufe der Nahrungskette einen Vorteil daraus ziehen kann – vom Anfang bis zum Ende.

## André und die Rinder

### Wenn sich Wissenschaft und Tradition begegnen

Machen wir eine letzte Reise in die Welt der Viehzüchter. Nach den Milchkühen und den Schweinen besuchen wir nun die Gegend um Mayenne. Und da möchte ich Ihnen André vorstellen. Neben dem grünen, für die Rinderzucht bestens geeigneten Weideland, verdankte diese Gegend ihren Reichtum auch einer anderen Kultur: dem Lein nämlich, aus dessen Fasern die berühmten Spitzen von Alençon und die kostbaren Tücher von Mayenne hergestellt werden.

André ist auf einem Bauernhof in dieser Gegend zur Welt gekommen. Er ist studierter Agraringenieur, verlor jedoch nie den Bezug zur traditionellen Viehzucht. Eigentlich ist er heute Rentner, züchtet aber noch immer Rinder der Rasse Maine-Anjou sowie Percheron-Kaltblutpferde aus der Normandie. Vor ungefähr 20 Jahren war André mitbeteiligt an der Einführung des »Label Rouge« für Rindfleisch, einer französischen Auszeichnung für qualitativ hochwertige Lebensmittel. Auch bei der Ausarbeitung der IGP,[29] einer geschützten Herkunftsbezeichnung, war er dabei. Damit ist es möglich, ein Produkt mit Herkunftsgarantie einer genau definierten geografischen Region zuzuordnen. Das war die Geburtsstunde des Prädikats »Boeuf fermier du Maine« (Rindfleisch von Bauernhöfen aus der Maine). Mit bewundernswerter Beharrlichkeit führte André ein Lastenheft für alle Produktionsschritte »seines Fleisches« ein. In den Fütterungsrichtlinien ist genau beschrieben, wie ein so gutes Stück Fleisch zu entstehen hat. Nämlich genau so, wie es Züchter und Fleischverarbeiter durch jahrelange Erfahrung herausgefunden hatten. Das langsame Wachstum der Rinder basiert auf einer langen, extensiven Weideperiode. Zum Schluss in der sogenannten Endmast, ist es dem Züchter nicht erlaubt, Mais, Getreide oder Soja einzusetzen, hingegen wird er verpflichtet, an die Tiere Lein zu verfüttern. Unsere erste Begegnung war sehr amüsant. Wir hatten exakt dieselben Vorstellungen bezüglich einer gesunden Ernährung von Rindern. Diese Eintracht im Bereich der Viehzucht zwischen einem passionierten traditionsverbundenen Züchter und einem »Amateur«-Biochemiker erstaunt doch etwas. Wir haben uns danach noch viele Male getroffen. Meist saßen wir dabei an einem reich gedeckten Tisch, und ich konnte feststellen, dass Andrés Ernährungsgewohnheiten durchaus noch »paläolithische« Züge hatten: Er aß zu all seinen Mahlzeiten Rindfleisch und in Anlehnung an die Mittelmeerdiät oder ans French Paradox trank er dazu eher selten Wasser ... Wir zwei hatten uns sozusagen in der »Ritterschaft des Filetsteaks« gefunden, wo gewisse Mitglieder stets über die Qualität des Fleisches Bescheid wussten und sich abends im Geheimen trafen; insbesondere während jener kritischen Zeiten, als BSE in aller Munde war, um sich über all die verbotenen Köstlichkeiten, wie Innereien und Kalbsbries, herzumachen. Ein solcher Schmaus begann jeweils mit folgendem Beschwörungszauber: »Lasset uns beten, lasset uns beten damit uns nichts Böses widerfahre.« Und dann kamen die Schlachtplatten, denen er Ehre zu erweisen hatte!

Die 150 Tiere, die wöchentlich geschlachtet werden, ausgezeichnet mit dem Prädikat »Rindfleisch von Bauernhöfen aus der Maine«, stammen alle von rund 1.000 Rindermästern, die nach den Richtlinien der Produzentenverei-

---

29 Indication Géographique Protégée/Geschützte Herkunftsbezeichnung

nigung arbeiten und sich somit verpflichten, den Tieren während der letzten 100 Tage Mast zehn Kilogramm Omega-3 (in Form von gekochtem Leinsamen) mit dem Futter zu verabreichen. Auch wenn sich diese Weisung sehr
technisch anhört, so gibt sie eigentlich nur in messbaren Zahlen an, was die
Viehzüchter dieser Gegend seit Generationen praktizieren – und dies zum
Wohl der Tiere. In allen Verkostungsproben schlägt dieses »Rindfleisch von
Bauernhöfen aus der Maine« alle Konkurrenten haushoch, egal, ob es sich
um konventionell produziertes Rindfleisch handelt oder anderes mit demselben Regionalprädikat, aber aus einer anderen Gegend.

Kürzlich haben wir unser Augenmerk auf den ernährungsphysiologischen
Wert dieses Fleisches gerichtet, das offensichtlich in Sachen Geschmack
das beste in ganz Frankreich ist. Die weit verbreitete Meinung der Ernährungsberater zu Rindfleisch ist eher abschätzig, da es als sogenanntes »rotes
Fleisch« viel Fett aufweise und außerdem viel gesättigte Fettsäuren enthalten soll. Diese Aussagen haben durchaus ihre Wirkung, denn der Konsum von
Rindfleisch sinkt seit rund 20 Jahren kontinuierlich. Franzosen essen heutzutage sogar weniger Rindfleisch (25 Kilogramm pro Jahr) als Fisch und Meeresfrüchte (34 Kilogramm pro Jahr). Jedoch beruht dieser schlechte Ruf des
Rindfleisches eigentlich auf falschen Fakten in Form von ungenauen Nährwerttabellen, deren Angaben hauptsächlich auf Daten aus den USA basieren.
Üblicherweise findet man dort Angaben zum Fettgehalt von Rindfleisch zwischen 15 und 20 Prozent mit 70 bis 80 Prozent in gesättigter Form. Rind =
Cholesterin = gesättigte Fettsäuren: Diese Gleichung, die die üblichen »Ver-
dächtigen« miteinander in Verbindung bringt, ist hinlänglich bekannt. Aber
sie ist komplett falsch. Wir haben ungefähr 100 Fleischproben analysiert, die
wir zufällig eben diesem »Rindfleisch von Bauernhöfen aus der Maine« entnommen haben. Als Durchschnitt aus allen Stücken, vom magersten, dem
Rumpsteak (drei Prozent Fett) bis hin zum durchzogensten, dem Fleisch für
Gulasch oder Voressen (elf Prozent Fett) kommen wir in diesem Rindfleisch
auf einen Fettgehalt von vier bis fünf Prozent. Wenn wir uns jetzt zurücker-
innern an Lili und den Fettgehalt ihrer Schokokekse, so können wir feststellen, dass im »falschen Filet« von Andrés Rindern dreimal weniger Fett enthalten ist als in Lilis unscheinbaren Keksen. Und nicht zu vergessen: ungefähr sechsmal weniger gesättigte Fettsäuren. Denn dieses schlechte, oder
besser gesagt verteufelte Rinderfett enthält genau 56 Prozent ungesättigte
Fette (somit also nur 44 Prozent gesättigte Fette, das ist kaum mehr, als
man im Fischöl findet), davon sind 13 Prozent mehrfach ungesättigt. Das
Verhältnis von Omega-6 zu Omega-3 beträgt hier lediglich zwei zu eins. Dieses Bild deckt sich nun überhaupt nicht mit der landläufigen Meinung (auch
der der Experten), dass Rindfleisch hauptsächlich gesättigte Fettsäuren enthalte. Da sich André zu einem großen Teil von Rindfleisch ernährt (natürlich
nur von solchem, das nach seinen Vorgaben produziert wurde), so könnte

man vermuten, dass er seinen Ruhestand noch lange bei guter Gesundheit wird genießen dürfen – umso mehr, als auch seine Hühner einer Omega-3-Diät unterstellt sind und deshalb Eier mit viel DHA legen ...

Aber woher kommt nun dieser schlechte Ruf des Rindfleischs? Der Grund liegt ohne Zweifel darin, dass das Leben einer Kuh in der Gegend von Maine keineswegs mit dem ihrer Verwandten zu vergleichen ist, die in intensiver Mast in Kansas (sogenannte Feedlots) oder auch in Brasilien aufwachsen. Es gibt also Fleisch und Fleisch. Der eigentliche Irrtum aber liegt darin, dass die Nährwerte pauschal für jede Art von Rindfleisch angegeben werden. Auch in Brasilien oder Kansas gibt es zweifellos Viehzüchter, die noch nach alten Methoden Vieh füttern und halten, genau so wie mein Freund André. Die Mehrheit der Tiere wird aber sicherlich unter sehr intensiven Bedingungen gemästet. Die Fütterung von Mais, Weizen und Soja ist weit verbreitet, obwohl es eigentlich in dieser Form nicht der natürlichen Ernährung der Wiederkäuer entspricht, wie ebenfalls der in diesen Ländern übliche Einsatz von Fütterungsantibiotika und oft sogar von Wachstumshormonen, die eigentlich in Europa verboten sind.

Die Qualität – geschmacklich und diätetisch gesehen – des Fleisches von Tieren, die sich von Gras und Leinsamen ernährt haben, spiegelt einmal mehr die intakte Nahrungskette wider. Die Omega-3 helfen mit, das Blut flüssiger zu machen. Es sind bei Andrés Rindern dieselben physiologischen Regelmechanismen, die Dyerberg bei den Inuit beobachtet hatte. Es erstaunt also nicht besonders, dass schon Generationen von Viehzüchtern festgestellt hatten, dass das Fleisch schön rot wurde, wenn sie den Tieren Leinsamen zu fressen gaben. Denn schließlich ist es das Blut, das dem Fleisch die rote Farbe gibt. Außerdem hemmt Omega-3 das Wachstum von Fettgewebe, und das gilt sowohl bei den Mäusen von Professor Gérard Ailhaud wie auch bei Andrés Rindern. Demzufolge ist es nicht weiter erstaunlich, dass ihr Fleisch schön mager ist. Enthält das Fleisch aber weniger Fett, so weist es mehr Wasser auf. Da erkennen wir wieder dieselben Mechanismen, wie wir sie bereits bei den Schweinen von Jacques Mourot kennengelernt haben. So ist dieses Rindfleisch, für das die Tiere mit gekochtem Leinsamen gefüttert wurden, in den Kostproben weit besser als herkömmliches Rindfleisch bewertet worden. Neben dem guten Geschmack hoben die Testpersonen insbesondere dessen Saftigkeit hervor.

## Hat die Landwirtschaft in Zukunft überhaupt eine Wahl?

**Möge die landwirtschaftliche Produktion ihre Wurzeln und ihre Berufung wiederfinden!**

Von der Kuh über das Schwein, von Feld und Acker in den Futtertrog, vom Trog auf unsere Teller – überall sind für die Landwirtschaft der Zukunft Weichen zu stellen. Die Massenproduktionssysteme stoßen heutzutage an ihre Grenzen. Immer mehr mit immer geringeren Kosten zu produzieren, führt zu teilweise grotesken Situationen. Wo bleibt der Sinn, wenn die Kosten für das Tierfutter und die Preise der Lebensmittel noch weiter sinken und im Gleichschritt dazu die Gesundheitskosten steigen? Das gilt für die Tierhaltung wie auch für uns Menschen: Eine unangepasste Ernährung, das Auseinanderdriften der Nährstoffzufuhr zu den genetisch festgelegten Bedürfnissen führt unweigerlich zu einem biologischen Ungleichgewicht, das nur noch durch den Griff in den Medikamentenschrank korrigiert werden kann. Und das kommt uns teuer zu stehen.

Es besteht zweifellos ein Zusammenhang zwischen menschlicher Gesundheit, dem Wohlbefinden der Tiere und dem Respekt vor unserer Umwelt. Lucien hat das instinktiv gespürt, als er seine Bienenvölker genauer studierte. Ein Heer von Wissenschaftlern führt uns dies vor Augen, Tag für Tag. Wir können, ja wir müssen, uns so ernähren, dass unsere Gaumenfreuden weder zur Gesundheit noch zum Respekt vor der Natur im Widerspruch stehen.

Es gibt heutzutage genügend Beweise dafür, dass zwischen »Genuss – Umwelt – Gesundheit«. Das ist kein Annahme, sonder es wird von zahlreichen wissenschaftlichen Untersuchungen und Daten gestützt. Ich habe versucht, einiges dazu vorzustellen. Ich weiß noch nicht, ob die Zukunft den Wissenschaftlern, den Landwirten, den Industriellen oder den Händlern Recht geben wird, die unsere Leidenschaft für eine bessere Ernährung in den vergangenen zehn Jahren mit uns geteilt haben. Aber dass es funktionieren kann, steht ohne Zweifel fest. Wird es wirklich gelingen? Ja, vielleicht schon, unter der Voraussetzung, dass sich die Menschen bewusst werden, wie wichtig eine gesunde Ernährung unter Berücksichtigung der Nahrungskette für uns ist, und dass sie die dazu erforderlichen Veränderungen in der Landwirtschaft, auf Wiesen und Feldern und in den Futtertrögen unserer Nutztiere beginnen lassen. Die vielen wissenschaftlichen Daten aus der Lebensmitteltechnologie und Epidemiologie sprechen für sich. Nun liegt es am Verbraucher, sein Einkaufsverhalten unter Einbezug dieses Wissens zu ändern, denn er hat die alleinige Macht, etwas zu bewegen. Das Beispiel vom Schwein, das innerhalb einer Menschengeneration nur noch halb so fett ist, spricht eine deutliche Sprache. Die landwirtschaftliche Produktion kann sich den Kundenbedürfnissen anpassen, wenn diese genügend klar zum Ausdruck gebracht werden.

Die europäischen Verbraucher haben sich gegen gentechnisch veränderte Nahrung (GVO) stark gemacht. In einer globalisierten Welt war dies allerdings nicht ganz einfach! Sie haben aber gesiegt und erreicht, dass ihre Lebensmittel heute praktisch GVO-frei sind. Wenn die Verbraucher nun wirklich eine Landwirtschaft fordern, die im Interesse der Gesundheit und mit Respekt auf die Nahrungskette produziert und sich nicht von vornherein vor etwas höheren Kosten fürchten, dann ist alles möglich. Der Protest gegen GVO zeigt dies deutlich.

Es handelt sich um eine wirkliche Chance für die Landwirtschaft der Zukunft, denn es ist machbar, realistisch und dazu auch bezahlbar. Es ist sicherlich eine große Herausforderung für diese neue, nachhaltige Landwirtschaft, qualitativ hochwertige Produkte für alle zugänglich zu machen. Doch kann dies auch ein Ansporn für spätere Generationen sein, sich in der Landwirtschaft zu engagieren, sowohl als Bauer wie auch als Verbraucher. Um dies zu realisieren muss hingegen eine große Hürde überwunden werden. Es ist jedoch nur diese eine: Wir müssen mit gängigen Leitbildern und lieb gewonnenen Gewohnheiten brechen, neue Wege beschreiten, abseits der breiten Pfade, die zur heutigen Landwirtschaft geführt haben ... Und das ist tatsächlich nicht einfach! Dieser Umbruch in der Landwirtschaft muss jedoch mit einer reellen und bezahlbaren Umstellung der Ernährungsgewohnheiten Hand in Hand gehen: Weniger Snacks zwischen den Mahlzeiten, weniger fettiges Essen und weniger gesüßte Getränke (und dies gilt insbesondere für die junge Generation) ... dann bestehen gute Chancen, all unsere Zivilisationskrankheiten zu bekämpfen – mit einem »Heilmittel«, das man in keiner Apotheke kaufen kann. Dieses Kapitel wird ganz von meinem Wunsch nach einer Landwirtschaft getragen, die sich in den Dienst der Gesundheit stellt und – wie die Mehrheit der Landwirte dies befürwortet (denn die meisten von ihnen sehen ihren Beruf durchaus noch als Berufung) – ihre Mitbürger nach den neu erkannten Bedürfnissen zu ernähren. Ich will nun aber nicht den Eindruck erwecken, alles sei schlecht und müsse umgekrempelt werden. Das wäre sicherlich falsch. Wir dürfen den gesamten Fortschritt der letzten 50 Jahre in der Landwirtschaft nicht einfach über Bord werfen. Denn nur dank des technischen Fortschritts ist es möglich, dass drei Prozent der Franzosen die restlichen 97 Prozent ernähren können und dass die Preise für Lebensmittel immer mehr gesunken sind. Dazu bleibt uns heutzutage mehr Zeit für Freizeitvergnügen, weil wir nicht mehr so lange zur Essenszubereitung in der Küche stehen müssen und dieses Essen heute aus gesundheitlicher Sicht (in Bezug auf die Gefahr von Lebensmittelvergiftungen) so hochwertig ist, wie man es sich früher nie hätte vorstellen können. Bloß, das andauernde Streben der letzten 50 Jahre nach noch günstigeren Lebensmitteln hat seine Grenzen – und die sind jetzt nach meiner Meinung erreicht.

# Wenn Lösungen Gestalt annehmen

## Der Werkzeugkasten für dauerhaftes Abnehmen: ein Pflug, eine große Lupe und einiges mehr

Die Maßeinheit für den immer größer werdenden Graben zwischen unseren Erbanlagen und unserer Nahrung sind die Zentimeter unseres Taillenumfangs. Je runder also unsere Bäuche, desto mehr ist die »ökologische Korrelation« aus den Fugen geraten.

Es scheint durchaus möglich, unsere Ernährung wieder auf unsere Gene abzustimmen. Eine dauerhafte Gewichtsabnahme, das Aufhalten der Adipositas-epidemie, wäre das sichtbare Ergebnis einer nachhaltigen Gesundheitsvorsorge. Eine Vorsorge, die auf Wiesen und Feldern beginnt, sich wie ein roter Faden bis auf unsere Teller durchzieht und unseren »Zivilisationserkrankungen« wirksam entgegenwirkt: Fettleibigkeit, aber auch Diabetes, Herz-Kreislauf-Erkrankungen, manche Krebsformen, teilweise sogar Depressionen und noch vieles mehr. Genau diese komplexen und »multifaktoriellen« Erkrankungen, denen die Ärzte oft ebenso hilflos gegenüberstehen wie die Patienten selbst. Genau so hilflos, wie früher vor der Erfindung der Antibiotika gegenüber den »alten«, bakteriellen Erkrankungen.

Das weist darauf hin, dass wir doch über einige Werkzeuge verfügen sollten, um dem Ziel einer dauerhaften Gewichtsabnahme näher zu kommen:

## Unentbehrlich: Ein guter Pflug und eine große Lupe

### Ein Pflug für Lucien

Das richtige Programm für einen dauerhaften Gewichtsverlust beginnt auf dem Feld mit der guten Wahl der anzubauenden Feldfrüchte, mit Landwirtschaftsprodukten, die auf die Bedürfnisse der Verbraucher nach einer gesunden Ernährung abgestimmt sind, mit vielen Ballaststoffen, Vitaminen und Omega-3. All die Nährstoffe, die insbesondere dann im Produkt enthalten sind, wenn der Boden im Frühling genügend Wasser hat und von der Sonne gewärmt wird, denn deren Synthese (in der Pflanze) benötigt eines: nämlich Sonnenenergie.

### Eine große Lupe für Lili

Für den dauerhaften Erfolg einer Gewichtsabnahme ist jedoch eine genaue Nährwertinformation auf den Produkten von größter Wichtigkeit, eine, die auch gelesen – und verstanden wird. Es braucht eine Auflistung der Inhaltsstoffe auf allen Produkten in Lilis Einkaufswagen. Weiter wäre es wünschenswert, dass alle Angaben vollständig und lesbar sind. Lili sollte sich auch wirklich darüber Gedanken machen, die Informationen richtig interpretieren und zu guter Letzt dieses Wissen bei ihren Einkäufen berücksichtigen. Denn dieses Vorgehen ist heute die einzige Waffe gegen die Banalisierung und Vereinheitlichung der Lebensmittel.

Wir haben es bereits gesehen: Ein Ei kann sich durchaus von einem anderen unterscheiden, ein Liter Milch ist nicht einfach ein Liter Milch, und nicht alle Fische haben den gleichen Wert. Noch ist es nämlich schwerlich zu durchschauen, ob es sich bei den Angaben auf der Packung um wichtige Informationen bezüglich der Inhaltsstoffe und Herkunft handelt oder ob nur bloßes Marketing dahinter steckt. Wenn nämlich Lili eine bessere Qualität der Produkte in ihrem Einkaufswagen wünscht, wenn sie vor dem Kaufentscheid alles unter ihre große Lupe nimmt, so wird Lucien gut daran tun, möglichst schnell auf diese Bedürfnisse zu reagieren. Die große Lupe kann Lili auch nützlich sein beim Studium der Ernährungsrichtlinien oder wenn sie gerade das neueste Buch über Ernährung liest.

Die große Lupe, die natürlich Lilis Blick schärfen soll, erlaubt es ihr, in den Regalen des Supermarkts immer die richtigen Produkte auszuwählen, natürlich solche, die sie gerne mag. Aber es werden dann nicht solche sein, bei denen Palmöl, nicht genauer definierte »Pflanzenfette«, gehärtete oder teilgehärtete Fette bereits an zweiter oder dritter Stelle in der Liste der Zutaten aufgeführt sind. Auch wird sie nicht mehr so häufig Dinge kaufen, die gleichzeitig viel Fett und viel Zucker enthalten. Noch weniger für ihre kleinen Neffen.

Mithilfe dieser Lupe kann Lili auch einiges über die Produktionsmethoden ihrer Lebensmittel herausfinden, wie die Tiere gefüttert wurden, wie die Fette und Öle zusammengesetzt sind und vieles mehr. Mit etwas Glück findet Lili mit ihrem Vergrößerungsglas auch zielsicher den Käse mit Rapsölanteil und die Kekse ohne Cholesterin, dafür mit ganz viel gesättigten Fetten … und lässt diese Produkte dann einfach im Regal stehen.

## Unumgänglich: Zeitmessung und »Sportamente«

### Eine zuverlässige Uhr

In der Vor- und Nachmittagspause mit den Arbeitskollegen bei Kaffee und vielleicht auch Gebäck sollte Lili einen Blick auf ihre Uhr werfen. Die verrät ihr nämlich: »Eigentlich ist es doch unvernünftig, all diesen Zucker zu sich zu nehmen und somit meinen Blutzuckerspiegel in die Höhe schnellen zu lassen, genau jetzt, wo mein Körper sich gerade daran machen würde, Energie aus den Speicherzellen freizusetzen (oder anders gesagt, abzunehmen!).«

Außerdem würde diese zuverlässige Uhr Lili auch sagen, dass die fünf Minuten, die sie mehr benötigt, um beim Einkaufen nach dem Studium der Etiketten sinnvolle Entscheidungen zu treffen, sehr gut investiert sind.

### Ein Paar gute Sportschuhe

Wie bereits erwähnt, hat der Begriff »Nutrazeutikal« (oder englisch: »Nutrament«) keinen therapeutischen Sinn. Ich würde den Ausdruck »Sportament« vorziehen: Das beste Hilfsmittel, das je erfunden wurde, um Glucagon, Katecholamine und all die anderen lipolytischen Stoffe freizusetzen (zuständig für den Fettabbau) und sich als sehr wirksam erwiesen hat, insbesondere bei intensiver und regelmäßiger Anwendung: ein Paar Sportschuhe.

Benutzt man diese Schuhe wirklich mit einer gewissen Konstanz, so kann man möglicherweise gar weitere angenehme Nebeneffekte beobachten: Stressabbau, Ausgeglichenheit und gute Laune.

Aber Vorsicht: Bei übermäßiger Anwendung eines »Sportaments« besteht die Gefahr eines Gewöhnungseffekts, oder es kann zur Ausschüttung von Endorphinen kommen: Man wird sportsüchtig. An dieser Stelle kann jedoch entwarnt werden: Wirklich gefährlich sind auch diese Nebenwirkungen nicht, man riskiert höchstens, dass sich das Sofa und der Fernseher etwas weniger rasch amortisieren.

## Notwendig: Ballaststoffe und Omega-3

### Warum Ballaststoffe?

Halten wir gleich eingangs fest, dass Lili nicht einfach eine Packung solcher Ballaststoffe in ihren Einkaufswagen legen kann. Sie sind enthalten in Obst und Gemüse, die alle zusammen eine wunderbare Palette von verschiedenen Farben und Geschmäckern bieten, die es zu entdecken gilt. Diese Ballaststoffe haben interessante Auswirkungen auf den »glykämischen Index«.

Das heißt sie sind in der Lage, die Freisetzung von Zucker zu verzögern. Und dies hat zur Folge, dass das Insulin im Blut nicht so rasch hoch schnellt. Das bewirkt wiederum, dass nicht so viel Fett gebildet wird. Lili isst vorbildlich zu jeder Mahlzeit Salat oder Tomaten. Vorbildlich auch, wie sie am Wochenende all das Gemüse zerkleinert und sich eine leckere Ratatouille kocht. Nicht zu vergessen, alle Nahrungsmittel, die viele Ballaststoffe enthalten, sind zugleich auch kalorienarm. Und wenn dafür weniger schnell abbaubare Stärke (wie sie zum Beispiel in Kartoffeln, Teigwaren oder Schnellkochreis vorkommt) gegessen wird, rechnet sich das gleich doppelt.

Da Lili ja jetzt eine große Lupe besitzt, wird sie souverän einen großen Bogen um all die Trockensuppen machen, die zwar schnell zubereitet sind, aber bei denen Palmfett bereits an zweiter Stelle auf der Liste der Zutaten steht. Aber dieses spezielle Fett ersetzt niemals den Schuss Sauerrahm in einer frisch zubereiteten Gemüsecremesuppe, weder geschmacklich noch aus ernährungswissenschaftlicher Sicht.

### Warum Omega-3?

So wie gegen Infektionskrankheiten durch Antibiotika ein wirkungsvolles und universelles Heilmittel gefunden wurde, so dürfen wir bei der Behandlung der neuen Zivilisationskrankheiten auf ein wirkungsvolles und universelles Heilmittel zählen, nämlich auf ein ausgewogenes Verhältnis zwischen Omega-6 und Omega-3. Beide Moleküle können wir selbst nicht herstellen, obwohl sie die wichtigsten Funktionen in unserem Körper regulieren. Das größer werdende Verhältnis zwischen diesen beiden Fettsäuren in unserer Nahrung markiert eindrücklich auch das Auseinanderklaffen von Nährstoffbedarf und Nährstoffaufnahme.

»Eure Nahrung sei eure Medizin«, sagte Hippokrates bereits in der Antike. Seither wurde die Beziehung zwischen Ernährung und Gesundheit nie mehr treffender beschrieben. Deshalb wäre es besonders wichtig, dass auf den Lebensmitteln angegeben ist, wie viel Omega-6 und Omega-3 enthalten sind, oder wenn zumindest das Verhältnis dieser beiden Fettsäuren angegeben wäre. Das würde von Lili genau unter die große Lupe genommen!

## Und dazu noch: Genuss, Maß halten, eine Prise Ethik, eine Waage und ein paar Euro

Beginnen wir mit dem Maß halten. Der Stoffwechsel arbeitet nicht bei allen Menschen gleich sparsam. Deshalb muss auch jeder Mensch sein persönliches Gleichgewicht selbst finden. Lucy verdanken wir die Eigenschaft, dass es für den Körper in der Regel einfacher ist, Gewicht zuzulegen, als es wieder zu verlieren. Der regelmäßige Check mit der Waage erlaubt es, die Gewichtszunahme einigermaßen unter Kontrolle zu halten und verhindert das böse Erwachen jedes Mal vor Beginn der Badesaison. So fällt es einem auch leichter, die Kalorienzufuhr ein wenig zu drosseln am Tag nach dem Festessen bei der Schwiegermutter oder nach dem feuchtfröhlichen Abend mit Freunden. Aber Achtung: Zu restriktive Diäten führen nicht zum Ziel. Viel besser ist es, zu verhindern, dass der Körper immer neue Fettgewebszellen bildet. Denn diese haben nichts anderes im Sinn, als sich mit Fett aufzufüllen und einmal eingelagert, geben sie es nur ungern wieder her. Also Vorsicht, vor allem vor der Kombination aus Zucker und Omega-6! Jede Mahlzeit sollte mit Genuss verbunden sein und viele Ballaststoffe, Eiweiß und »gute Fette« enthalten. Auf diese Weise bleibt das Sättigungsgefühl lange erhalten, und der nächste Gang zum Kühlschrank kann warten, ganz im Gegensatz zu den üppigen, schnell zubereiteten Mahlzeiten.

Wenn Lili Produkte bevorzugt, die aus einer Landwirtschaft stammen, die sich der Gesundheit der Menschen verschrieben hat – Lucien gibt sich wirklich viel Mühe, sorgfältig zu produzieren – und indem sie ein paar Euro pro Jahr mehr ausgibt, wie wir vorgerechnet haben, und nicht immer nach dem günstigsten Preis sucht, erreicht Lili gleich zwei Ziele auf einmal: Sie tut Gutes für ihren Taillenumfang und für die Natur.

Also was sollen wir morgen essen?

Der Titel des Buches lautet »Sind wir morgen alle dick?« Also sollten wir gemeinsam versuchen, eine oder mehrere Lösungen zu finden, um nicht dick zu werden.

# 5. Das Fest der Hoffnung und das Bankett der Lösungen

## Feuerwerk und Abschlussbankett

Jedes Jahr im September, wenn die Ernte zu Ende geht, wenn Weizen, Raps, Gerste und Lein gedroschen sind, lädt Lucien zum Festessen ein. Danach genehmigt er sich jeweils ein paar Tage Urlaub. In einigen Jahren wird Lucien in Rente gehen. Dann will er losziehen mit seinem Rucksack auf ins Abenteuer und all das tun, wovon er jahrelang immer geträumt hat. Er konnte es aber nie verwirklichen, da er 40 Jahre lang täglich seine Kühe melken musste. Aber heute Abend, wie jedes Jahr nach der Erntearbeit, spielt Lucien den Gastgeber. In seiner spärlichen Freizeit hat er eine alte Scheune neben seinem Bauernhof in ein schmuckes Landhäuschen umgebaut. Seit rund zwei Jahren hat er dieses an die junge, 25-jährige Ernährungsspezialistin Louise vermietet. Lucien und Louise sind inzwischen Freunde geworden. Manchmal, wenn ich bei Lucien vorbeischaue, ist Louise auch da, und wir schwatzen endlos über die Ernährung der Kühe, der Bienen und der Menschen. Durch uns hat Louise viel gelernt über die Ernährung der Nutztiere, für die sie sich sehr interessiert. Wir im Gegenzug haben all das erfahren, was sie im Unterricht ihren Studenten beibringt. Und weil sie so ein gewinnendes Lachen, so fröhliche Augen, ein gutes Gemüt und nicht zuletzt ein Herz hat, in dem die ganze Welt Platz findet, sitzen und essen wir gern zusammen. Schließlich müssen wir unsere Theorien über die Kombination von Genuss, Geselligkeit und gesundem Essen ab und zu einem Praxistest unterziehen. Das funktioniert übrigens blendend, und nach einer solchen Mahlzeit fühlen sich Körper und Geist in Topform!

Heute Abend hat Louise gekocht, Lucien und ich dürfen Gast sein. An diesem Wochenende Mitte September feiern wir Louises Geburtstag, und Lucien hat zu ihren Ehren ein Feuerwerk vorbereitet. In Frankreich enden solche Dinge meistens in der gleichen Weise, seien es Partys, Geburtstage, Comicbände und auch Bücher über Ernährung: und zwar mit einem grandiosen Abschlussbankett.

Und hier kommen schon die geladenen Gäste. Als erstes trifft Lucy ein. Sie hat sich fein gemacht und sich in ihre schönste Tierhaut gehüllt, frisch bemalt in der dunklen Farbe des Mammuts. So kommen ihre klaren Augen besonders schön zur Geltung, die gerade einige verwunderte Blicke auf die seltsame Kleidung der übrigen Gäste werfen. Lulu der Guru hingegen trägt ein weites Kleid aus hellem Leinenstoff. Man bildet einen ehrfurchtsvollen Kreis um ihn: Lulu der Guru, der beredte und weise Mann, mit einem Glas gegorenen Traubensaft in der Hand, liebt es, eine Geschichte nach der anderen zu erzählen und seine Zuhörer damit zu verzücken. Aber da kommt auch schon Lülü atemlos hinzu. Zufrieden wirft sie einen Blick in Luciens prall gefüllten Getreidespeicher. Sie setzt ihr breitestes Lächeln auf, beinahe provokativ und kann ihr Glück kaum fassen, dass sie heute Abend einen gemütliches Beisammensein mit all ihren Freunden verbringen darf, mit dem beruhigenden Gefühl, dass die Ernte unter Dach und Fach ist und genug Vorräte für alle da sind, um den Winter gut zu überstehen. Der traditionelle Leon ist auch da, aber steuert geradewegs auf die Küche zu, um Louise zu begrüßen. Er tut so, als wolle er ihr helfen, aber in Wirklichkeit will er ihr nur genau auf die Finger schauen und überwachen, ob sie seine »alten« Rezepte auch vorschriftsgemäß in leckere Mahlzeiten umsetzt. Ah, da kommt auch Bernard Schmitt, er hat es geschafft, sich diesen Abend vom Nachtdienst in der Klinik frei zu nehmen. Er diskutiert schon mit Lucien. Bernard will alles genau wissen: wie es den Kühen geht, den Bienen, ob die Ernte erfolgreich war. Auch André ist da und betrachtet ein wenig besorgt das Büffet. Er befürchtet, dass er zu wenig und möglicherweise ein qualitativ nicht ganz so hochwertiges Fleisch, wie gewohnt, vorgesetzt bekommt. Lili kommt ein wenig verspätet. Sie hatte noch so viel Arbeit zu erledigen. Sogar Ancel Keys und Michel Eugene Chevreul sind heute gekommen, was wirklich eine große Ehre ist, denkt man nur an die Mühen, die sie auf sich genommen haben in Anbetracht der weiten Reise und ihres fortgeschrittenen Alters. Sie haben beschlossen, dass sie heute Abend einmal ihre Prinzipien über Bord werfen und sich nicht an ihre übliche Diät halten. Keys wird sich ein wenig Butter gönnen, Chevreul will vom Gemüse kosten. Dyerberg hat ein etwas getrocknetes Robbenfleisch mitgebracht, einfach so zum Kosten. Sogar Michel de Lorgeril ist hier, er erzählt uns von seinem neuesten Buch über Cholesterin. Inzwischen hat sich Gerard Ailhaud zu Lucien und Bernard Schmitt gesellt. Alle drei diskutieren über das interessante Zusammenspiel zwischen den Genen und unserer Nahrung ...

So langsam denke ich, können wir beginnen. Louise steht am Herd. Das ist ihre Art, »Dampf abzulassen«.

Sie hat im Rahmen ihrer Arbeit mit übergewichtigen Erwachsenen und fettleibigen Kindern zu tun. Unter der Woche führt sie zahlreiche ausführliche Gespräche mit ihren Patientinnen und Patienten. Es gibt Zeiten, da ist sie das ewige Gerede über Schlankheitswahn und Übergewicht leid. Manchmal wird sie sogar wütend, wenn man ihr schon wieder von einer wundersamen Diät vorschwärmt, mit der man innerhalb weniger Wochen unglaublich viel Gewicht verliert. Sie muss sich jedoch mit den verschiedensten Ansichten auseinandersetzen, solche die leidenschaftlich jeglichen Zucker verbannen oder die kein Fett in ihrem Essen ertragen oder dann fanatische Verfechter der Atkins- oder der Kousmine-Diät. Teilweise sieht sie sich auch konfrontiert mit Leuten, die sich keinen Deut um ihr Essen scheren und allen anderen die Schuld in die Schuhe schieben. Zu diesen »anderen« gehören zum Beispiel die Lebensmittelindustrie, die Lebensmittelketten, die Bauern oder die Politiker. Aber genau so schwer zu ertragen sind manchmal die fanatischen Sportbegeisterten oder die dauerhaft Enthaltsamen, die in einem saftigen Rindersteak oder einem weißen Ragout nichts anderes sehen als Kalorien oder Berge von Fett.

Wenn sie dann abends nach Hause kommt, ist sie nur noch müde und ertappt sich oft, wie sie gedankenverloren in einer Illustrierten die Bilder von all den Models anstarrt. In diesen Augenblicken kommen ihr manchmal Zweifel an dieser Gesellschaft, die immer dicker wird, gleichzeitig aber in Hochglanzmagazinen Menschen abbildet, die immer dünner werden. Wenn sie genug hat von diesem ganzen Geschwätz übers Abnehmen schaut sie bei Lucien vorbei auf einen Plausch, um auf neue Gedanken zu kommen. Manchmal (oder eher häufig) lässt sie sich zum Abendessen überreden. Wie kann man Nein sagen, wenn es so verführerisch nach langsam gebratenem Huhn riecht? Ein wenig später, satt und glücklich von diesem feinen Essen, denkt sie darüber nach, wie es wäre, wenn all ihre Beratungssitzungen mit so einer Mahlzeit beginnen könnten.

Louise weiß ganz genau, dass es für viele ihrer Patienten keine Wunderlösung in kurzer Frist gibt und dass nur eine langfristige Umstellung der lieb gewonnenen Gewohnheiten wirklich hilft – einerseits der eigenen, andererseits aber auch der ihres Umfelds. Und dann, noch ein wenig später an diesem Abend, legt ihr Freund Lucien seinen Arm um sie, und endlich kann sie all die Mühen der harten Arbeitstage und die ihrer Patienten langsam vergessen und sich entspannen ...

Aber heute Abend kocht Louise ... wie immer in bester Laune. Sie bereitet gerade die Salatsauce zu: halb Olivenöl, halb Rapsöl. Als sie nach der Rapsölflasche greift, denkt Louise zurück an ihren letzten Urlaub im vergangenen Sommer in Finnland. Zufällig hatte sie direkt vor dem Abflug einen Artikel über die Gesundheits- und Präventionspolitik in diesem Land gelesen.

In Ancel Keys Sieben-Länder-Studie ist ja Finnland auf den letzten Platz gelandet. Die finnische Bevölkerung hatte achtmal mehr Probleme mit dem Herz-Kreislauf-System als die japanische – und 40-mal mehr als die Kreter. Louise hatte den Artikel besonders aufmerksam gelesen, da es darin um genau diese Gegend ging, in die sie gerade reisen wollte: Karelien im Norden, nahe der russischen Grenze.

In diesem Land werden Probleme schnell angepackt. Die Finnen haben die Schlussfolgerungen der Studie sofort umgesetzt. Als erstes wurde in die

Sportförderung investiert. Und weil ja mehrfach ungesättigte Fettsäuren so gesund sind, begann man vermehrt Raps anzupflanzen. Raps liefert zwar nicht das Öl mit den meisten ungesättigten Fettsäuren, aber bei den finnischen Klimabedingungen wachsen Sonnenblumen, Mais und Soja ohnehin nicht. Zum Glück, muss man sagen, denn ohne es zu wissen haben sich die Finnen für Omega-3 entschieden und nicht für Omega-6. Um möglichst gut nach der Vorgabe der Kreter zu leben, hat man den Konsum von Obst und Gemüse propagiert, insbesondere als Ersatz für die allgegenwärtige Kartoffel, dem typischen Bestandteil der ländlichen Küche. Um auch noch etwas von den gesunden Japanern zu übernehmen, forderte man die Bevölkerung auf, mehr Fisch zu essen. Louise erinnert sich sehr genau an die endlosen Regale mit Rapsöl in den Warenhäusern. Eigentlich ist es überhaupt das einzige Öl, das verwendet wird sowohl für die warme als auch für die kalte Küche. Und es war ebenfalls in Finnland, wo Louise zum ersten Mal Omega-3-Eier kaufte, von mit Leinsamen ernährten Hühnern. Sie war auch sehr stolz, die Gebinde aus Leinstroh als Symbol für Glück und Gesundheit an der Frontseite der Geschäfte und Türen der Wohnhäuser erkannt zu haben.

Zurück in der Bretagne erzählte ihr Lucien, dass der bretonische Lein, der unter Ludwig XIV. Ansehen und Reichtum in die Bretagne gebracht hatte, ursprünglich direkt aus Finnland stammte.

Lucien, der Viehzüchter und Imker interessiert sich in seiner Freizeit sehr für geschichtliche Zusammenhänge. Er erzählte Louise die ganze Geschichte der Globalisierung im 17. Jahrhundert, als die Leinsamen aus Finnland in Morlaix (Bretagne) angekommen sind und in Trégor und Léon ausgesät wurden. Die Bretagne muss im Juni ein wunderbares Bild abgegeben haben, alles blau, um dann im August ganz in Gold einzutauchen, wenn der Lein gepflückt und dann gebrochen wurde, um an die kostbaren Leinfasern zu kommen. Im September herrschte dann ein unsäglicher Gestank, wenn das unbrauchbare Leinenstroh in den Flüssen und Bächen verrottete. Als Entschädigung für diese Geruchsbelästigung spendete die Leinenindustrie große Summen an die Kirche. Aus diesen Spenden stammen auch die heute bei Touristen sehr bekannten umfriedeten Pfarrbezirke in der westlichen Bretagne. Die Leinenfaserballen, fuhr Lucien fort, wurden anschließend weitertransportiert, zu Stoff verwebt und gebleicht, um dann via St. Malo nach Cadiz verschifft zu werden. Von dort aus wurden sie in die ganze Welt verfrachtet und fanden auch zur Ausstattung der reichen spanischen Adelsfamilien mit teuren Gewändern aus diesem edlen bretonischen Stoff Verwendung. Louise war sehr erstaunt darüber, weshalb eine so blühende Industrie einfach verschwunden ist, worauf Lucien ihr erklärte, wie ungleich dieser Reichtum verteilt gewesen war. Profitiert hätten nämlich vor allem die Frachtgesellschaften. Die Bauern und Webereien gingen beinahe leer aus. So hatten die Bewohner der Bretagne keine Möglichkeit, im 19. Jahrhundert der aufkommenden Baumwolle die Stirn zu bieten und auch nicht, als im 20. Jahrhundert die ganze Welt nur noch Soja anzubauen begann. Er schaltete eine kurze Pause ein und fügte dann hinzu, dass er heute alles daran setzen werde, um die Rückkehr des Leins, reich an Omega-3, zu fördern. Diesmal sollten jedoch alle Stufen der Produktionskette und alle Beteiligten, vom Leinbauern bis zum Verbraucher, gleichermaßen davon profitieren.

Nach ihrem Urlaub in Finnland hat sich Louise genau erkundigt, welche Auswirkungen die gezielte Präventionspolitik in diesem skandinavischen Land hatte. Zu ihrem großen Erstaunen konnte die ehemalige Nation von Kartoffel- und Rentierfleischessern die durch Herz-Kreislauf-Erkrankungen bedingte Todesfallrate in den letzten 20 Jahren um 60 Prozent senken, seit viel Raps, Leinsamen, Gemüse und Fisch auf dem Speiseplan stehen (60 Prozent entspricht ziemlich genau dem Prozentsatz der Lyoner Herzstudie von Michel de Lorgeril, aber im vorliegenden Fall im Rahmen eines ganzen Landes). Fast ein wenig ungläubig konnte sie diese Zahlen in verschiedenen Berichten nachlesen, doch alle sagten dasselbe. Finnland gilt heute als das europäische Land mit der niedrigsten Rate an Herz-Kreislauf-Erkrankungen. Louise interessierte sich natürlich auch für den Anteil an Fettleibigen in der finnischen Bevölkerung. Lag der Anteil im Jahre 1980 bei rund sieben Prozent – damals der höchste Europas –, weisen die Statistiken 20 Jahre später »lediglich« zehn Prozent aus. Dies ist die Hälfte Großbritanniens, das 1980 nur knapp unter dem finnischen Satz lag. Natürlich gibt es in Finnland heute auch weniger Fettleibige als in Frankreich. Louise hatte sich vorgenommen, dieses Thema heute noch mit Gerard Ailhaud und Michel de Lorgeril zu besprechen. Da kam ihr plötzlich in den Sinn, dass sie angesichts all dieser Ferienerinnerungen vergessen hatte, sich um ihr Rindsgulasch zu kümmern. Einen kurzen Augenblick kam Panik auf, bis ihr Blick auf den freundschaftlich lächelnden traditionellen Leon traf, der mit viel Eifer die Zubereitung der Hauptspeise beobachtete. An seiner Seite stand André mit leuchtenden Augen. Schließlich wusste er, wie gut das Fleisch seiner Rinder war. Er freute sich schon jetzt auf die zufriedenen Gäste nach dem Genuss dieses zarten und saftigen Fleisches mit 56 Prozent ungesättigten Fettsäuren und einem Verhältnis von lediglich zwei Omega-6 auf eine Omega-3 ...

Der Tisch war mittlerweile gedeckt. Lulu der Guru leerte sein sechstes Glas gegorenen Traubensaft, das von Luciens Zeitgenossen offenbar Wein genannt wird, während er sich gerade lautstark über die Veränderungen von Speis und Trank wunderte. Die Gäste drängen sich um Lucy, Lili und Lülü und machen ihnen Komplimente wegen ihrer Eleganz. Besonders Lucys Mammutfellumhang mit seinen langen, wunderschön gold leuchtenden Haaren stößt auf viel Beachtung, aber auch Lülüs kurzer Lendenschurz ist nicht ohne.

Er betont ihre langen, von der Sonne während der Ernte braun gebrann-
ten Beine. Auch Lili hat sich für diesen Abend ein neues Kleid gekauft, das
ihre Formen vorteilhaft betont. Alle drei sind sich im Grunde sehr ähnlich
(schließlich haben sie dieselben Gene) und freuen sich auch über dieselben Dinge, insbesondere über das gesellige Beisammensein mit Freunden an
einem reich gedeckten Tisch.

Jacques hat Wurstwaren mitgebracht. Für seine Freunde ist nur das Beste
gut genug, und so hat er darauf geachtet, dass es ausschließlich Produkte
von »Omega-3-Schweinen« sind. Schließlich beginnen alle, sich Brote zu
streichen – mit Luciens Brot, das er selbst aus Weizenmehl und einer Portion Leinsamen gebacken hat. Bernard Schmitt erzählt uns, während er sich
gerade eine Scheibe von diesem köstlichen Brot abschneidet, wie er früher
als junger Ernährungsmediziner seinen Patienten davon abriet, Brot zu essen,
genau wie es damals zum guten Ton gehörte. Erst später hat man die positiven Ernährungseigenschaften von Brot wiederentdeckt: Heutzutage weiß
man, dass bei regelmäßigem Brotkonsum das Risiko für Dickdarmkrebs sinkt.
Michel de Lorgeril erzählt eine ähnliche Geschichte vom Rotwein, bei dem
man auch lange vom Konsum abriet, bis Kardiologen herausfanden, dass ein
regelmäßiger gemäßigter Genuss recht gesund ist. Lucien meint lachend, er
warte schon lange auf die Studie, die den Ruf eines moderaten Konsums seiner Butter wieder ins richtige Licht rücke, schließlich enthalte sie ja beinahe
400 verschiedene Fettsäuren.

Alle bedienen sich am rohen Gemüse, das Louise und Luciens Kinder zur Vorspeise in mundgerechte Stücke geschnitten haben. Die empfohlene Menge
von täglich 400 Gramm Obst und Gemüse werden heute wohl alle zu sich
nehmen, schätzt Louise, wenn sie den frischen Fruchtsalat, der im Kühlschrank wartet, auch noch mit einrechnet. Das Rindsgulasch ist ein voller
Erfolg. André ist zufrieden. Als nächsten Gang wartet eine von Louise wunderbar vorbereitete Käseplatte: Ziegenkäse aus dem Südwesten, Comté aus
dem Jura, Camembert aus der Normandie, Emmentaler aus der Schweiz, verschiedene Käse aus der Auvergne und viele andere Spezialitäten. Bei der
Auswahl der Sorten hatte Louise peinlich genau auf deren Herkunft geachtet.
Auf allen ist die gleiche Auszeichnung zu finden, die bezeugt, dass die Tiere
nach genauen Vorgaben gefüttert wurden. Die Kühe erhielten im Sommer-
halbjahr eine Mindestmenge an Gras und im Winter Leinsamen als Ergänzung
zu ihrem Futter. Mit diesem besonderen Futter geht es den Tieren gut, und
für die geladenen Gäste ergibt sich ein kulinarischer Hochgenuss.

Diese herrliche Käseplatte vor Augen entschließe ich mich, einen Toast auf
alle meine Tischgenossen auszusprechen. Manche Untersuchungen sagen
sogar, Omega-3 wirkten sich positiv auf die Stimmung aus. Meine ist auf
jeden Fall hervorragend, und ich bin froh, diesen besonderen Moment mit

allen anderen teilen zu dürfen. Als erstes wünsche ich Louise alles Gute zum Geburtstag, deshalb sind wir ja schließlich zusammengekommen. Der Rahmen hätte nicht besser sein können, denn wir haben heute genau die richtige »Dosis« von all den Antioxidantien, Polyphenolen, Ballaststoffen, essenziellen Aminosäuren, Eisen, Omega-3, Ölsäure, DHA, Vitamin B und den anderen wichtigen Nahrungsbestandteilen zu uns genommen. Louise hat dies sicherlich nicht genau ausgerechnet. Aber durch den wohldosierten Genuss all der verschiedenen Speisen ist der Bedarf an den einzelnen Elementen, die für die Erhaltung einer guten Gesundheit eine Rolle spielen, sicherlich gedeckt. Nach mir hebt jeder in der Runde sein Glas und bringt ebenfalls einen Toast aus: auf die Nahrungskette, auf den Zusammenhang zwischen Genuss und Ernährung, auf die Gesundheit, auf die gute Laune, auf die Wissenschaft, auf das Miteinander, auf fruchtbare Böden, auf das Wohlbefinden der Tiere, auf die menschliche Gesundheit, auf unsere Erde.

Als Vorletzte ergreift Louise das Wort. Sie formuliert noch einmal ihren Wunsch, miterleben zu dürfen, wie eine gesunde Ernährung für jedermann zugänglich und erschwinglich wird, was vor allem auch ihren Patienten zugute käme. Sie wünscht sich, bei allen Menschen täglich Mahlzeiten wie diese auf dem Teller zu sehen: bei Menschen, die oft zu gestresst sind und sich mit kalorienreichen Knabbereien vollstopfen, die ein flüchtiges Vergnügen mit verheerenden Auswirkungen darstellen.

Lucien ist der letzte Redner dieser Runde – er dankt seinen Gästen für die guten Speisen, die sie mitgebracht haben und beendet seinen Toast mit dem Wunsch, dass er und seine Berufskollegen in Zukunft durchdachte Produkte von bester Qualität zu einem für jedermann erschwinglichen Preis erzeugen mögen. Im Verlauf des Abends bilden sich kleine Grüppchen. Wir haben oft von einer neu ausgerichteten Landwirtschaft geträumt, die zum einen all die Fortschritte nutzt, seit Lülü vor Urzeiten der Natur zum ersten Mal eine Handvoll Körner durch ihre Aussaat abgerungen hatte. Zum anderen von einer neuen Landwirtschaft, die versucht, die Ernährungsbedürfnisse einer Bevölkerung zu decken, die mehr und mehr von den modernen Zivilisationskrankheiten betroffen ist. Diese Situation könnte bedeutend verbessert werden, wenn sich die gesundheitliche Präventionspolitik darauf konzentrieren würde, dafür zu sorgen, dass bereits am Anfang der Nahrungskette alles richtig läuft.

Wir alle haben diesen Traum schon oft geträumt, und wir werden ihn wohl noch einige Male träumen. Die Lösungen stehen bereit – aber im Moment ist alles noch ein Traum. Aber er wird für uns wegweisend sein. Wir wissen auch, dass es in der heutigen Landwirtschaft schwierig ist, etwas zu verändern, denn wenn 800.000 Bauern 60 Millionen Franzosen ernähren müssen, bleibt kein großer Spielraum. Dennoch träumen wir den Traum weiter, von einer Frühlingslandschaft, wo neben dem gelben Meer von Rapsblüten noch einige blaue oder blass lila Flecken aufleuchten: die Farben des blühenden Leins, die die Rückkehr einer neu ausgerichteten Landwirtschaft ankündigen. So allgegenwärtig wie Mais heute ist, kann man sich nicht vorstellen, dass er ganz von der Bildfläche verschwindet, aber in unserem Traum ist er zumindest etwas weniger dominant und fügt sich ein bisschen besser ins Gesamtbild der Landschaft ein. Außerdem denken wir an all die Felder mit den schönen gelben Blüten der Sonnenblume. In unserer neuen Landwirtschaft gibt es dieses Bild nach wie vor, allerdings enthält das Öl aus den Körnern der neu gezüchteten, sogenannten »Oleic«-Sorte ein ernährungsphysiologisch günstigeres Fettsäuremuster. Und in der Lebensmittelindustrie setzt man mehr auf Raps- als auf Palmöl. Wir träumen von artgerecht ernährten Tieren, deren Butter, Käse, Fleisch und Eier Fettsäuren enthalten, die die Produkte qualitativ aufwerten und ihren berechtigten und festen Platz in unserer Ernährung haben. Und wir träumen von einer Gesundheitsvorsorge, in der die Landwirtschaft ein wenig mehr Raum, die Pharmaindustrie hingegen weniger einnimmt. Aber vor allem träumen wir davon, dass Ernährung bereits in der Schule zum Thema wird. Für eine breiter und grundlegender Wissensvermittlung in diesem Bereich. So könnte man die Lücken füllen, die heute zwischen den Erkenntnissen der Forschung und dem Ernährungswissen der Bürger besteht. Die Erziehung zur richtigen Ernährung – eine Ernährungsschule vielleicht – ist unverzichtbar in einer Welt des Überflusses und Überangebots, die die Deckung unserer Bedürfnisse weit überschreiten. In einer Welt, wo die Nahrungsauswahl der Mütter von heute die Gesundheit der Kinder der nächsten zwei Generationen beeinflusst. Ich hoffe, dass dieses Buch einen kleinen Beitrag dazu leistet.

Wir haben aber immer noch nicht ordentlich auf die Frage geantwortet: »Sind wir in Zukunft alle dick?« Das Essen bei Louise hat darauf teilweise eine Antwort gegeben: Die Wahl der richtigen Öle, Gemüse und Obst, gutes Brot, tierische Produkte von hoher Qualität ... Alle Gäste haben auch ihren Teil zur Beantwortung dieser Frage beigetragen: die Grundlagenforscher, die die Geheimnisse um die Entwicklung des Fettgewebes gelüftet haben. Die Wissenschaftler mit ihren Versuchen zur Beschreibung dieser Mechanismen bei den Tieren. Die Mediziner, die dieses Wissen in Form von klinischen oder epidemiologischen Studien umgesetzt und somit den definitiven Beweis für die Richtigkeit der Resultate aus der Grundlagenforschung geliefert haben. Louise und ihre Arbeitskollegen, die ausführliche Ernährungsberatungen durchführen. Und zum guten Schluss alle Mitwirkenden in der Nahrungskette, die ebenfalls an diesem Abend anwesend waren: Ackerbauer, Viehzüchter, Industrielle, Lebensmittelverteiler, Konsumenten ...

Die Frage, ob wir morgen alle dick sein werden, ist nicht sofort zu beantworten, denn es gibt mehr als eine Entgegnung.

— Louise schlägt sich in der Beratung jeden Tag mit individuellen Verhaltensweisen herum, die schädliche Auswirkungen haben. Sie kämpft gegen die unkontrollierten Knabbereien und das »Snacking« sowie gegen den Bewegungsmangel. Unsere Studie mit adipösen Übergewichtigen hat aufgezeigt, dass allein der Wille, an der Studie teilzunehmen, bereits dazu führte, dass die Teilnehmer innerhalb von zwei Wochen durchschnittlich 2,5 Kilogramm Gewicht verloren – nur indem sie ihre Gewohnheiten ein wenig veränderten, wie beispielsweise die Benutzung der Treppe anstelle des Lifts. Während der eigentlichen Versuchsperiode haben sie dann innerhalb dreier Monate weitere 3,5 Kilogramm verloren – dank der Maßnahmen einer Diätspezialistin des CERN, durch die sie so nur noch die für sie berechneten Mengen verzehrten. Sechs Monate später hatte der Großteil der »Omega-6«-Gruppe das Gewicht wieder zugelegt, das sie während des Versuchs verloren hatte. Die Veränderung des eigenen Verhaltens ist also nicht ausreichend, jedenfalls nicht auf Dauer.

— Die Gewichtsabnahme ist ein kompliziertes, individuelles Problem, das wir mit unserem Körper, unter den Blicken der anderen und durch unser Konsumverhalten angehen müssen. Die Epidemie der Fettleibigkeit ist dagegen ein kollektives Problem, dessen Lösung auf Dauer nicht nur mit dem einfachen Appell an das persönliche Gewissen gelingen kann.

— Die Analyse des Problems aus rein quantitativer Sicht reicht nicht aus. Der Nettokalorienkonsum sinkt stetig, und allein durch den Grundumsatz werden drei Viertel dieser Kalorien verbraucht. Die landläufige Meinung »Wir essen zu viel und bewegen uns zu wenig« greift als Erklärung zu kurz.

— Die epidemiologischen Statistiken sprechen für sich: Je mehr Pflanzenöle konsumiert werden, die reich an gesättigten, gehärteten und Omega-6-Fettsäuren sind, desto mehr Menschen werden unter Adipositas (und den damit zusammenhängenden Erkrankungen) leiden. Dazu gehört auch das eindrückliche Gegenbeispiel der Finnen, die (unbewusst) zu einer Omega-3-Diät übergegangen sind. Im Gegensatz dazu stehen die Israelis, die die Mittelmeerdiät (ebenfalls unbewusst) falsch verstanden haben und jetzt im Sojaöl »baden«.

— Die epidemiologischen Zahlen stimmen in Bezug auf die geografische Region und die soziale Schicht überein. Bei genauerem Hinsehen, sind – leider – auch Tendenzen zu erkennen, wonach vor allem

Kinder und Jugendliche ungesund essen, denn sie ziehen gezuckerte Backwaren mit Palmöl und Soja eindeutig dem (altehrwürdigen) Butterbrot vor.

— Die vier Jahrzehnte währende erbitterte Jagd auf Cholesterin und tierische Fette hat fatale Folgen. Die Ausbreitung von Herz-Kreislauf-Erkrankungen konnte nicht gebremst werden, dafür haben Adipositas und Diabetes rasant zugenommen. Die Rolle einiger pharmazeutischer Unternehmen und mancher Lebensmittelfirmen sowie die Geschäfte, die sie miteinander machen, sind gelinde gesagt ... nicht immer sehr transparent.

— Und während man die tierischen Produkte als Symbol der schädlichen gesättigten Fette von unseren Tellern verbannt hat, haben gleichzeitig gehärtete pflanzliche Fette unauffällig, aber massiv in unseren Küchen Einzug gehalten. Sie machen es so den Fettgewebezellen besonders leicht, sich mit Fett zu füllen, insbesondere bei all dem Überangebot an Lipiden und Omega-6.

— Im Gegensatz zum sehr medienträchtigen Cholesterin hat die Schlüsselrolle, die das Verhältnis von Omega-6 zu Omega-3, das Tausende Male in allen erdenklichen Studien bewiesen worden ist, in den vergangenen 40 Jahren ein »stilles Dasein« gefristet. Das ist ohne Zweifel das Schockierendste an dieser Geschichte. Diese natürlichen Moleküle, die ganz von alleine wachsen, die bei der Fotosynthese eine Schlüsselrolle einnehmen, haben schlichtweg – vermutlich, weil alle Abläufe so simpel sind – keine finanzielle Unterstützung, keine Lobby, und das ist das Dramatische daran.

— Der Zusammenhang zwischen dem Verhältnis von Omega-6 zu Omega-3 und der Entwicklung des Fettgewebes und somit der Fettleibigkeit wurde mit allen möglichen Methoden, die der Wissenschaft zur Verfügung stehen, bewiesen:

  – epidemiologische Studien,
  – statistische Korrelationen,
  – Tierversuche,
  – Literaturstudien,
  – Interventionsstudien mit Menschen.

— Da einmal gebildete Fettzellen nicht mehr absterben und nur noch das Ziel haben, sich mit Fett zu füllen, scheint eine qualitativ hochwertige Ernährung, die auf Vorbeugung setzt, entscheidend zu sein. Die Versuche, die Gerard Ailhaud mit Mäusen in seinen Labors durchgeführt hat, weisen klar darauf hin, dass ein »generationen-

übergreifender« Effekt besteht. Die Ernährung der Mütter und Großmütter hat Einfluss auf die Ausprägung von Adipositas bei ihren
Kindern und Enkelkindern. Das zeitliche Ausmaß und die noch unge-
klärten Fragen bei diesem Effekt machen Angst und drängen umso
mehr auf eine Präventionspolitik in Form hochwertiger Nahrungsmittel. Eine Informationspolitik, die lediglich dazu aufruft, dass
jeder Einzelne seine Ernährungsgewohnheiten überdenken soll, ist
nicht ausreichend.

— Aber was wird nun geschehen, wo all dies bekannt ist, wo alles
zweifelsfrei nachgewiesen ist, angesichts all dieser fundierten Fakten aus epidemiologischen Studien, statistischen Auswertungen
und Experimenten ... die alle das Gleiche aussagen?

— Möglicherweise nichts – vielleicht kommt es zu einer unheiligen
Allianz zwischen den gut organisierten Interessen einiger mächtiger
Industrien und einer lethargischen Grundhaltung, die sich in solchen Situationen breit macht. Eine Situation, in der Nahrungsmittel und Medikamente günstig sind und Adipositas vor allem ein Problem der anderen ist: Menschen, die ihre Kinder ungesund ernähren,
zu viel fernsehen oder einfach kein Maß halten können.

— Vielleicht werden aus den Akteuren des Kampfes gegen das Cholesterin, die gleichermaßen Unruhestifter und Profiteure des schlechten Essens sind (das Fettleibigkeit und andere Krankheiten zur
Folge hat), ganz still und leise Akteure, die für die Wiederherstel-
lung der richtigen Omega-6-/Omega-3-Verhältnisse kämpfen. Vielleicht, indem sie Gelatinekapseln in der Apotheke anbieten oder
Margarinen herstellen, die zumindest nicht mehr so viel Transfettsäuren enthalten und bei denen mehr und mehr, wie in Finnland,
Rapsöl statt Sonnenblumenöl verwendet wird.

— Vielleicht wird aber auch bald eine Anti-Adipositas-Pille auf den
Markt kommen, die man dann gleichzeitig mit der Anti-Cholesterin
Pille einnehmen kann, jeweils vor den Mahlzeiten ...

— Vielleicht ist dies aber auch die Gelegenheit, die Produktionsmethoden, aber auch das Konsumverhalten von Grund auf zu verändern
und dabei alle technischen und wirtschaftlichen Fortschritte der
letzten 50 Jahre einzubeziehen, dabei jedoch immer ein Augenmerk
auf gesunde, ausgewogene und bezahlbare Produkte zu richten: Für
eine Landwirtschaft im Dienste der Gesundheit, wo auf jeder Pro-
duktionsstufe ein Teil des Mehrwerts zurückbleibt.

— Diese, der Gesundheit verpflichtete Landwirtschaft, könnte möglicherweise die beste Vorsorge gegen unsere heutigen Zivilisationskrankheiten sein. Vielleicht wird man sogar eines Tages verstehen, dass eine Vorsorge, die bereits im Stall, auf Feld und Acker beginnt, langfristig die beste Lösung ist.

— Möglich ist auch, dass sich alle Verantwortlichen in der Lebensmittelkette ihrer Pflicht bewusst werden: Produzenten, Lebensmittelverteiler und Verbraucher. Zusammen können sie etwas in der Art und Weise bewirken, wie sie produzieren, verkaufen, einkaufen und konsumieren.

Wie es wirklich weitergeht, wird sich zeigen – aber möglich ist alles. Jeder von uns hat seinen Anteil daran, die Entscheidung trifft schlussendlich der Bürger und Konsument. Denn er hat es in der Hand, wie gesund unsere Kinder in Zukunft sein werden, wie sie ausgebildet werden und welche Wahl sie später beim Einkaufen treffen. Unsere Kaufkraft steht schließlich tatsächlich unter dem Strich des Kassenbons ...

Nach einer Weile sind wir wieder zu unseren Gästen zurückgekehrt, haben noch ein wenig die zufriedenen Gesichter im Schein des Vollmonds betrachtet. Leise hören wir das Summen einer Biene. Im Bienenhaus ist die Welt in Ordnung. Der Zusammenhang zwischen unseren Genen, unserer Gesundheit und der Umwelt wird immer da sein, man wird sie immer besser kennenlernen, immer besser verstehen. Noch besteht die Harmonie. Es liegt an uns, sie zu bewahren.

# Biografie

Ich bin vor 55 Jahren zur Welt gekommen. Meine Kinder- und Jugendjahre verbrachte ich dort, wo bereits meine Vorfahren wohnten, nämlich im Elsass – im Herzen Europas. Fasziniert von Kühen wurde ich Agraringenieur und selbstredend, Spezialist für Tierfütterung und Rinderzucht. Zu Beginn der 80er-Jahre kam ich in die Bretagne und durfte vor Ort die letzte Phase der Intensivierung der Landwirtschaft mit eigenen Augen miterleben. Schon bald fühlte ich, dass die Entwicklung der Landwirtschaft zur Massentierhaltung und -produktion nicht dem Wunsch einer großen Mehrheit meiner Mitmenschen entsprach. Sie sehnten sich eher nach einer Landwirtschaft im Gleichwicht mit der Natur. Im Jahre 1992 gründete ich eine Gesellschaft, die sich folgendem Leitbild verschrieben hat: Tiergesundheit, Umwelt und die Gesundheit der Menschen gehen Hand in Hand. Mit meinem Team konnte ich diverse Projekte in die Tat umsetzen. Daraus resultierten fünf wissenschaftliche Publikationen, die in anerkannten wissenschaftlichen Zeitschriften veröffentlicht wurden. Vor Beginn dieser Arbeiten hatten wir nur eine Idee, eine ganz einfache Idee, aber mit einer starken Botschaft: Wenn wir der Natur mit Respekt begegnen und unsere Nutztiere gut ernähren, dann werden auch wir Menschen uns gesund fühlen. Mit der Veröffentlichung unserer Arbeiten gaben wir unserer einfachen Vision messbare Konturen. Wir haben die Vorteile dieser von der dominierenden Produktionsweise abweichenden Art, in Einklang mit der Natur und mit Respekt vor der Tradition erzeugten Lebensmittel mit harten Zahlen belegt. Verbesserte Blutwerte beim Menschen, tiefere Tierarztkosten und ein geringer Ausstoß von für die Ozonschicht schädlichen Umweltgasen sprechen für sich.

Im Jahre 2000 gründeten wir eine Vereinigung mit dem klaren Ziel, die ganze Nahrungskette auf die Gesundheit der Tiere, des Menschen und unseres Planeten auszurichten ...

Und dann, ... ja, dann hatte ich das Bedürfnis, diese Geschichte zu erzählen, sie bekannt zu machen, sie mit anderen zu teilen und zu guter Letzt allen aufzuzeigen, dass es für jedes Problem auch eine Lösung gibt und gefunden werden kann – insbesondere, wenn sie auf der Hand liegt und viele an sie glauben. Ich hatte das Bedürfnis, unsere Erfahrungen öffentlich zu machen, damit immer mehr Leute sich der Bedeutung der Probleme bewusst werden und auch deren Lösungsmöglichkeiten sehen. Ich habe viele Dinge angesprochen und siehe da, die Botschaften wurden gehört. Ein Jahr nach dem Erscheinen des Buches in Frankreich kommt Bewegung in die Sache, und erste Lösungsansätze zeigen sich. Dank der Rücksprache der Leser hat unsere Vision ein Gesicht bekommen. Das erfüllt mich als Autor mit einem großen Glücksgefühl. Ich wünsche Ihnen eine erlebnisreiche Lektüre, damit sich die Dinge ganz einfach ändern ... aber bitte bald!

# Danksagung

Ich weiß, wie schön es ist, etwas aufzuschreiben, vom Glück, eine Geschichte zu erzählen, sie mit anderen zu teilen. Diese Geschichte konnte erzählt werden dank der Hilfe aller Beteiligten, die sich zweifellos in der einen oder anderen von mir beschriebenen Person erkennen dürften. An dieser Stelle möchte ich mich bei all den Luciens, Leons, Lucys, Lülüs, Lilianes und Louises bedanken, die meinen Weg während der letzten Jahrzehnte gekreuzt haben, für alles, was sie mir mit auf den Weg gegeben haben. Auch bedanken möchte ich mich bei allen Wissenschaftlern, die mir beigebracht haben, dass Beharrlichkeit und Leidenschaft gut zusammenpassen können, ja müssen, besonders bei denen, die diese Seiten hier geduldig und aufmerksam gelesen haben (genau wie bei einem wissenschaftlichen Artikel).

Jetzt, wo alles geschrieben ist, möchte ich dieses Buch denjenigen widmen, die für mich dieses Abenteuer überhaupt möglich gemacht haben: meinem Vater und meinem Großvater. Mögen sie in Frieden ruhen: Sie haben mir ihre Art mitgegeben, auf diese Welt zuzugehen, mit offenen Augen, manchmal belustigt, manchmal empört, aber niemals fatalistisch, ihren Willen, die Sachen nicht einfach so zu akzeptieren, ohne wenigstens den Versuch unternommen zu haben, sie zu verstehen und einfach zu sagen: »Tja, so ist das nun mal ...«.

Meiner Mutter, meiner Frau, meiner ganzen Familie und meinen Freunden. Sie alle haben mich bei diesem Projekt unterstützt. Sie bildeten und bilden noch dieses vertraute Umfeld, wo man wieder zu Kräften kommt, wo ich jeden Tag aufs Neue Energie tanke. Meinen Kindern Amélie, Arthur und Anatole, die zu meinen ersten, kritischen und kompetenten Lektoren geworden sind. All jenen von Valorex und von Bleu-Blanc-Coeur, die mit mir die letzten 15 abenteuerlichen Jahre zugebracht haben, mit speziellem Dank an jene, die mit Bravour die täglich anfallenden Arbeiten gemeistert haben, sodass ich mich von Zeit zu Zeit in neue Projekte vertiefen konnte, die auf unseren gemeinsam entwickelten Träumen basieren.

Vern-sur-Seiche, den 29. Oktober 2006


Pierre Weill

# Bibliografie

— APFELDORFER G., Maigrir, c'est fou /, Odile Jacob, 2000.

— ARAGON L., Devine (chanson de Jean Ferra).

— ARON J.-P., Le Mangeur du XIXe siècle, Denoël, 1976.

— BOURRE J.-M., La Diététique du cerveau, Odile Jacob, 1990.

— BOURRE J.-M., Les Bonnes Graisses, Odile Jacob, 1991.

— BOURRE J.-M., La Vérité sur les Omega-3, Odile Jacob, 2004.

— CHEVREUL E., Recherches chimiques sur les corps gras d'origine animale, Imprimerie nationale, 1889.

— COHEN J.-M. et SEROG P., Savoir manger, Flammarion, 2006.

— FISCHLER C., L'Homnivore, Odile Jacob, 1990.

— INSEE, Annuaire statistique de fa France, édition 2007.

— LANZMANN-PETITHORY D., La Diététique de la longévité, Odile Jacob, 2004.

— LORGERIL M. de, Cholestérol: 50 ans de mensonges, Thierry Souccar éditions, 2007.

— MARTIN A., Les Apports nutritionnels conseillés pour la population française, Tec et Doc, 2000 SALDMANN F., Omega-3, Ramsay, 1995.

— SERVAN-SCHREIBER D., Guerir, Robert Laffont, 2003.

# Einige in diesem Werk zitierte, weiterführende Artikel

— AILHAUD G. et al: »Temporal changes in dietary fats: Role of n-6 polyunsaturated fatty acids in excessive adipose tissue development and relationship to obesity«, Progress in Lipid Research,.2006, 45, p. 203-236.

— AILHAUD G. et al: »Development of white adipose tissue«, Handbook of obesity, 2004.

— AILHAUD G. et al: »Fatty acid composition of fats is an early determinant of childhood obesity: a short review and an opinion«, Obes. Rev., 2004, 5 p. 21-26.

— BOURRE J.-M.: »Alimentation animale et valeur nutritionnelle induite sur les produits consommés par l'homme. Les lipides sont-ils principalement concernes?«, Oléagineux, Corps gras et Lipides, 2003, 5, p. 405-424.

— BOURRE J.-M.: »Contribution de chaque produit de la pêche et de l'aquaculture aux apports en DHA, sélénium, iode et vitamines D & B12«, Médecine et Nutrition, 2007, 42, p. 113-127.

— BURR G.-O. et al.: »A new deficiency disease produced by a rigid exclusion of fat from the diet«, J. Biol. Chem., 1929, 82, p. 345-347.

— COLLET-RIBBING C.: »La sante des Français et leurs consommations alimentaires«, Apports nutritionnels conseilles pour la population française, 2001, 3e édition, chapitre 15, p. 397429. Martin A., AFSSA, CNERNA-CNRS, Ed Tec et Doc.

— COMBE N. et at.: »Apports alimentaires en acide linoléique et en acide alpha-linoleique d'une population d' Aquitaine«, Oléagineux, Corps gras et Lipides, 2001, 8, p. 118-121.

— CUNANNE S. C.: »Problems with essential fatty acids: Time for a new paradigm?«, Progress in Lipid Research, 2003, 42, p. 544-568.

— DAYTON S. et al.: »Composition of lipids in human serum and adipose tissue during prolonged feeding of a diet high in polyunsaturated fat«, Journal of Lipid Research, 1966, 7, p. 103-111.

— DEHEEGER M. et at.: »Longitudinal study of anthropometric measurements in Parisian children aged ten months to 18 years«, Arch. Pediatr., 2004, 11, p. 1139-1144.

— EATON S. B.: »The ancestral human diet: what was it and should it be a paradigm for contemporary nutrition?«. Proc. Nutr. Soc., 2006, 65, 1, p. 1-6.

— FRANTZ I. D. et al.: »Test of effect of lipid lowering by diet on car-diovascular risk. The Minnesota Coronary Survey«, Arteriosceloris, 1989, 9, p. 129-135.

— HERCBERG et al.: »Antioxidant vitamins and minerals in prevention of cancers: lessons from the SU. VI. MAX study«, British Journal of Nutrition, 2006, 96, p. 28-30.

— HOLMAN R. T.: »The slow discovery of the importance of omega-3 essential fatty acids in human health«, Journal of Nutrition, 1998, 128, p. 427-433.

— JENSEN R. G.: »The lipids in human milk«, Prog. Lipid Res.,1996, 35, p. 53-92.

— KEYS A. et al.: »Seven countries: a multivariate analysis of death and coronary heart disease«, London, Harvard University Press, 1980.

— KEYS A.: »Mediterranean diet and public health: personal reflec-tions«, American Journal of Clinical Nutrition, 1995, 61, p. 1321-1323.

— KUZDZAL-SAVOIE S.: »Comparative study of milk lipids«, Cah. Nutr. Diet., 1979, 14, p. 185-196.

— LEGRAND P. et al.: »Lipides«, Apports nutritionnels conseilles pour la population française, 2001, chapitre 3, p. 63-82, 3e édition, op. cit.

— LIANGXUE Lai et at.: »Generation of cloned transgenic pigs rich in omega-3 fatty acids«, Nature Biotechnology, 2006, 24, p. 435-436.

— LORGERIL M. de, RENAUD S. et al.: »Mediterranean alpha linolenic acid-rich diet in secondary prevention of coronary    heart disease«, Lancet, 1994,8911, p. 1454-1459.

— LORGERIL M. de, SALEN P.: »Cholesterol lowering and mortality, time for a new paradigm«, Nutrition, Metabolism and Cardiovascular Diseases, 2006, 16, p. 387-390.

— MANN S. J.: »The paradoxical nature of hunter-gatherer diets: meat-based, yet non-atherogenic«, European Journal of Clinical Nutrition, 2002, 56, p. 42-52.

— MASSIERA F. et al.: »Arachidonic acid prostacyclin signaling & pro-mote adipose tissue development: A human health concern?«, J. Lipid Res., 2003, 44, p. 271-279.

— PARRISH et al.: »Dietary fish oils limit adipose tissue hypertrophy in rats«, Metabolism, 1990,32, p. 217-219.

— RENAUD S. et al.: »Cretan mediterranean diet for prevention of coronary heart disease«, American Journal of Clinical Nutrition, 1995,61, p. 1360-1367.

— SANDERS T. A.: »Polyunsaturated fatty acids in the food chain in Europe«, American Journal of Clinical Nutrition, 2000, 71, p. 176-178.

— SCHMITT B. et al.: »Effet d'un régime riche en AG n-3 et en CLA cis9 trans 11 sur l'insulino-résistance et les paramètres du diabète de type 2«, Oléagineux, Corps gras et Lipides, 2006, 13, p. 70-75.

— SIMOPOULOS A. et al.: »N – 3 fatty acids in eggs from range fed Greek chickens«, New England Journal of Medicine,1989, 321, p. 1412-1432.

— TOUTAIN J,-C.: »La consommation alimentaire en France de 1789 a 1964. Economie et Societé«, Cahiers de l'ISEA tome V, 11, p. 1909-2049.

— WEILL P. et al.: »Effects of introducing linseed in livestock diet on blood fatty acid composition of consumers of animal product«, Annals of Nutrition and Metabolism, 2002. 46, p. 182-191.

— WILLET W. C. et al.: »Dietary fat plays a major role in obesity«, Obesity Review, 2002, 3, p. 59-68.

— YAM D. et al.: »Diet and Disease – The Israeli Paradox: Possible dangers of a high Omega-6 diet«. Israeli Journal of Medical Science, 1996, 32, p. 1134-1143.

## Einige weiterführende Expertenberichte

— Avis de l' AFSSA 2003: sur »Omega-3 et risque cardio-vasculaire«

— Avis de l' AFSSA 2006: sur les acides gras trans

— Etude OBEPI 2006: Enquête épidémiologique nationale sur l' obésité et le surpoids en France

— PNNS: Programme National de Nutrition Sante

# Leseempfehlungen rund um LOGI und um den gesunden Lebensstil.

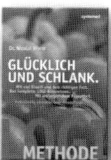

LOGI-METHODE. Glücklich und schlank. Mit viel Eiweiß und dem richtigen Fett. Vo Dr. Nicolai Worm. Nicolai Worm rechnet in seinem Grundlagenwerk mit fettreduzierte und kohlenhydratlastiger Diät-(Un-)Kultur ab. Bei einer Ernährung nach der LOGI-Metho de bleibt der Blutzuckerspiegel konstant, starke Blutzuckerschwankungen und -spitze werden vermieden, und der Insulinspiegel wird dadurch relativ niedrig gehalten. Gleich aus probieren – mit 74 köstliche Rezeptideen. **ISBN 978-3-927372-26-9** *19,90 EUR*

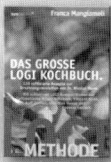

LOGI-METHODE. Das große LOGI-Kochbuch. Von Franca Mangiameli. Spitzenköche wie A fons Schuhbeck und Vincent Klink, Ralf Zacherl, Christian Henze und Andreas Gerlach berück sichtigen das LOGI-Prinzip schon seit langem. Sie offenbarten für das LOGI-Kochbuch ihre 5 besten LOGI-Rezepte. Dazu hat auch Franca Mangiameli noch 70 neue LOGI-Kreationen entw ckelt. Rezepte für stärkearme Brottaler und Pizza, Hauptgerichte mit viel Fisch oder Fleisc und Gemüse, Frühstücksideen und süße Cremes, Aufläufe und Salate. **ISBN 978-3-927372-29-0** *18,90 EUR*

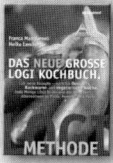

LOGI-METHODE. Das neue große LOGI-Kochbuch. Von Franca Mangiameli und Heike Lem berger. Wie ersetze ich Sättigungsbeilagen? Was kann ich LOGI-kochen, wenn ich auf Des serts, Gebäck und Beilagen nicht verzichten möchte? LOGI und Vegetarismus? Intelligent Alternativen finden heißt die Zauberformel. Damit lassen sich auch »Pizza/Pommes/Pasta« köstliche Desserts und festliche Menüs nach LOGI zaubern. Glauben Sie nicht? Franca Mangia meli und Heike Lemberger beweisen es gern. Mit 120 erstaunlichen neuen Rezeptideen. **ISBN 978-3-927372-44-3** *19,95 EUR*

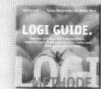

LOGI-METHODE. LOGI-Guide. Von Franca Mangiameli und Dr. Nicolai Worm. Im LOGI-Gui de finden Sie die Angaben zur glykämischen Last und zum glykämischen Index, zu Kohlen hydraten, Fetten, Eiweißen und Ballaststoffen – pro 100 Gramm und pro Portion. Für mehr al 500 Lebensmittel. So erhalten Sie schnelle Antworten auf die Frage, ob ein Lebensmittel ehe gute oder schlechte Kohlenhydrate enthält. **ISBN 978-3-927372-28-3** *6,90 EUR*

LOGI-METHODE. Die LOGI-Kochkarten. Die besten Rezepte aus über fünf Jahren LOGI im sys temed Verlag – auf 64 attraktiven und appetitlich gestalteten Rezeptkarten. Für die Menüpla nung, als Einkaufshilfe und schnelle Anregung, als gesundes, individuelles Geschenk oder de korative Sammelkartenbox. **ISBN 978-3-927372-45-0** *17,95 EUR*

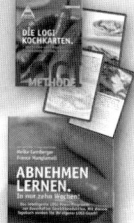

LOGI-METHODE. Abnehmen lernen. In nur zehn Wochen. Von Heike Lemberger und Franc Mangiameli. Der ganz persönliche Ernährungsplaner zum Angriff auf Ihr Wunschgewicht. Ein Power programm für Ihren Einstieg in die LOGI-Ernährung. Ein detailliertes Tagebuch, ideal zum Nachhalte von Zielen und Erfolgen, Werten und Leistungen. Das perfekte Arbeitsbuch für ein Leben mit LOGI Mit zahlreichen Tipps, Infos und Ideen. Der Mitmachratgeber, der auf alle LOGI-Fans gewartet habe **ISBN 978-3-927372-46-7** *18,95 EUR*

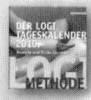

LOGI-METHODE. Der LOGI-Tageskalender 2010. 365 Tage LOGI. Jeden Tag ein guter Tipp eine kleine Anregung, ein wissenswerter Fakt, eine interessante Rezeptidee oder ein kluge Denkanstoß. Eine schöne Art, sich jeden Tag ein bisschen mehr mit LOGI zu beschäftigen. **ISBN 978-3-927372-48-1** *14,95 EUR*

# www.systemed.de

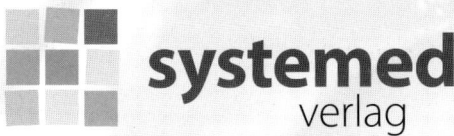

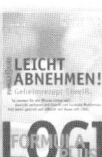

Leicht abnehmen! Geheimrezept Eiweiß. Von Dr. Hardy Walle und Dr. Nicolai Worm. So halten Sie Ihr Wunschgewicht auf Dauer: Mit der Gesundheitskombination aus Formula-Diät, sportlicher Bewegung und LOGI-Ernährung fällt das ganz leicht! Wie und warum Sie endlich die erwünschten Abnehmerfolge erzielen und halten, vermittelt dieses leicht verständliche Standardwerk zum Powerstoff Eiweiß. **ISBN 978-3-927372-39-9** *19,95 EUR*

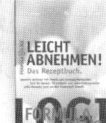

Leicht abnehmen! Das Rezeptbuch. Von Dr. Hardy Walle. Sehen Sie selbst, wie harmonisch LOGI und eiweißreiche Ernährung nach und während einer Formula-Diät zum Erreichen Ihres Wunschgewichts zusammenwirken. Probieren Sie die gesunde LOGI-Ernährung anhand von 70 abwechslungsreichen Rezepten aus. Lassen Sie sich inspirieren, einfach einmal neue Ernährungswege einzuschlagen. **ISBN 978-3-927372-40-5** *12,95 EUR*

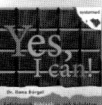

Yes, I can! Erfolgreich schlank in 365 Schritten. Von Dr. Ilona Bürgel. Was halten SIE von Diäten? Nichts, weil eh sinnlos? Nichts mehr, weil Sie schlechte Erfahrungen haben? Sie streben trotzdem ein schönes Leben mit Gesundheit, Vitalität und Wunschgewicht an? Dann ist dieses Buch genau das richtige für Sie. Ein Buch, dass Möglichkeiten und Wege zeigt, endlich und dauerhaft Ihr Ziel zu erreichen: Ihre Wunschfigur. **ISBN 978-3-927372-51-1** *15,00 EUR*

## LOGI-Grundlagenbroschüren:

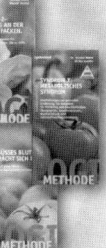

**Den Typ-2-Diabetes an der Wurzel packen.** Ein Ernährungsratgeber für Diabetiker und solche, die es nicht werden wollen. Erhältlich nur beim Verlag.

**Syndrom X: Metabolisches Syndrom.** Ein Ratgeber für Patienten mit Übergewicht, Bluthochdruck und Fettstoffwechselstörungen. Erhältlich nur beim Verlag.

**Süßes Blut rächt sich bitter.** Auf einen Blick: Das Basiswissen zur LOGI-Methode. Erhältlich nur beim Verlag.

*Paketpreis für die drei Grundlagenbroschüren: 7,50 EUR*

## LOGI-Praxisbroschüren:

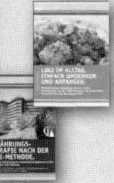

**LOGI im Alltag.** Einfach umdenken und anfangen. Ein praxisnaher Wegweiser für die ersten Gehversuche mit der LOGI-Methode. **ISBN 978-3-927372-35-1** *3,90 EUR*

**Ernährungstherapie nach der LOGI-Methode.** Die tägliche Umsetzung der kohlenhydratreduzierten Ernährung. **ISBN 978-3-927372-36-8** *4,90 EUR*

systemed Verlag
Kastanienstraße 10 · D-44534 Lünen
Telefon    02306 63934
Telefax    02306 61460
www.systemed.de
faltin@systemed.de

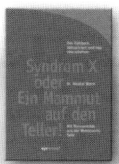

**Syndrom X oder Ein Mammut auf den Teller! Von Dr. Nicolai Worm.** Die menschlichen Gen€ sind auf ein Essen und Trinken wie im Schlaraffenland schlecht vorbereitet. Ernährungsabhär gige Störungen nehmen rapide zu, Syndrom X entwickelt sich weltweit zu einer tödlichen Ep demie nie gekannten Ausmaßes. Der Autor verrät, wie die Spezies Mensch auf die schiefe E nährungsbahn geraten ist und warum die angeblich »gesunde« Ernährung tatsächlich krar macht. **ISBN 978-3-927372-23-8** *19,90 EUR*

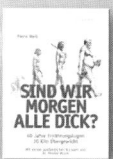

**Sind wir morgen alle dick?** 40 Jahre Ernährungslügen. 10 Kilo Übergewicht. Von Pierr Weill. Das Haushaltsbudget für Nahrungsmittel wird immer kleiner. Für die Zubereitung d€ Mahlzeiten nehmen wir uns immer weniger Zeit. Das hat der Entwicklung und Verbreitun€ neuer Zivilisationskrankheiten enormen Vorschub geleistet. Denn obwohl wir im Mittel imm€ weniger essen, nimmt die Zahl der Fettleibigen explosionsartig zu. Irgendetwas scheint i₪ »Reich des schnellen Essens« und der Ernährungsempfehlungen nicht zu stimmen. **ISBN 978-3-927372-52-8** *15,95 EUR*

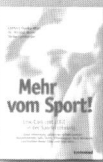

**Mehr vom Sport! Low-Carb und LOGI in der Sporternährung. Von Clifford Opoku-Afar** Dr. Nicolai Worm und Heike Lemberger. Die Nudelparty ist out! Weniger Kohlenhydrat€ mehr Eiweiß und gesunde Fette lautet das Motto moderner Sporternährung! Was ist der op timale Treibstoff für Athleten, Fitnessfans, Ball-, Kraft- und Ausdauersportler? Viel Neues z Aminosäuren, Fettabbau, Leistungssteigerung mit Köpfchen, Muskelaufbau und Regeneratior **ISBN 978-3-927372-41-2** *19,95 EUR*

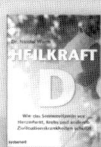

**Heilkraft D. Wie das Sonnenvitamin vor Herzinfarkt, Krebs und anderen Zivilisations krankheiten schützt. Von Dr. Nicolai Worm.** Führende US-Forscher belegen: Bis zu 80 Prozer unserer Bevölkerung haben eine Mangelversorgung an Vitamin D und damit ein dramatisc erhöhtes Risiko für Herzinfarkt, Krebs, Parkinson, multiple Sklerose, Osteoporose, Muske schwund bis hin zu Erkältungskrankheiten. Dieses Buch bringt sprichwörtlich Licht ins Dunkl und räumt mit Sonnenhysterie, Hautkrebslüge und Lichtschutzfalle auf! **ISBN 978-3-927372-47-4** *15,95 EUR*

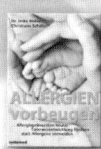

**Allergien vorbeugen. Allergieprävention heute. Von Dr. Imke Reese und Christiane Schä fer.** Nachwuchs kündigt sich an – und nun? Heißt es plötzlich alles zu meiden, was Allergie auslösen könnte? Was dürfen Schwangere und stillende Mütter noch essen? Wie ernährt ma allergiegefährdete Säuglinge? Muss man Nahrungsmittel mit hohem Allergiepotenzial me den? Was ist mit Haustieren? Wie sieht ein allergenfreies Kinderzimmer aus? Aktuelle Date zeigen, dass Verzicht und Verbot offenbar in die völlig falsche Richtung geführt haben. Den zeitgemäße Allergieprävention heißt, gezielt die Toleranzentwicklung fördern! **ISBN 978-3-927372-50-4** *14,95 EUR*

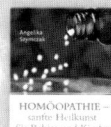

**Homöopathie – sanfte Heilkunst für Babies und Kinder. Von Angelika Szymczak.** Der erst Ratgeber auf dem Markt, der in Wort und Bild die Homöopathie verständlich macht. Die Au torin, Heilpraktikerin und klassische Homöopathin vermittelt, gemeinsam mit der Künstleri und Feng-Shui-Beraterin Lucie Szymczak, durch Texte und Bilder eine etwas andere Herar gehensweise an das gesuchte Heilmittel. Dabei wird gezeigt, wie leichte akute Beschwerde richtig behandelt werden, wie Homöopathen die Vorgeschichte eines Krankheitsbildes ermi₪ teln und über die Bewertung der Symptome zum richtigen Heilmittel finden. **ISBN 978-3-927372-49-8** *18,95 EUR*

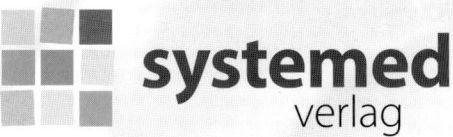

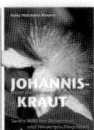
Johanniskraut. Wenn die Nerven verrückt spielen. Sanfte Hilfe bei Depression und Niedergeschlagenheit. Von Anita Heßmann-Kosaris. Millionen Menschen suchen Hilfe bei Depressionen. Das neue Werk der Erfolgsautorin betrachtet ein altes Heilmittel in neuem Licht. Johanniskraut ist eine ganz außergewöhnliche Heilpflanze, die nicht nur trübsinnige Gedanken vertreibt, das Gemüt erhellt und Stimmungsschwankungen ausgleicht. **ISBN 978-3-927372-38-2** *10,95 EUR*

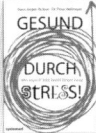
Gesund durch Stress! Wer reizvoll lebt, bleibt länger jung! Von Hans-Jürgen Richter und Dr. Peter Heilmeyer. Die größten Gesundheitsprobleme unserer Gesellschaft entstehen auf der Couch! Zwei Mediziner machen Schluss mit den gängigen Vorurteilen über den vermeintlich so schädlichen Stress. Sie sprengen unsere verkrusteten Denkstrukturen und zeigen, wie man gerade dank Stress ein aktives, bewusstes und friedvolles Leben führen kann. **ISBN 978-3-927372-42-9** *15,95 EUR*

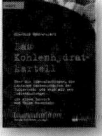
Das Kohlenhydratkartell. Über die Diätkatastrophe, die finsteren Machenschaften der Zuckerlobby und Wege aus dem Diätendschungel. Von Clifford Opoku-Afari. Wie konnte Übergewicht weltweit zum Gesundheitsproblem Nummer Eins werden, obwohl immer mehr Menschen diäten, was das Zeug hält? Worauf kommt es also wirklich an? Hält bzw. macht das Fetteinsparen bei kohlenhydratreicher Ernährung schlank und gesund oder soll man Fett essen, um Fett zu verlieren? **ISBN 978-3-927372-43-6** *12,95 EUR*

**Noch mehr Infos zu den aktuellen Titeln, zum Programm, zu den Autoren und zu weiteren Neuerscheinungen finden Sie im Internet auf www.systemed.de.**

**Impressum.** ©2009 systemed Verlag, Lünen. Alle Rechte vorbehalten. Nachdruck, auch auszugsweise, sowie Verbreitung durch Film, Funk und Fernsehen, durch fotomechanische Wiedergabe, Tonträger und Datenverarbeitungssysteme jeglicher Art nur mit schriftlicher Genehmigung des Verlages.

**Hinweis:** Das vorliegende Buch ist eine Adaption des französischen Originaltextes. Es war unser Ziel, die Anpassung ans Deutsche so behutsam wie möglich zu gestalten. Daher wurden manche Verweise und Anspielungen ganz bewusst nicht verändert. Bitte beachten Sie auch, dass alle getätigten Aussagen in erster Linie der Meinung und Expertise des Autors entsprechen. Sie müssen sich nicht notwendigerweise in jedem Detail mit den Ansichten des Verlags decken.

Chefredaktion: systemed Verlag, Lünen
systemed GmbH, Kastanienstraße 10, 44534 Lünen

Redaktion: Alfred Michel
Übersetzung: Ruth Hochstrasser, Alfred Michel
Lektorat: Christian Schweiger, Ulrich Nigge

Gestaltung und Satz: A flock of sheep, Lübeck
www.flock-of-sheep.com

Druck: Druckerei Theiss, Wolfsberg

ISBN: 978-3-927372-52-8


1. Auflage

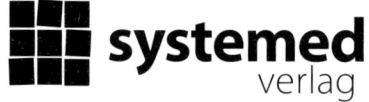